Veröffentlichungen
der
Gesellschaft für Heilkunde
in Berlin.

Vorträge,
gehalten im Jahre 1884.

Im Auftrage der Gesellschaft
herausgegeben
von
H. Brock, O. Liebreich, E. Mendel.

Berlin.
Druck und Verlag von Georg Reimer.
1885.

Inhalts - Verzeichniss.

I.

Die Schluckbewegung.

Von

H. Kronecker.

(Sitzung der Gesellschaft für Heilkunde zu Berlin am 22. Januar 1884.)

(Hierzu eine Tafel.)

Das Verständniss der Schluckbewegung ist so wenig verbreitet, weil die so ungemein complicirten Vorgänge, welche jeden Schluck begleiten, immer gleichwerthig mit dem Hauptacte beschrieben worden sind. Die Erkenntniss, welche durch die im hiesigen physiologischen Institute ausgeführten Untersuchungen von Falk und die mehrjährigen Versuchsreihen von S. Meltzer in der Physiologie des Schluckens geschaffen ist, vereinfachte unsere Vorstellungen von diesen Bewegungen und ermöglichte eine Beschreibung der wichtigsten Vorgänge beim Schlucken im engen Rahmen eines Vortrags, so dass der Leser auch ohne tiefere Kenntniss dieses speciellen physiologischen Gebietes den normalen Verlauf der Schluckbewegungen sich wird vorstellen können. — Demzufolge wird auch der Arzt bei Berücksichtigung einiger präciser Zeichen die Abweichungen von der Norm zu beurtheilen vermögen. Die historischen Notizen setzen den Wissensdurstigen in den Stand, an den Quellen sich vollkommener zu sättigen.

Georg Heuermann, der dänische Prosector und Arzt, hat in seinem Lehrbuche der Physiologie [1]) 11 Jahre bevor der sechste Theil der Elemente der Physiologie von Haller erschienen ist, eine lebendige Beschreibung dieses Vorganges gegeben, welchen Haller „difficillima particula physiologiae" nennt. Heuermann leitet seine Beschreibung: „Von der Niederschluckung der Speisen" mit folgenden Worten ein:

[1]) Physiologie Bd. III, Copenhagen und Leipzig 1753, S. 364.

„Die vielfältigen Theile, so hierzu etwas beitragen, die verborgene Wirkung derselbigen, so wegen ihrer Lage fast gar nicht in die Augen fället, und vielleicht auch die Geschwindigkeit, wie solche es ausüben, hat verursachet, dass man sowol in Beschreibung derer hiezu dienlichen Werkzeuge, als auch in der Art und Weise, wie selbige die Niederschluckung verrichten, sich vielfältig geirret gehabt, und weswegen die mehrsten diese Wirkung so beschrieben, dass sich Anfänger, ja selbst Erfahrne hieraus kaum einen gehörigen Begriff machen können. Damit wir aber nicht so leichte in ihre Fusstapfen treten mögen, so will ich vorhero diesen Weg und die Instrumenten kurz betrachten, wodurch solches hervorgebracht wird und hierauf selbsten die Art und Weise untersuchen, wie man sie natürlicher Weise ausübet.“ — Diesen Plan der Darstellung, wie der Untersuchung des Schluckactes haben seitdem alle Physiologen beibehalten. Man betrachtete die Organe, welche auf der Schluckbahn gelegen sind und versuchte deren Function für den Vorgang zu verwerthen. Man baute auf anatomischer Grundlage die physiologische Vorstellung und war zufrieden, wenn die Beobachtung an manchen Orten des Schluckweges die vorausgesetzten Bewegungen erkennen liess. Hierdurch voreingenommen haben die Forscher, welche sich mit dem Studium der Schluckbewegung beschäftigten, ihre Unbefangenheit verloren. Man studirte die sehr mannichfachen Functionen der am Wege liegenden Muskelgruppen und verlor das Ziel aus den Augen: die Bewegung der Ingesta mit Bezug auf Geschwindigkeit und Energie zu messen. Im Grunde war die alte Anschauung von Hippokrates und Plato, dass man beim Saugen Flüssigkeit in die Lunge aspirirt, oder von Galen, dass der Magen die Speisen ansauge, in ähnlicher Weise berechtigt; denn die Lage dieser Organe ist sicherlich im nahen Zusammenhange mit der Schluckbahn. Die Meinung der griechischen Philosophen ist nicht unbegründeter, als eine Reihe von Anschauungen, die sich auch bei den modernen Schriftstellern über den Schluckact findet. So betrachtet z. B. Herr Arloing[1]: „la dilatation et l'aspiration pharyngiennes comme une force adjuvante qui attire le bol, règle sa descente et ajoute à la rapidité de sa marche. C'était donc avec raison, que nous prétendions que le bol disparaît sous l'influence de deux d'agents: l'un mécanique (contraction des

[1]) Déglutition im Dictionnaire encyclopédique des sciences médicales. Paris 1881. S. 245.

muscles); l'autre physique (?) (diminution de la pression au-devant du bol)." „A côté de ces agents, nous citerons comme auxiliaire, une certaine aspiration thoracique, qui, au début de la déglutition, peut contribuer à raréfier l'air de la cavité pharyngienne en même temps qu'à fixer la partie inférieure de l'arrière bouche." Da viele Zeichen dafür sprechen, dass die Foeten im Uterus schlucken, so kann man wohl schwerlich die Aspiration als integrirenden Theil des Mechanismus ansehen. Uebrigens werden wir später (S. 29) auf diese Anschauung zurückkommen.

Die anatomische Betrachtung liess drei grob unterschiedene Abtheilungen der Schluckbahn erkennen: die vordere Mundhöhle (Zunge), den Nasenrachenraum und die Speiseröhre; und hiernach wurden drei Acte angenommen, welche nach einander auf diesen drei Schauplätzen verliefen. Diese Eintheilung rührt nicht, wie die meisten Lehrbücher angeben, von Magendie her, welcher sie allerdings in seinem Précis élémentaire de physiologie (II, 1825, S. 63) wohl aus eignem Antriebe so ausführt, sondern findet sich bereits in dem genannten Werke von Heuermann (S. 392); Dieser sagt: „man kann die Niederschluckung gar füglich in drei verschiedene Hauptstücke abtheilen, nämlich einmal, wann die Speisen aus dem Munde in den Schlund gebracht werden, 2) da sie ferner aus dem Schlunde in den Magenhals getrieben, und durch diesen 3) in den Magen selbst geführet werden."

Milne Edwards [1]) macht darauf aufmerksam, dass diese Eintheilung willkürlich ist, und dass in Wirklichkeit die Bewegungen sich ununterbrochen folgen. Sandiford (fils) nennt diese Unterscheidungen Spitzfindigkeiten. Moura [2]) und ihm folgend Arloing [3]) unterscheiden 2 Abschnitte; „le temps bucco-pharygien et le temps oesophagien".

Als ich mit Herrn Falk [4]) die Schluckbewegungen untersuchte, kamen wir zu der Anschauung, dass die Schluckbewegung in einem Acte erfolgte, indem ein Schluck (Flüssigkeit oder breiige Masse) beliebig lange in der Mundhöhle an der Zungenwurzel gehalten

[1]) Leçons sur la physiologie et l'anatomie comparée. VI., 274.
[2]) Journal de l'anat. et de la physiol. 1867.
[3]) l. c. p. 237.
[4]) Verhandlungen der physiologischen Gesellschaft zu Berlin. 1880. No. 13: Ueber den Mechanismus der Schluckbewegung; du Bois-Reymond's Arch. 1880, S. 296.

werden kann und nach Auslösung der Bewegung mit grosser Geschwindigkeit, unter relativ hohem Drucke, zum Magen geschleudert wird.

Im Anschluss an diese Untersuchung hat Herr S. Meltzer[1]) die Muskeln zu bestimmen gesucht, welche das Hinabspritzen der schluckgerechten Ingesta vom Munde bis zum Magen vermitteln, und hat gefunden, dass dies hauptsächlich die Musculi mylohyoidei sind. Diesem Muskelpaare weist, soweit ich gesehen habe, Magendie zuerst wesentliche Bedeutung für den Schluckact zu, indem er sagt[2]): „Les muscles, qui déterminent plus particulièrement l'application de la langue à la voûte palatine et au voile du palais, sont les muscles propres de l'organe, aidés par les mylohyoidiens.“ C. Ludwig misst in seinem Lehrbuche der Physiologie des Menschen[3]) dem Mylohyoideus gleichfalls die wichtige Rolle beim Schluckacte bei: dass er das Zungenbein nach vorn ziehe (zusammen mit dem Geniohyoideus und Digastricus anterior) und zugleich „die Zunge gegen den harten Gaumen hinhebt, indem er den nach unten bauchig herabhängenden Kehlraum abflacht“.

Trotz dieser von den gewichtigsten Stimmen vorgetragenen Ansicht, dass der Mylohyoideus beim Schluckacte neben andern Muskelgruppen von Bedeutung sei, ist in den allermeisten Lehrbüchern der Physiologie der Mylohyoideus beim Schluckacte gar nicht erwähnt, ja sogar nach der Veröffentlichung der Meltzer'schen Beobachtung hat Sigmund Mayer in seiner Lehre von den „Bewegungen der Verdauungs-, Absonderungs- und Fortpflanzungsapparate“ in Hermann's Handbuch der Physiologie[4]) unsere Anschauung sowie die erwähnten Notizen mit Stillschweigen übergangen, obwohl er die von Falk und mir veröffentlichten Beobachtungen mittheilt. Ebensowenig hat Arloing dem Mylohyoideus[5]) seine Function zugewiesen; sondern meint, dass die Musculi glosso-staphylini (die vorderen Gaumenbögen) die Basis der Zunge nach hinten und oben heben, indem als fixer Punkt das zuvor erhobene Velum diene. — Nach der Beschreibung von Milne Edwards[6]) bildet „die Gruppe des Mylohyoideus einen Fleischboden

[1]) Im Anschluss an die Mittheilung von Falk und Kronecker veröffentlicht. l. c. 298.
[2]) l. c. p. 65.
[3]) Bd. II. 1861. S. 604.
[4]) V., 1881. S. 408.
[5]) l. c. p. 242.
[6]) l. c. p. 84.

von Muskelfasern, welche von einer aponeurotischen Mittellinie ausgehen und sich jederseits an der Innenfläche des Unterkiefers inseriren. Sie tragen dazu bei, das Zungenbein zu heben, im Falle sie sich bis dahin erstrecken, wie man dies beim Menschen und bei vielen anderen Säugethieren beobachtet; bei einigen Species dieser Klasse aber reicht dieser Muskel nicht so weit und verdient daher nicht den Namen Mylohyoideus." „In allen Fällen nähert er die Zunge dem Gaumengewölbe und bringt bei einigen das Zungenbein ein wenig nach vorn, infolge des schiefen Verlaufes der Muskelfasern."

Die Muskelgruppe der Mylohyoidei bildet also ein hängemattenförmiges Diaphragma, auf dem die Zunge sammt ihrer Wurzel ruht. Bei Wiederkäuern sind zwei solcher Muskelpaare vorhanden: ein äusseres vorderes und ein hinteres inneres, die sich theilweise decken, zusammen für die lange Wiederkäuerzunge ein Bett bildend. Da die Zunge auch im Ruhezustande mit dem Rücken den Gaumen berührt, so wird sie durch Verkürzung[1]) der Mylohyoidei am harten Gaumen fortgedrückt, und da zuvor die Zunge den Ausgang nach vorn abgesperrt hat, so werden die unter hohem Drucke befindlichen Contenta nach der Oeffnung des von Zunge und Gaumen eingeschlossenen Winkels, d. h. nach hinten, verdrängt. Die Mylohyoidei können also den ersten Schluckact ausführen. Dass sie wirklich zu dieser Zeit thätig sind, ist schon durch die blosse Beobachtung leicht zu constatiren. Wenn man die Mylohyoideus-Gegend beim Menschen während des Schluckanfanges aufmerksam beobachtet, so sieht man, wie diese Gegend zunächst sich hebt, abflacht, darauf erst sich nach unten wölbt. Deutlicher wird die Abflachung, wenn man bei offnem Munde zu schlucken versucht; man sieht sie dann und fühlt sie auch deutlich mit dem aufgelegten Finger. Ebenso und noch überzeugender fühlt man die Contraction und Hebung der Mylohyoidei, wenn man mit dem Finger von der Mundhöhle aus hinter den letzten Backzahn unterhalb der deutlich fühlbaren Linea mylohyoidea hinuntergeht, wo der Finger unmittelbar dem Muskel aufliegt. Bei dieser Manipulation wird man zugleich gewahr, dass auch die Zungenwurzel beim ersten Schluckact sich betheiligt: man fühlt, dass sie ein klein wenig später als der Mylohyoideus hart wird. Welch wesentliche Rolle aber der Mylohyoideus beim Schlucken spielt, ist

[1]) Cf. die Abbildung von Henle. Handbuch der syst. Anatomie des Menschen, II. S. 84.

von Meltzer auf folgende Weise festgestellt worden. Es ist ziemlich leicht, bei Hunden die Nn. mylohyoidei zu durchtrennen, mit Schonung der Aeste für die digastrici. Solche Hunde haben am ersten Tage nach der Operation auch feste Speisen schlecht verchlucken können; sie wussten sich aber bald dadurch zu helfen, dass sie bei offnem Maule den Kopf rasch nach vorn warfen (schnappten), wodurch der Bissen in den Rachen fiel; von dort aus konnte er, vermuthlich mittels der Constrictoren, verschlungen werden. Wesentlicher war die Veränderung beim Schlucken von Flüssigkeiten, da solche die Hunde mehrere Tage lang fast gar nicht herunterbringen konnten, und zwar um so weniger, je gieriger sie tranken. Wenn man diesen Thieren die Flüssigkeit hoch hielt, sodass sie den Kopf zur Flüssigkeit nur wenig zu senken brauchten, so wurde ihnen das Saufen bedeutend erleichtert. Bei Hunden, die ohne Gier frassen und soffen, war der Erfolg schon deshalb weniger deutlich, weil sie nach jedem Schlucke den Kopf hoben und so die Schwere zu Hilfe nahmen.

Aber auch Muskeln, welche durch den Hypoglossus innervirt werden, sind für den Schluckact wesentlich. Dies ist bereits durch die Versuche von Falk und mir gezeigt, denen zufolge Durchtrennen oder Abbinden des Hypoglossus das Schlucken wesentlich beeinträchtigt. Von den Muskeln, die vom Hypoglossus innervirt werden, kommen die Genio- und Styloglossi, sowie der Transversus linguae als Schluckvermittler nicht in Betracht. Neben dem Longitudinalis linguae, der durch das Andrücken der Zunge für den Schluckact wesentlich ist, würde demnach der M. hyoglossus, den man beim Schlucken sich contrahiren fühlt, agiren.

Jetzt können wir uns den Vorgang beim Schlucken in folgender Weise vorstellen: Die Einleitung zu demselben ist willkürlich, kann also zu jeder Zeit unterbrochen oder auch beliebig verlängert werden und ist demzufolge nicht als zeitlich gesetzmässiger Vorgang zu beschreiben. Auch die Art der Bewegungen, welche die Ingesta hinter die Zungenwurzel befördern, sind mit der Art der eingenommenen Massen sehr mannigfaltig. Ebenso wechseln sie beträchtlich bei verschiedenen Thierspecies. Milne Edwards giebt hierüber eine interessante Auseinandersetzung [1]). Die Zunge ist verschieden gebaut je

[1]) l. c. pp. 94 u. 96.

nach ihrer Bestimmung. Bald ist sie breit, flach, mit abgerundetem Ende und wenig vorstreckbar; in anderen Fällen ist sie sehr verlängert und fähig, nicht allein weit aus dem Munde herausgestreckt zu werden, sondern auch sich in verschiedenem Sinne zu biegen, um als Fangapparat zu dienen. So ist es vornehmlich mit Hilfe dieses Organs, dass das Rind die Grashalme zwischen seine Kinnladen führt. Die Giraffe kann mit ihrer ungewöhnlich beweglichen Zunge Blätter von den Bäumen pflücken. Endlich vermögen die von Insecten lebenden Säugethiere, die Ameisenfresser z. B., lediglich mit Hilfe ihrer Zunge sich ihrer Beute zu bemächtigen. Hierzu ist dieselbe ausserordentlich vorstreckbar und ihre Oberfläche mit klebrigem Speichel bedeckt, durch welchen die kleinen Thiere festgehalten werden.

Bei vielen Säugethieren spielt die Zunge eine wichtige Rolle während der Aufnahme von Flüssigkeiten. So krümmen die Katzen, Hunde und andere Thiere, welche leckend trinken, die Zunge, nachdem sie sie aus dem Munde herausgestreckt und in die Flüssigkeit getaucht haben, in Form eines Löffels; dann bewegen sie dieselbe kräftig nach hinten, so dass eine gewisse Menge Flüssigkeit bis in den Schlund geworfen wird."

Die Mehrzahl der Säugethiere trinkt nicht auf diese Weise, sondern die Meisten tauchen ihre Lippen vollständig in die Flüssigkeit, welche sie in den Mund bringen wollen; aber am Ende besorgt doch die Zunge das Ansaugen. Schliesslich hat in gleicher Weise dieses Organ beim Saugacte die Function eines Spritzenstempels. Wenn z. B. ein Kind saugt, so legt es seine Lippen rings um die Brustwarze, bewegt dann die Zunge nach rückwärts, so dass in dem vorderen Theile seines Mundes ein luftleerer Raum entsteht; die in den Milchgängen enthaltene Flüssigkeit nimmt alsdann, infolge des Druckes, den die atmosphärische Luft auf die benachbarten Weichtheile ausübt, die Stelle ein, welche die Zunge verlassen hat. Hierauf wird durch einen Schluck die Milch zum Magen getrieben und die Zunge kehrt nach vorn in ihre Ruhelage zurück. Donders hat nachgewiesen, dass der hintere Saugraum zwischen Zungenwurzel und weichem Gaumen, welcher über der ersteren nach unten ausgespannt liegt, „durch actives Zurückziehen der Zungenwurzel, bemerklich an der Aussenschwellung über dem Zungenbein", vergrössert wird. „Das ist die Hauptsache beim Mechanismus des Saugens, man kann dabei einen negativen Druck von mehr als

100 Mm. Hg. entwickeln.[1]) Nach Vierordt[2]) „sollen Rückwärtsbewegungen der Zunge beim Saugen nicht vorkommen und der Saugraum durch eine Abwärtsbewegung des Unterkiefers hergestellt werden. Sobald sich hinlänglich Milch, die über die nach oben eine Rinne bildende Zunge abläuft, angesammelt hat, tritt der Schlingact ein.“ Ebenso saugen einige Säugethiere das Blut aus ihrer Beute; besonders aber gewinnt diese Art der Nahrungsaufnahme bei einigen niederen Wirbelthieren Bedeutung: es giebt Fische, die sich nur von Flüssigkeiten nähren, und bei ihnen ist das Maul nicht wie bei anderen Thieren gebaut, sondern allein für das Saugen eingerichtet. Es kann auch durch Vermittelung einer wirklichen Inspirationsbewegung, welche gleichzeitig Wasser durch den Mund und Luft durch die Nase aspirirt, geschlürft werden, wie man dieses z. B. bei den Schweinen beobachten kann. In ähnlicher Weise saugt der Elephant die Flüssigkeit in seinen Rüssel, welcher aber eine Verlängerung der Nase darstellt, hebt dann das Ende in seinen Mund und schnauft durch einen Exspirationsimpuls das Wasser aus den Luftwegen in die Speisewege. Meist aber geschieht das Saugen, wenn es von der Zungenbewegung unabhängig ist, nicht durch Vermittelung der Lungen, sondern durch Erweiterung der Wandungen der Mundhöhle. — Einige Vögel, namentlich die Tauben trinken, indem sie den Schnabel in das Wasser tauchen und es ansaugen, aber die Hühner, wie die Mehrzahl der Thiere dieser Klasse, bedienen sich der Unterkiefer wie eines Löffels, in welchen sie jedesmal einen Schluck aufschöpfen, erheben dann schnell den Kopf und lassen so die Flüssigkeit in ihren Schlund hinablaufen.

Alle diese verschiedenartigen Vorgänge gehören nicht zum eigentlichen Schluckacte, ebensowenig wie das Kauen oder das Zerschneiden der Speisen oder wie das Füllen der Trinkbecher. — Der Schluckmechanismus beginnt, wenn durch Reizung der Rachenwand die Schluckmusculatur reflectorisch innervirt worden ist. Von da ab ist der Ablauf nicht mehr willkürlich. „Neque enim in arbitrio nostro est, non deglutire, quae pone linguam in summas fauces elapsa sunt[3]).“

Magendie schlug folgendes Experiment vor, um eine Idee davon

[1]) Pflüger's Archiv X, S. 92.
[2]) Physiologie des Kindesalters, Tübingen 1877, S. 73 f. citirt in S. Mayer's Lehrbuch l. c. p. 408.
[3]) Haller, Elementa physiologica 1764, T. VI, p. 91.

zu geben, welchen Antheil der Willen an dem Schluckacte habe [1]: „Man versuche 5 oder 6 Schluck hintereinander zu machen, in denen man den im Munde angesammelten Speichel zu schlucken beabsichtigt. Der erste und auch der zweite Schluck werden sich leicht machen lassen, der dritte wird schwerer sein, denn es wird nur noch wenig Speichel zur Verfügung bleiben, der 4. Schluck wird nur nach einer gewissen Zeit ausgeführt werden können, wenn neuer Speichel secernirt ist; endlich der 5. und 6. werden unmöglich sein, weil kein Speichel mehr disponibel ist. Man wird sich erinnern, wie schwer Schlucke auszuführen sind, wenn Mund und Rachen wenig oder gar nicht befeuchtet sind.“ Uebrigens kann man, nach einer Bemerkung in Ludwig's Lehrbuch [2]) auf die reflectorische Natur der Bewegung des M. mylohyoideus schon daraus schliessen, dass der Mylohyoideus „jedesmal nur beiderseitig zusammenziehbar ist, während der Stylo-, Genio- und Hyoglossus, Omo-, Sterno-, Stylo-, Thyreo- und Genio-hyoideus, Longitudinalis et Transversus linguae ebensowohl ein- als zweiseitig innervirt werden können. Jeder kann, wie Longet [3]) bemerkt, an sich erfahren, wie viel Aufmerksamkeit es erfordert, wenn man sich dem Verschlucken eines Bissens widersetzen will, der genügend eingespeichelt ist. Oft erfolgt das reflectorische Schlucken wider unsern Willen und im Moment, wo wir es am wenigsten erwartet hätten. „Willenlos wird der Speichel im Schlafe, in der Ohnmacht und beim Sopor durch die auf blosse Reizung der Schleimhaut erfolgende Reaction der Muskeln verschluckt, wie denn auch das Schlingen, ungeachtet es eine sehr zusammengesetzte Bewegung ist, schon vom reifen Embryo in gleicher Vollkommenheit wie vom erwachsenen Menschen ausgeführt wird.“ [4]) Durch Untersuchungen von Bidder und Blumberg [5]) ist es sicher gestellt worden, dass durch Reizung des centralen Endes vom N. laryngeus superior Schluckbewegungen ausgelöst werden. Hierdurch wird die Beobachtung von Schiff verständlich, welcher fand [6]), dass Hunde, kurze Zeit, nachdem sie zu saufen aufgehört, ein oder zwei Mal leer schlucken, zu einer Zeit, wo die an der Zungenwurzel hängen

[1]) l. c. p. 72.
[2]) l. c. p. 605.
[3]) Traité de physiologie I, 1861, S. 113.
[4]) Burdach's Physiologie als Erfahrungswissenschaft VI, 1840, S. 161.
[5]) Reichert und du Bois-Reymond's Archiv 1865, S. 492.
[6]) Leçons sur la physiologie de la digestion. I, Florence 1867, pp. 320, 322.

gebliebenen Tropfen, in der glosso-epiglottischen Furche herunterlaufend, zu den Seitenventrikeln des Kehlkopfes gelangt sind. Durch diese Schluckbewegung wird der Kehlkopf kräftig gehoben und es werden die birnförmigen Gruben in Form und Lage derart durch die Pharynxmusculatur verändert, dass sie ihren Inhalt in den Schlund entleeren. Bei Hunden, welchen der Kehlkopf abgetrennt war, und welche man im „Nachschlucken" stört, fliessen die Tropfen zu den Stimmbändern und erzeugen Hustenanfälle. Auch beim Menschen kann man dieses Nachschlucken beobachten und findet an sich selbst, welche Mühe es kostet, dasselbe nach dem Trinken zu unterdrücken. Wahrscheinlich geschieht es durch diesen Mechanismus, dass wir Tag und Nacht die kleinen Mengen von Speichel, welche in den Schlundkopf fliessen, verschlucken. Wie Foster[1]) meint, ist es auch wahrscheinlich, dass die gesammte Schluckbewegung hervorgerufen werde durch directe Reize des Schluckcentrum ebenso wie durch Erregung der centripetalen Nerven. — „Die Angabe, dass die einmal eingeleitete Schlingbewegung zu ihrer Fortführung der reflectorischen Erregungen nicht bedarf und namentlich nicht in Abhängigkeit steht von den Erregungen, die der weitergeführte Bissen in der Schleimhaut hervorbringt, stützt sich darauf, dass sich die Bewegung selbst dann fortsetzt, wenn man den Fortgang des Bissens, z. B. durch einen darangebundenen und festgehaltenen Faden vereitelt[2])." „Wenn ein Hinderniss dem Eintritt in den Magen entgegensteht, sagt Magendie[3]), wiederholt sich die Schluckbewegung sehr häufig." „Ist es nicht Jedermann schon begegnet, dass er Nahrungsmittel im Oesophagus hat stocken fühlen, und die Nöthigung empfunden hat, zu trinken, um sie in den Magen hinabsteigen zu lassen?"

Der eigentliche reflectorische Schluckact[4]) enthält nur eine sehr einfache kurze Haupthandlung aber eine sehr mannigfaltige Reihe von Vor-, Neben- und Nachspielen. Die Contraction der Musculi mylohyoidei drängt die Zunge nach oben und hinten. Zu gleicher Zeit ziehen die Musculi hyoglossi die Zungenwurzel, welche in der Ruhe-

[1]) A Text Book of Physiology, London 1877, S. 195.
[2]) Ludwig's Physiologie l. c. 611.
[3]) l. c. p. 69.
[4]) H. Kronecker und S. Meltzer. Der Schluckmechanismus, seine Erregung und seine Hemmung. du Bois-Reymond's Archiv 1883, Supplementband. Herrn E. du Bois-Reymond gewidmet. S. 337.

lage nach hinten und oben gerichtet ist, nach hinten und unten. Hierdurch wird der untere Schlundraum schnell verkleinert, die Schluckmasse, wie durch einen Spritzenstempel, unter hohen Druck gestellt, und nach der Seite des geringsten Widerstandes d. h. in der Norm nach dem Oesophagus zu verdrängt. So werden flüssige und weiche Speisen durch die ganze Schluckbahn bis zur Kardia herabgespritzt, bevor Contractionen der Pharynx- und Oesophagusmuskeln sich geltend machen können. Damit aber das Spritzen den Effect in der gewünschten Richtung ausübe, müssen die Wandungen der Spritze dicht schliessen. Es müssen also alle Nebenöffnungen versperrt sein. Deren existiren auf dem Schluckwege wesentlich 3: nach der Mundöffnung zu, nach der Nasenhöhle, und nach dem Kehlkopfe zu den Lungen. Zuvörderst muss die Zunge die Mundöffnung sperren. Nach den oben (S. 7) erwähnten Ausführungen von Donders und Mezger liegt schon die ruhende Zunge dem harten Gaumen luftdicht an (und trägt hierdurch den Unterkiefer). Man kann bei geöffneten Kiefern, nicht aber mit gesenkter Zunge schlucken. Folgender von Falk [1]) angestellte Versuch lehrt, dass bei Communication des hinteren Rachenraums mit der Mundöffnung zu schlucken nicht möglich ist: An den freien Schenkel eines Wassermanometers wird ein Kautschukschlauch befestigt und an letzteren ein am freien Ende schweifartig gebogenes Glasrohr angebracht. Man senkt nun das Glasrohr nach dem Zungengrunde unter das Velum und macht eine Schluckbewegung. Bei jeder Schluckbewegung zeigt das Manometer eine Zunahme des Druckes um 20 cm Wasser und darüber. Jeder Drucksteigerung folgt eine deutliche Erniedrigung, entsprechend dem Zurückgehen der Zungenwurzel in ihre ursprüngliche Lage.

Wenn man neben dem geschweiften Glasrohr ein zweites, ähnlich gestaltetes, aber an beiden Seiten offenes unter das Gaumensegel hinter die Zungenwurzel geführt hat, und macht nun eine Schluckbewegung, so entsteht keine nennenswerthe Druckschwankung mehr im Wassermanometer. Die im Rachenraum comprimirte Luft kann durch das freie Rohr in die Atmosphäre entweichen. Unter diesen Bedingungen ist auch Schlucken von Flüssigkeiten nicht mehr in gewöhnlicher Weise möglich. Verstopft man aber das freie Rohr an der

[1]) A. a. O. S. 297.

ausserhalb des Mundes befindlichen Oeffnung, so kann man ausgiebig schlucken und die Wassersäule im Manometer steigt.

Ebenso müssen, um wirksames Schlucken ohne Verlust und Störung zu ermöglichen, die Nasenhöhlen vom Rachen hermetisch abgesperrt werden.

Nach Zaufal [1]) tritt beim Schlingacte die Plica salpingo-pharyngea an die hintere Rachenwand und schreitet zu gleicher Zeit gegen die Medianlinie vor: durch Contraction des M. thyreo-pharyngo-palatinus mit dem salpingo-pharyngeus, durch die gleichzeitige Hebung des Kehl- und Schlundkopfes und das Zurückdrängen der medialen Tubenplatte durch den Levator veli. Die Plicae salpingo-pharyngeae bilden so an der hinteren Rachenwand einen spitzen Bogen, dessen Oeffnung durch den Wulst des contrahirten Azygos geschlossen wird. Da nun auch das Gaumensegel gehoben und die hintere Rachenwand dem Azygoswulst entgegengedrängt wird, und zwar, nach Zaufal's Beobachtungen, unter normalen Verhältnissen nicht unter der Form des starken Passavant'schen Wulstes, sondern nur als eine leicht vortretende Schwellung im Gebiete des oberen Schlundkopfschnürers, so wird durch diesen Mechanismus ein vollständiger Abschluss des Nasenrachenraumes vom hinteren Rachenraume hergestellt. —

Weiteres über die Hebung des Gaumensegels werde ich später (S. 30) anzuführen haben.

Der dritte Weg, welchen die Schluckbahn kreuzt, ist der Zugang zur Luftröhre. Hier ist nicht nur ein Verlust an Schluckkraft und Schluckmaterial zu fürchten, wie bei undichtem Verschlusse der vorderen Mundöffnung, nicht nur eine lästige Störung, wie bei mangelhaftem Abschlusse der Nasenhöhle, sondern eine wirkliche Lebensgefahr. Das Ueberbrücken dreier Bahnstrecken, das sichere Vorbeiführen von vielen hunderten Schluckzügen täglich bei einer Stelle, welche selbst nicht mehrere Secunden lang ohne Nachtheil von der Aussenluft abgesperrt sein darf, ist durch die staunenswerthesten complicirtesten und doch exact fungirenden Einrichtungen bewerkstelligt. Kein Wunder, dass dieser Ort und die Vorgänge an demselben das Interesse der meisten Untersucher der Schluckvorgänge so gefesselt haben, dass sie nicht mehr zum Studium des Hauptactes gelangt sind.

Nach Magendie verdanken wir hauptsächlich Longet und da-

[1]) Arch. f. Ohrenheilkunde XV. S. 96, s. auch S. Mayer l. c. p. 415.

neben Schiff die Kenntniss von diesen Vorgängen, weshalb wir uns Longet's[1]) Darstellung anschliessen:

Man kann vier Arten von Schutzvorrichtungen gegen den Eintritt von Nahrungsmitteln in die Luftwege unterscheiden:

1) Das Aufwärts- und Vorwärtssteigen des Kehlkopfes, combinirt mit der Rückwärtsbewegung der Zunge, deren Wurzel sich zum Theil auf den oberen Kehlkopfeingang legt, schliesst denselben.

2) Der Kehldeckel, welcher zwischen der Zungenwurzel und dem Kehlkopf gelegen, folgt der Bewegung, welche dieser ihm mittheilt und wird so auf die obere Oeffnung des Kehlkopfes angedrückt. Heuermann[2]) hat bereits darauf aufmerksam gemacht, dass beim Menschen die Epiglottis den Kehlkopfeingang nicht bedecken kann, wenn der Kehlkopf nicht zuvor gegen die Zungenwurzel gehoben ist, „wobei dann das Kehldecklein schlaff wird, leichter über die Oeffnung hinübergetrieben werden und dieselbige auch gänzlich verschliessen kann". Magendie[3]) resecirte den Kehldeckel und fand keine Functionsstörung beim Schlucken. Longet wiederholte diesen Versuch und beobachtete, dass feste Speisen ungehindert geschluckt werden, flüssige aber stets convulsiven Husten verursachen. Schiff hat, wie oben (S. 9) erwähnt, gefunden, dass Hunde auch ohne Epiglottis regelrecht saufen können, wenn man sie nur ungestört nachschlucken lässt. Doch berichtet Longet über eine Reihe pathologischer Erfahrungen, denen zufolge Patienten, welchen die Epiglottis durch krankhafte Processe, durch Verwundungen oder Operationen zerstört worden, im Schlucken, zumal von Flüssigkeiten, sehr gehindert waren[4]). Den übrigen Thieren ausser den Säugethieren fehlt das Gaumensegel und in der Regel auch der Kehldeckel[5]).

3) Die Stimmritze wird geschlossen. Dies ist, zufolge Magendie, die hauptsächliche Ursache, weshalb die Nahrungsmittel nicht in die Luftröhre fallen. Auch Maissiat hält den prompten und genauen Verschluss der Stimmbänder beim Schluckbeginne für höchst wichtig. Longet hat von einer Trachealfistel aus die Stimmbänder klaffend erhalten und gefunden, dass dabei die Hunde ungehindert saufen konnten,

[1]) l. c. p. 107.
[2]) l. c. p. 400.
[3]) Mémoire sur l'usage de l'épiglotte dans la déglutition 1813.
[4]) l. c. p. 106.
[5]) Joh. Müller, Handb. d. Physiol. d. Menschen, Bd. I. 1844 S. 412.

jedoch hält er dessen ungeachtet den Verschluss der Glottis während des Schluckens für eine wichtige Vorsichtsmaassregel, damit Körper, die bei unvorsichtigem Schlucken in das Cavum laryngis gerathen, nicht sogleich in die Luftröhre fallen.

4) Als Reserveeinrichtung dient die ausserordentliche Empfindlichkeit der Schleimhaut, welche den Raum neben den Stimmbändern auskleidet. Hierdurch wird bewirkt, dass jeder nicht gasförmige Körper, welcher etwa durch fehlerhaftes Schlucken oder unzeitgemässes Athmen zum Kehlkopf „in die falsche Kehle" gelangt, krampfhaften Husten veranlasst, welcher den Fremdkörper durch brüske Luftstösse in die Schluckbahn zurück befördert.

Um die normalen Schutzvorrichtungen in Thätigkeit zu setzen, dienen sehr zahlreiche Muskeln. Um diese zu beseitigen, müsste man die Nervi hypoglossi durchtrennen, die motorische Wurzel des Trigeminus, Fäden des Facialis für den M. mylohyoideus und den Digastricus, den Pharyngealast des N. accessorius, endlich die 4 Kehlkopfnerven.

Nachdem wir uns jetzt im Allgemeinen über die Hilfsmittel orientirt haben, welche die Schluckbahn am Eingange und seitlich luftdicht abschliessen, wollen wir untersuchen, in welcher Weise der Bissen oder Schluck den Antrieben des beschriebenen Muskelsystems folgt.

Die erste Frage, welche wir durch unsere Experimente zu beantworten suchten, war: Mit welcher Kraft und mit welcher Geschwindigkeit wird geschluckt? — Oben (S. 11) ist schon erwähnt worden, dass Falk am Wassermanometer, welches mit seinem Rachenraume communicirte, bei jedem Schluck etwa 20 cm Druckerhöhung wahrnahm. Dabei war aber der Weg zum Oesophagus frei, also das Manometer nur als Nebenschliessung eingefügt; daher muss der Druck, welcher auf den abgeschlossenen Trunk oder den Bissen ausgeübt wird, viel grösser sein. So ist es nicht erstaunlich, dass man nicht nur herunter sondern auch herauf schlucken kann. Heuermann[1]) sagt schon „dieserhalb ist man auch vermögend nieder (?) zu schlucken, wenn man auf dem Kopfe stehet und die Füsse in die Höhe gerichtet hat". Haller[2]) sagt ebenfalls: „Ad paret multa et composita vi musculorum cibum potumve descendre; neque simplici ponderis po-

[1]) l. c. p. 406.
[2]) Elementa physiologiae T. VI. 1764 p. 93.

tentia ad ventriculum duci cum alioquin et pleraque quadrupeda contra ejus ponderis vim in deglutiendo cibum urgeant, et homo inverso corpore, et pedibus supra caput eminentibus libere queat. Quare intelligentur, cur a morte aqua in ventriculum animalium submersorum non facile descendat, etsi a vivis utique sub aquam datis bestiis deglutitur."

Freilich sehen die genannten Physiologen, wie bisher alle Forscher, welche sich mit dem Schluckacte beschäftigt haben, als Triebkräfte für die Bewegung der Speisen durch den Oesophagus, die in dessen Wänden gelegenen Muskeln an.

Kein Physiologe hat Betrachtungen darüber angestellt, ob denn die Beobachtung im täglichen Leben, sowie die in der Physiologie und in der Pathologie gewonnenen Erfahrungen in dieser Sphäre mit unseren Kenntnissen von der Function der Oesophagusmusculatur übereinstimmen.

Die erforderliche Kraft konnte der Oesophagus liefern. Mosso[1]) hat gezeigt, dass die peristaltische Contraction des Oesophagus eines Hundes eine hölzerne Pflaume gegen den Zug eines Gewichtes von mehr als 250 gr in den Magen fördern konnte.

Ueber die Geschwindigkeit, mit welcher geschluckt wird, besitzen wir sehr verschiedene Angaben. Heuermann[2]) giebt folgende sehr anschauliche Schilderung: „Man muss aber nicht gedenken, dass es bei dem Niederschlucken mit den erzählten Bewegungen so langsam hergehe, als wie ich dieselben beschrieben habe, nein ihr Fortgang durch den Schlund wird fast in einem Augenblicke hervorgebracht und alle vorangeführten Wirkungen, die dieselbigen in den Schlund hinein treiben und verhindern, dass sie zu keinem andern Orte dringen können, werden fast auf einmal wahrgenommen, wie man nicht nur an einem Spiegel, sondern auch bei demjenigen Versuche, da man sich bemühet einen in den Hals gesteckten Finger niederzuschlucken wird gewahr werden" . . . . „Sobald nun die Speisen in den Schlund hineindringen, so treiben sie dessen Theile auf einmal mit einer grossen Geschwindigkeit in den Magenschlund hinein und eben durch diese Geschwindigkeit, so von der Irritation der Nerven entstehet, wird zum

[1]) Moleschott's Unters. zur Naturlehre Bd. XI. Heft 4. Abhandl. 17. S. 11.

[2]) l. c. p. 406.

Theil auch mit verhindert, dass nichts so leicht in die nach vorn gelegene Luftröhre oder auch in die Nasen-Höhlen hineintreten kann. Ist aber der Bissen gar zu gross, so bleibt er oftmals hinter dem oberen Theile des Kopfes der Luftröhre stecken, dringt in die Oeffnung derselbigen nach oben hinein und bringt alsdann zuweilen eine schleunige Erstickung zuwege."

Magendie [1]) dagegen meint: „On s'abuserait si l'on croyait rapide la marche du bol alimentaire dans l'oesophage; j'ai été frappé, dans mes expériences de la lenteur de sa progression. Quelquefois il met deux ou trois minutes avant d'arriver dans l'estomac; d'autre fois il s'arrête à diverses reprises et fait un séjour assez long à chaque station. . . . Quand le bol alimentaire est très volumineux, sa progression est encore plus lente et plus difficile. Elle est accompagnée d'une douleur vive, produite par la distension des filets nerveux qui entourent la portion pectorale du canal. Quelquefois le bol s'arrête et peut donner lieu à des accidents graves." Longet und Milne Edwards schliessen sich dieser Auffassung an. Burdach [2]) hält die Ansicht von Magendie nur für das Schlucken von grossen Bissen gültig und fügt hinzu: bei heissen Speisen fühlt man die Hitze schon nach wenigen Secunden im Magen. Getränke gehen noch schneller durch. Joh. Müller [3]) stimmt hiermit überein, indem er sagt: die wellenförmig fortschreitende Contraction (des Oesophagus) erfolgt, wie man namentlich bei Pferden beim Trinken sieht, überaus schnell; nur bei grossen Bissen und zu häufigem Schlingen ist die Bewegung langsam und man fühlt das schmerzhafte Fortrücken. Der Bissen und das Getränk sind hierbei in jedem Moment von contractilen Wänden eingeschlossen, die sich an den Bissen anlegen. Dies fällt weg, wenn die Speiseröhre bei Sterbenden bereits gelähmt ist, wo das Getränk mit Kollern hindurchfällt." Donders [4]) sagt hiervon etwas abweichend: „Man fühlt an sich selbst die langsame Fortbewegung (eines Bissens) und kann sie bei Thieren (sehr deutlich z. B. beim Pferde) nach Blosslegung der Speiseröhre wahrnehmen. Die Bewegung des Bissens (im Oesophagus) wird sehr durch den Schleim befördert." — In den meisten Lehrbüchern sind

[1]) l. c. p. 69.
[2]) l. c. p. 167.
[3]) l. c. p. 411.
[4]) Physiologie des Menschen übers. von Theile 1859 S. 296.

Angaben über die Dauer des Schluckvorganges überhaupt nicht gemacht.

Ranvier [1]) hat den oben erwähnten Versuch von Mosso so eingerichtet, dass die Bewegung der vom Oesophagus in den Magen geförderten Pflaume sich auf einen Kymographioncylinder schrieb. Er hat aber kein Resultat seiner Beobachtung mitgetheilt und auch seine Zeichnung ohne Zeitmarken gelassen.

Die oben erwähnten Versuche von Mosso über die Bewegungen des Oesophagus enthalten zwar ebenfalls keine Zeitangaben, aber immerhin lässt die ganze Beschreibung auf eine lange Dauer jedes Schluckvorganges schliessen. So sagt Mosso: [2]) „Bei jeder Bewegung des Schlundes zeigt sich nicht augenblicklich eine correspondirende Bewegung der Speiseröhre, sondern fast immer stellt sich ein Verzug von 1—2 Secunden ein. Oft genügt das erste Schlucken gar nicht, sondern es muss ein zweites oder auch drittes folgen, bis dass die Kugel in den Magen gezogen werde."

Da ich in Ludwig's physiologischer Anstalt zu Leipzig oftmals den Schluckversuchen meines Freundes Mosso beigewohnt habe, so habe ich eine deutliche Erinnerung von der Trägheit des Vorganges bei Hunden. Es vergingen immer 5—10—15 Secunden, bevor nach einem Schlucke die hölzerne Pflaume durch den Oesophagus in den Magen gelangte.

Durch die grundlegenden Versuche von Eduard Weber [3]) wissen wir, dass die Bewegung der elektrisch-tetanisirten Oesophagusmusculatur bei verschiedenen Thieren sehr verschieden schnell ist, entsprechend der verschiedenen Structur der Muskeln, so dass bei Nagethieren, z. B. bei Kaninchen, deren Oesophagus von quergestreiften Muskeln umschlossen ist, die Contraction viel schneller eintritt und aufhört, als bei Vögeln, deren Speiseröhre glatte Musculatur besitzt, und dass bei Hunden wie Katzen, deren Oesophagus Schichten quergestreifter und solche glatter Musculatur neben einander enthält, [4]) eine gemischte

[1]) Leçons d'Anatomie génerale. Année 1877—78, p. 395.
[2]) l. c. p. 6.
[3]) Art. Muskelbewegung in Wagner's Handwörterbuch der Physiologie 1846 Bd. III. Abth. 2. S. 30.
[4]) Nach Gillette's im Journal de l'Anatom. et Physiol. 1872 No. 6. veröffentlichten histol. Untersuchungen besteht beim Hunde die ganze Muscularis des Oesophagus aus quergestreiften Fasern.

Bewegungsform auftritt, indem an den Stellen, wo die quergestreifte Musculatur überwiegt, schnelle Contraction vorherrscht, da wo glatte (an den tieferen Theilen) langsame Zusammenziehung. Wir werden später (S. 33) sehen, dass sich auch beim menschlichen Oesophagus in verschiedenen Tiefen ein ungleicher Contractionsmodus findet.

Nun verschlingen aber bekanntlich Hunde und Katzen viel schneller ihr Futter als Kaninchen.

Dieser Widerspruch zwischen den Erfahrungen des gewöhnlichen Lebens und den zergliedernden Experimenten reizte mich schon damals (1872), den Schluckact näher zu untersuchen. Zudem kam die Ueberlegung, dass ja beim schnellen Trinken in den 6 Secunden, welche eine Oesophaguscontraction braucht, um bis zum Magen zu gelangen, viel mehr Flüssigkeit aufgenommen werden kann, als im Oesophagus Raum hat.

Schon damals kam mir der Gedanke, dass vielleicht beim Trinken der Oesophagus nicht thätig zu sein brauche. Mein Freund Froriep, damals Assistent an der Anatomie in Leipzig (jetzt Prosector in Tübingen), begann eine zergliedernde Untersuchung der Mundhöhlen-Musculatur beim Hunde, um Anhaltspunkte für die Erklärung des Schluckmechanismus zu gewinnen. Seine Fortberufung unterbrach diese Studien.

Als ich nach Berlin übergesiedelt war, lenkte eine interessante Mittheilung von Virchow in den Charité-Annalen [1]) meine Aufmerksamkeit wieder der verlassenen Frage zu.

Virchow hat 6 Fälle von Schwefelsäure-Vergiftung mitgetheilt, und daran folgende Betrachtung geknüpft: „In keinem der Fälle ist eine nennenswerthe Veränderung der Mund- oder Rachenhöhle vorhanden. In mehreren ist auch der ganze obere Theil der Speiseröhre frei . . . . . Regelmässig wird das Getränk schneller durch Mund und Rachen befördert, als dass es hier tiefere Localwirkungen erzeugen könnte. Erst im Oesophagus entstehen, und zwar an drei natürlich engen Stellen desselben: am Introitus, an der Kreuzungsstelle des linken Bronchus und vor der Kardia, zuweilen längerdauernde Retentionen und in Folge davon tiefere Anätzungen. Im Magen selbst bleibt der Fundus am häufigsten frei, vielleicht weil er an sich gewöhnlich Ingesta enthält;

[1]) V. Jahrgang (1878) Berlin 1880 S. 729.

die Hauptätzstellen sind die Kardia, der Pylorus, die kleine Curvatur und die Regio pylorica. Im Wesentlichen treffen wir demnach dieselben Prädilectionsstellen, wie ich sie früher für das Carcinom nachgewiesen habe."

„So schwer es nun auch sein mag, im Einzelfalle die Gründe darzulegen, warum gerade diese oder jene Stelle mehr getroffen wird, so ist es doch nicht ohne Werth, auch für die physiologische Betrachtung des Schluckens und der Magenbewegung, zu sehen, dass in manchen Fällen die eingebrachten Flüssigkeiten in kurzer Zeit bis zum Pylorus gelangen, ohne den grösseren Theil der Magenoberfläche auch nur zu berühren." Solch werthvolle Wegweiser versprachen günstigen Erfolg eines Entdeckungszuges durch die Schluckbahn.

Mit derartigen Beobachtungen war die landläufige Lehre von den drei Acten des Schluckvorganges unvereinbar.

Es fügte sich günstig, dass mein geschätzter College Falk auf Grund seiner forensischen Erfahrungen für die heuristische Hypothese, dass der Oesophagus beim Trinken unwesentlich sei, sehr eingenommen war. So entstand die Eingangs (S. 3) erwähnte Arbeit. In dieser wurde die Druckkraft gemessen, welche in der Rachenhöhle beim Schlucken wirksam wird, es wurde aber nicht die Geschwindigkeit der Bewegung bestimmt. Dies geschah erst in der oben (S. 10) citirten jetzt genauer zu betrachtenden Meltzer'schen Untersuchungsreihe. Hierdurch wurde festgestellt, dass ein Schluck Wasser beim Menschen (Meltzer) in weniger als 0,1 Secunde vom Munde bis zur Kardia gelangt. Um die Geschwindigkeit der Schluckbewegung beim Menschen zu messen, stellte Herr Meltzer mit vieler Selbstüberwindung die Versuche an sich selbst an. Auf das blinde Ende einer etwa 0,5 Meter langen Schlundsonde war ein sehr dünnwandiger Kautschuckballon gebunden, welcher die Seitenfenster der Sonde umgab. Die Sonde war der Länge nach in Centimeter getheilt. Diese lange Sonde wurde in den Oesophagus geschoben und, wenn das Ballonende an der gewünschten Stelle lag, das Aussenende mit den Zähnen festgehalten. Die Entfernung von den Zähnen bis zum Oesophagusanfang beträgt etwa 15 cm. Von da ab wurden von 2 zu 2 cm tieferer Einstellung Schluckmarken aufgenommen. Das offene Ende der Sonde wurde mittels Gummischläuchen und Glasröhren mit einer Marey'schen Luftkapsel (Tambour enrégistreur) verbunden, deren Schreibhebel die empfangenen Eindrücke auf einen (von links nach rechts) rotirenden mit Glanzpapier überzogenem berussten Kymographioncylinder aufzeichnete. Es sind also die Curven (auf der angehefteten Tafel) von rechts nach links in der Richtung der Pfeile ← zu lesen. Es war nun der Ballon so weit aufzublasen, bis er der Wand des Oesophagus rings anlag, damit kein Schluck passiren konnte, ohne einen Eindruck auf den Ballon zu machen, oder keine auch noch so geringe Contraction der untersuchten Stelle des Oesophagus erfolgen konnte, ohne den Ballon zu schnüren. Da nun aber der Oesophagus in seinen verschiedenen Tiefen verschieden weit ist, so musste man den Ballon, wenn man verschiedene Stellen des Oesophagus sondirte, aufblasen können und auch ihn zusammenfallen lassen. Darum wurde zwischen Sonde und Marey'sche Kapsel ein T-Rohr eingeschaltet, dessen unpaariger Schenkel mittels Gummischlauches und Klemme nach Belieben geschlossen und geöffnet werden konnte. Ein zweiter Ballon, an einer kurzen Sonde befestigt, wurde in den Pharynx geschoben, wo er während des ganzen Versuchs liegen blieb. Dieser letzte Ballon darf nur sehr wenig aufgeblasen sein, um die Athmung nicht zu hindern. Auch diese Sonde wurde mittels Gummiröhre mit einer (zweiten) Marey'schen Schreibkapsel in Verbindung gebracht, deren Hebel auf demselben Cylinder, und möglichst genau vertical über dem ersten Hebel eingestellt, die Bewegungen des Pharynxballon verzeichnete. Zwischen beiden Hebeln markirte ein von einer Secunden-Uhr jede Secunde kurz in Thätigkeit gesetzter Elektromagnet mit schreibendem Anker die Zeit.

Bei jedem Schlucke wurde zuerst der Ballon des Pharynx comprimirt und, dem entsprechend die mit ihm verbundene Schreibkapsel aufgebläht, deren Hebel auf dem rotirenden Cylinder eine Curve zeichnete. Hierauf folgte eine Compression des Oesophagusballon und eine entsprechende Marke seitens seiner correspondirenden Schreibkapsel. Die Entfernung beider Marken lässt die Dauer der Fortbewegung des Schluckes vom Pharynx bis zur fraglichen Stelle im Oesophagus leicht messen.

Eine so gewonnene Figur bestätigte auf den ersten Blick unsere Vermuthung in Bezug auf die Geschwindigkeit des Herunterschluckens.

In jeder der Figuren 1—6 auf der beigegebenen Tafel[1]) sieht man ausser der gezahnten mittleren Zeitlinie je zwei zusammengehörige Curven, die während eines Schluckes gezeichnet sind. Die obere Curve rührt vom Pharynxballon her, die untere Curve giebt die Eindrücke des Oesophagusballon während eines Schluckes wieder. Die in diese Oesophaguscurven eingeschriebenen Zahlen (4, 12, 16) geben die Entfernung des untersuchten Ortes vom Oesophagusanfange in Centimetern an. An der von dem Oesophagusballon herrührenden (unteren) Curve unterscheidet man zwei Marken: eine erste kurze, die steil aufsteigt und eine sanfter auf und absteigende, die um so länger andauert und von der ersten Marke um so entfernter ist, je tiefer im Oesophagus der Ballon liegt. Diese letzte Marke ist offenbar durch Peristaltik verursacht (auf die Grösse und Latenzzeit dieser Marken werden wir im nächsten Abschnitte [S. 33] näher eingehen). Die erste Marke kann nicht anders als durch das Vorbeifliessen des Schluckes entstanden sein, was schon daraus ersichtlich ist, dass diese Marke an Höhe mit der Menge des Geschluckten wächst. Die Figuren 1—3 veranschaulichen diese Abhängigkeit. Fig. 1 entstand beim „leer" (d. h. Speichel) Schlucken — daher fehlt in dieser Figur die erste Marke der unteren Oesophagus-Curve — Fig. 2 notirte das Herunterschlucken einer kleinen Flüssigkeitsmenge; Fig. 3 rührt von einem grossen Schlucke her. Diese Anfangsschluckmarken beginnen fast gleichzeitig mit den darüber gezeichneten vom Schluckbeginne im Pharynx herrührenden Curve, unabhängig davon, in welcher Tiefe der Oesophagusballon sich befindet. Wir haben auch bei der grössten Rotationsgeschwindigkeit des Kymographioncylinders, auch bei der tiefsten Lage des Oesophagusballon keine wesentliche Distanz der beiden Markenanfänge zu constatiren vermocht. Jedenfalls übersteigt die Dauer, während welcher der Schluck vom Pharynx bis zu den tiefsten Stellen des Oesophagus gelangt, nicht 0,1 Secunde. Auch die Curve des Pharynxballon ist in der Regel nicht einfach. Wir sehen an den meisten dieser Marken zunächst einen spitzen Gipfel, der sofort mehr oder weniger tief wieder abfällt, dem, meist deutlich abgegrenzt, eine sanft aufsteigende längere Erhebung folgt. Die beiden Wellen sind offenbar so zu deuten, dass

[1]) Diese Tafel ist aus unserer oben citirten Abhandlung in du Bois-Reymond's Archiv mit freundlicher Erlaubniss des Herrn Verlegers für diesen Zweck vervielfältigt worden.

die spitze Erhebung durch den schnell durchgespritzten Schluck veranlasst wird, worauf die später beginnende reflectorische Zusammenziehung der Constrictoren eine längere Erhebung veranlasst.

War es nun aber auch gewiss, dass die erste Marke in der (unteren) Oesophaguscurve vom Wasser des Sckluck selbst gedrückt worden? Konnte nicht ein anderer Vorgang, z. B. der Zug des Oesophagus beim Schluckbeginne oder der Luftdruck das Zeichen veranlasst haben? Die Peristaltik hätte dann noch separat den Schluck magenwärts befördern können. Dies zu entscheiden hat Herr Meltzer noch folgenden Demonstrations-Versuch ersonnen und angestellt:

Ein Stückchen blaues Lackmus-Papier am Ende eines Fadens befestigt, wurde mittels eines Drahtes in eine hohle Schlundsonde eingeführt, bis es an den Seitenfenstern des Sondenendes sichtbar wurde. Das andere Ende des Fadens hing zum offenen Ende der Sonde heraus. Eine so armirte Sonde wurde in die Speiseröhre geschoben, bis die Seitenfenster mit dem Lackmus-Papier im untersten Theile des Oesophagus, 4 Centimeter über der Kardia gelagert waren. Dorthin gelangt, nach unseren Erfahrungen, die peristaltische Welle etwa 6 Secunden nach dem Schluckbeginne. Noch tiefere Stellen wurden vermieden, damit nicht befürchtet zu werden brauchte, dass das Lackmus-Papier von der Magensäure erreicht würde. Uebrigens haben wir uns vor jedem Versuche davon überzeugt, dass weder beim blossen Liegen in den tiefsten Stellen der Speiseröhre, noch beim Herunterschlucken von Speichel das Lackmus-Papier geröthet wurde, was zu erwarten war, da normaler Speichel, wie auch der Oesophagusschleim alkalisch reagiren. Wenn man nun einen Schluck einer verdünnten Säure (Essig oder Citronensaft) genommen und sogleich nach dem Schluckbeginne (jedenfalls nicht später als eine halbe Secunde danach) das Lackmus-Papier an dem Faden rasch aus der Sonde herauszog, so war das Reagens-Papier bereits deutlich geröthet. Sobald das Lackmus-Papier von den Seitenöffnungen der Sonde weggezogen war, so war es vor fernerer Berührung mit dem Oesophagus und den darin vorhandenen oder passirenden Massen durch den Sondenmantel geschützt. Es musste also die saure Flüssigkeit noch vor dem Herausziehen des Fadens d. h. jedenfalls in weniger als einer halben Secunde nach dem Schluckanfange diese tiefe Stelle bereits passirt haben. Dieser Versuch gelang ebenso, wenn man mit vertical von einem Tische herabhängendem Oberkörper schluckte, also entgegen der Richtung der Schwere. Es bedarf aber nicht so unbequemer Zurüstungen, um zu zeigen, dass in Bruchtheilen einer Secunde die Getränke durch die Schluckbahn gespritzt werden. Herr Meltzer [1]) hat hierfür die schon von Hamburger und Anderen zu diagnostischen Zwecken geübte Auscultation des Oesophagus empfohlen. Auscultirt man am Rücken seitlich von der Wirbelsäule etwa bis zum 8. Brustwirbel, so kann man in den meisten Fällen, sobald der Untersuchte einen Schluck genommen, ein Geräusch wahrnehmen, welches durch das Vorbeispritzen der Flüssigkeit verursacht wird. Berührt man gleichzeitig mit dem Finger den Kehlkopf, so überzeugt man sich, dass die Zeit, welche zwischen der Kehlkopfhebung und dem Rauschen in den tiefsten Partien des Thorax vergeht, unmerklich kurz ist. Hamburger [2]) schloss aus seiner Auscultation des Oesophagus: „Zwischen dem Momente, wo der Schlingact im Pharynx beginnt, bis der Bissen im Niveau des 8. Rippenwirbels das Ohr des Horchenden trifft, ist eine Differenz, wenn auch verschwindend klein, wahrnehmbar. Ein Beweis, dass die Deglutition nicht so schnell vor sich geht, als der Körper von der Schwere eines Bissens in einer Röhre von der Länge einer menschlichen Speiseröhre, nur dem Gesetze der Schwere überlassen, niederfallen würde. Denn die Schnelligkeit dieses Falls wäre eine total unmessbare (?). Man erkennt hieraus, dass die Adhäsion des Bissens an den Wänden des Oesophagus eine sehr bedeutende sein müsse.“

Als Bewegungsmittel nimmt Hamburger dessenungeachtet die Contractionen des Pharynx und des Oesophagus an. Des letzteren Function erklärt er in folgendem höchst seltsamen Satze [3]) „von grosser Wichtigkeit“: „Der Bissen (mit diesem Worte werde ich von nun an die Menge Wassers bezeichnen, die mit einmaligem Schlingen in den Oesophagus getrieben wird) wird durch die circuläre Contraction der Muskelfasern der Speiseröhre in einen festen Körper zusammengepresst. Das horchende Ohr erlangt die deutliche Vorstellung, dass dieser Bissen eine spindelförmige Gestalt habe, das heisst, der Bissen hat in der Mitte den stärksten Durchmesser, und läuft an beiden Enden

[1]) Centralblatt f. d. med. Wissensch. 1883. S. 1.
[2]) Dr. W. Hamburger, Bezirksarzt zu Gabel in Böhmen, die Auscultation des Oesophagus. Med. Jahrbücher Bd. XV. 1868 S. 145.
[3]) A. a. O. S. 143.

in Spitzen aus, von denen die eine am oberen Ende besonders deutlich markirt ist. Ich sage, diese Vorstellung oder dieses Bild, das das Ohr von der Gestalt des Bissens erhält, ist vollkommen deutlich und über jeden Zweifel. Wodurch aber diese Vorstellung wahrnehmbar wird, ist mir selbst nicht ganz klar. Ist es das Geräusch, das die Bewegung des Bissens begleitet, oder ist es, — was mir annehmbar scheint, — der Stoss, den der geformte Bissen den Brustwandungen mittheilt, welcher Impuls von diesen durch Oscillation dem Ohre zugeleitet wird?"

„Das Schlingen scheint durch die circulären fasrigen Elemente allein bewirkt zu werden." Hoc sat!

In neuester Zeit hat, durch eine Discussion über Schluckgeräusche in der hiesigen med. Gesellschaft auf Meltzer's ein Jahr früher hierüber veröffentlichte Beobachtungen aufmerksam gemacht, Herr Dr. W. Zenker [1]) seine im Jahre 1869 angestellten Versuche in Erinnerung gebracht und darauf seine Priorität gegenüber Herrn Dr. Meltzer begründet. Zenker unterscheidet ein erstes Geräusch, das man „am unteren Theil der Halswirbelsäule" „als ein nach der Dick- oder Dünnflüssigkeit des Verschluckten mehr crepitirendes oder mehr rauschendes Reibungsgeräusch" wahrnimmt, ein zweites an der Brustwirbelsäule bis zum 9. Wirbel hörbares Geräusch, welches „den Eindruck des blossen rauschenden Vorbeiströmens, Vorbeischüttens" macht, endlich „eine dritte Klangerscheinung mit dem Charakter raschen Ausgiessens oder besser rauschenden Ausspritzens, welche freilich nicht constant vernehmbar und darum weniger verwerthbar den Eintritt verschluckter Flüssigkeit in die Magenhöhle begleitet". Dieses letzte Geräusch hört man an den Dornen des achten und neunten Brustwirbels, wenn man Jemanden einen starken Schluck Wasser kräftig abschlucken lässt. „Es wird sodann jenes Geräusch nicht eine volle Secunde nach dem Momente beginnender Schlingaction — von diesem kann sich der Auscultirende genau durch den auf den Kehlkopf des Schluckenden aufgesetzten Zeigefinger vergewissern — unser Ohr erreichen." — „Das letzte der Schluckgeräusche, das Kardialgeräusch

[1]) Ueber die Schlinggeräusche, Berliner klinische Wochenschrift 1884. No. 3 S. 38.

[2]) Klinische Bedeutung der Dysphagien gestörter und gelähmter Kranken. Allgemeine Zeitschrift f. Psychiatrie Bd. XXVI. 1869 S. 467.

wird am obersten Theile des linken Unterrippenrandes im Mittel 7 Secunden nach dem Momente des Abschluckens hörbar.“ „Demnach stellt sich der auf rein auscultatorischem Wege erlangte Eindruck von dem Schlingvorgange kurz so dar: die auf einmal verschluckte Flüssigkeit langt nach einer Reise durch den Oesophagus von nicht einer vollen Secunde an der Kardia an. Hier wird der Uebergang sofort in das Werk gesetzt, doch gelangt die Masse des Verschluckten nicht mit einem Male in den Magen, vielmehr sorgt zuerst im Interesse der Gesundheit — die Bewegung der Kardia-Musculatur für allmähliche, portionenweise Einverleibung derselben; zum Schlusse kommt die mit dem Bissen verschluckte Gasmenge, sie beschliesst mit ihrem Gurgelgeräusche den gesammten Schlingact. Diese Anschauung, nach welcher der untere Theil der Speiseröhre während des Schlingactes eine Art Vorhof für die dem Magen zuzuführende Speise bildete, möchte zugleich eine fassliche Erklärung für die Genese jener Anomalie, des von Arnold sogen. Antrum cardiacum — ampullenartige Erweiterung des Oesophagus oberhalb des Zwerchfells — abgeben.“

Diese vieles Richtige und Bemerkenswerthe enthaltende Darstellung der Schluckgeräusche hat aber die Kenntnisse von den Schluckvorgängen nicht gefördert.

Nach Zenker würde der tiefere und stärkere, oft selbst als kurzes Klappen gehörte Anfangsschall dem Momente entsprechen, in dem sich die Pharynxwände um den Bissen zusammenschnüren, während die zweite Phase, mit abnehmender Tonstärke und aufsteigender Tonhöhe bereits auf die Fortbewegung der fertigen Bissen zu beziehen ist. Im Oesophagus „ziehen die successive nach unten wellenartig fortschreitenden Contractionen der Ring- und Längenmusculatur die Speiseröhre Stück für Stück über den hier als Hypomocholion anzusehenden Bissen hinüber“. Die Geschwindigkeit der Bewegung steht annähernd im graden Verhältnisse zum Aggregatzustande des Schlingobjectes. Flüssige Bissen — unter Bissen verstehen wir die durch einen Schluckact verschlungene Masse, einerlei welcher Qualität — bedürfen nicht einer vollen Secunde, um den Weg vom Schlundkopf bis zur Kardia zurückzulegen; starke, compacte Bissen hingegen fordern aus rein mechanischen Gründen erheblich längere Zeit, um ihr Ziel zu erreichen. „Die Kardia wird durch Kreismusculatur in constantem, freilich nicht immer gleich festem Verschlusse gehalten, widerstrebend lässt sie daher den Bissen sowohl wie die ihm adnexe Gasmenge durch. Während des ersteren fehlen die Bedingungen zur Entstehung des Geräusches, dieses kann erst gemacht werden, wenn die letzte an die Reihe kommt. Also diese im Rachen mit verpackte und dem Bissen nach — wiederum als leichter Körper auf demselben schwimmend — in den Magenraum übertretende Luftmenge ist es, welche das Kardialgeräusch verursacht. Der Beweis dafür lässt sich unschwer daraus ableiten, dass, wenn man den Rumpf umkehrt und jetzt (also aufwärts —) schlucken lässt, das Geräusch sofort nach dem Abschlucken das auscultirende Ohr trifft; hier langt zuerst die Luft, bei gewöhnlicher Körperstellung zuerst der feste und flüssige Theil des Bissens an der Kardia an.“

Diese seltsame Anschauung, dass die mit Luft geschluckte und im Pharynx gemischte Flüssigkeit im Oesophagus in einen tieferen flüssigen und einen höheren gasförmigen Theil sich sondere und so 7 Secunden lang durch die Kardia gedrängt werde, wird wohl schon a priori wenig Anhänger finden, zumal man sich ja leicht überzeugen kann, dass man auch ohne Luft aufzunehmen (saugend) ganz gut trinkt und Schluckgeräusche erzeugt, und dass man auch bei Personen, die mit herabhängendem Oberkörper (aufwärts) schlucken, das Durchpressgeräusch zur normalen Zeit (6″ nach dem Schlucke) hört. Andererseits hat Meltzer nachgewiesen, dass viele Menschen, ohne sich auf den Kopf zu stellen, in Bruchtheilen einer Secunde nach dem Schluckbeginne das „Kardialgeräusch“, d. h. Meltzer's „Durchspritzgeräusch“ erzeugen.

Es hat also Herr Zenker ebenso wie Herr Hamburger einen Theil der Schluckgeräusche gehört, er hat auch die Verzögerung des „Kardialgeräusches“ ziemlich richtig gemessen, seine physiologische Deutung der Auscultationsergebnisse war aber ganz unrichtig.

Während die zuletzt genannten Autoren Hamburger und Zenker ebenso wie die früher erwähnten Physiologen dem Pharynx und dem Oesophagus den Transport der flüssigen wie der festen Nahrung übertragen und, wenn sie fanden, dass Schlucke schneller als Bissen befördert wurden, stillschweigend oder ausdrücklich annahmen, dass dieselben Vehikel je nach Bedürfniss schnell oder langsam befördern können, so weist Arloing[1]) diese Unterscheidung zurück, indem er

[1]) Article Déglutition im Dictionnaire encyclopédique des sciences médicales. Paris 1881. S. 237.

meint „que la déglutition de la salive ou d'une gorgée de liquide s'opère de la même manière que celle d'un bol de pain, tandisque le mécanisme est différent, lorsque les gorgées de boisson sont abondantes et se succèdent sans interruption. Pour ce motif nous décrirons des déglutitions isolées et des déglutitions associées et successives, au lieu des déglutitions de solides et des déglutitions de liquides."

Er weist beim schnellen Trinken von Flüssigkeiten dem Pharynx die Rolle zu, welche nach Meltzer's Untersuchung auch beim einzelnen Schlucke die Mylohyoideus-Gruppe mit dem Hyoglossus übernimmt. Arloing sagt: L'impétuosité avec laquelle les boissons sont poussées témoignent assez de l'activité du pharynx. Mais il est rationnel de supposer que, dans ce cas, la contraction du pharynx n'est pas une contraction péristaltique comme dans les déglutitions isolées. Ce fait montre que la nature de l'excitation des nerfs sensitifs de la déglulitions exerce une influence sur la forme et l'étendue des mouvements qui lui succèdent" [1]. „Généralement le passage des boissons dans le pharynx se fait en deux temps, ou mieux le liquide éprouve dans cet organe deux impulsions successives. Les graphiques témoignent que la première impulsion résulte du resserement de l'isthme sur le bol et que la seconde est imputable à l'action des constricteurs du pharynx. Ce mode de progressions du bol appartient aussi aux déglutitions isolées; mais il est incomparablement plus accusé dans les déglutitons associées." [2]

Arloing hält also den ersten Gipfel der Pharynxcurve, von dem wir oben (S. 22) schon gezeigt haben, dass er durch den vom Zungengrunde zur Kardia gespritzten Schluck verursacht wird, für ein Stück der Pharynxcontraction. Unsere Curven, wie Fig. 2 und 3 auf beifolgender Tafel, beweisen, dass der erste Impuls sich auch noch in den tiefsten Theilen des Oesophagus geltend macht, während die spätere Pharynxcontraction nur in dem Falle am Oesophagus sich bemerkbar macht, wenn anstatt Flüssigkeit breiige Masse verschluckt wird. In diesem Falle treten, wie aus den Figuren 7 und 8 der Tafel ersichtlich ist, an den Oesophaguscurven (12 und 14) vor dem langen Berge zwei Anfangserhebungen anstatt einer auf. Der erste

[1] l. c. p. 263.
[2] l. c. p. 252.

Gipfel (der rechte) wird, wie bei flüssigen Schlucken, durch die vom Zungengrund herabgeschleuderten Massen erzeugt, der zweite durch den Impuls der Pharynxmusculatur. Es werden die Speisereste. welche an den Pharynxwänden hängen geblieben sind, durch die nachfolgende Zusammenziehung der Constrictoren nachgespritzt: langsamer als die von den Mundmuskeln geschleuderte Hauptschluckmasse, weil die Constrictoren, obwohl ebenfalls quergestreift, sich nicht so schnell contrahiren, wie die Zungenmuskeln. — Dass die Pharynxmuskeln für den Schluckact entbehrlich sind, hat Herr Meltzer direct nachgewiesen. Er hat die Mm. Constrictores pharyngis medii et inferiores beiderseits, unter gehöriger Schonung der Nn. laryng. superiores, vollständig durchschnitten und gefunden, dass so operirte Hunde ganz unbeeinträchtigt flüssige wie feste Speisen schlucken.

Die dritte (in den Figuren links gelegene) Erhebung wird durch die Contraction des Oesophagus veranlasst, was wir näher besprechen wollen.

Ich hoffe Sie nunmehr durch allgemeine Betrachtungen, wie auch besonders durch die Ergebnisse von Meltzer's Versuchen überzeugt zu haben, dass der normale Schluck (leicht verschieblicher Massen) ohne Mitwirkung des Pharynx und des Oesophagus bis an die Kardia gefördert wird. Hier will ich nur noch erwähnen, dass der Oesophagus in der Gegend seines Einganges im Momente des Schluckanfanges sich bedeutend erweitert, so dass der an dieser Stelle wegen der Luftwege schwach aufgeblasene Gummi-Ballon, welcher den Druck auf die Schreibkapsel übertragen soll, sich ausdehnen kann, anstatt vom Schlucke zusammengedrückt zu werden. Den Oesophagus öffnen die Mm. geniohyoidei, deren Wirkung dadurch ausgiebiger wird, dass die thätigen Mm. thyreoidei den Oesophagus mit heraufziehen und spannen. Die Zusammenziehung der Geniohyoidei wird auch äusserlich kenntlich, indem die Gegend des Mylohyoideus, nachdem sie kurz zuvor beim Schluckanfange sich gehoben und abgeflacht hat, sich sofort noch stärker senkt und nach unten wölbt, wobei der aufsteigende Kehlkopf nach vorn gezogen wird.

Ob auch der ganze übrige Oesophagus normaler Weise aus demselben Anlass geöffnet wird, vermochten wir nicht zu entscheiden, da eine etwaige Eröffnung jedenfalls die Compression des stets aufgeblasenen Ballon nur zu vermindern, nicht aber überzucompensiren vermöchte. Nur bei solchen Hunden, deren Oesophagus aus anderen, hier nicht zu erwähnenden Innervationsursachen krampfhaft contrahirt blieb, waren die ersten Schluckmassen auch aus tieferen Theilen des Oesophagus öfter im negativen Sinne gezeichnet.

So wird also der Weg für jeden Schluck geöffnet: ein Vorgang welchen Arloing nur für die Schluckreihen angenommen hat.

Derartige Nebenvorgänge haben aber einige Physiologen, unter ihnen auch Arloing (s. S. 3), als wesentliche Hilfsmittel des Schluckvorganges angesehen.

Maissiat[1]) stellt die These auf, dass der Bissen angesaugt werde: „Une conséquence évidente du transport en avant de l'os hyoïde et du larynx, c'est l'ampliation du pharynx derrière eux: il devra donc s'y faire ventouse.“ . . . „Ainsi l'athmosphère me suffit et je ne puis accepter plus grande force, force active de contraction des piliers postérieurs du voile.“ Arloing[2]) meint, dass Maissiat hiermit nur eine Meinung von Haller wieder aufgenommen habe.

Ich habe bei Haller an der betreffenden Stelle[3]) eine ganz andere, rationelle Anschauung gefunden. Haller giebt an, dass durch den nach oben und vorn gehobenen Kehlkopf die Pharynxhöhle erweitert wird. „In hunc dilatatum pharyngum cibus premitur a lingua“ . . . „Has ob causas adparet, magnas esse in deglutiendo partes linguae.“ „Sed cum ea linguae elevatione ita concurrit ad depulsionem cibi veli palatini descensus.“ Haller theilt auch keineswegs die Ansicht der ältesten wie der neuesten französischen Schluckphysiologen, welche, wie ich im Beginne dieses Vortrags angeführt habe, die Einathmungsbewegung als wesentliche oder selbst ausschliessliche Ursache des Schluckens betrachteten. „Creditum est“ sagt Haller[4]) „non alio modo neque absque inspiratione deglutiri posse et ob hanc potissimam causam negant Cl. Viri, fetum per os ali, ut qui respiratione careat. Sed quisque facile percipiet, quiescente pectore, neque inspirante, et clauso ore naribusque adstrictis, bene nos deglutire et rarissime una inspirare.“

[1]) Quel est le mécanisme de la déglutition? Thèse de doctorat, Paris 1838.
[2]) l. c. p. 244.
[3]) Elem. physiol. T. VI. p. 90.
[4]) l. c. p. 87.

Auf Grund von Debrou's [1]) Beobachtungen hält Longet [2]) Maissiat's Ansicht für unzulässig. Guinier [3]) nahm an, dass der Oesophagus dadurch, dass er beim Schluckbeginne sich öffnet, auf den Bissen nach Art eines Schröpfkopfes (also durch Aspiration) wirkt.

Carlet hat dem Velum, welches beim Schluckbeginne sich bekanntlich hebt, die aspirirende Kraft zur Schluckbeförderung zugewiesen. Aehnliches scheint nach dem Referate von Arloing, Fiaux zu behaupten.

Moura dagegen meint, dass das Velum nur zum Nasenabschluss diene, das Verschluckte aber nicht gegen dasselbe geschleudert werde sondern von der Zungenwurzel wie von einem Stempel in den Pharynx geschoben würde. Er wollte dies dadurch beweisen, dass er mit Tinte imprägnirte Bissen verschluckte, ohne das Velum zu schwärzen. Mir scheint, dass Speichel und Luft eine Hülle um den gefärbten Bissen bilden können, so dass während der kurzen Schluckzeit nicht das Velum, vielleicht auch nicht der Pharynx unmittelbar berührt werde. Die oben erwähnte Beobachtung von Virchow, dass nach Trinken concentrirter Schwefelsäure Mund- und Rachenhöhle ohne nennenswerthe Veränderung bleiben kann, macht unsere Erklärungsweise ganz plausibel.

Dass das Velum im Schluckbeginne sich hebt, hat Bidder [4]) bei einem Operirten direct gesehen. Das Velum setzte sich horizontal vom harten Gaumen aus fort und wölbte sich in seiner Mitte selbst etwas nach oben; sein hinterer Rand setzte sich gewölbt in die hintere Wand der Schlundhöhle fort und hatte in der Mitte eine schwache Wölbung von der Uvula. Beim kräftigen Schlucken stiess der weiche Gaumen rechtwinklig an die hintere Wand der Schlundkopfhöhle, und darüber erhob sich die Uvula manchmal noch um 3 Linien, immer mit der Spitze an den Schlundkopf stossend.

Dieses Heben des Gaumensegels wies Debrou (a. a. O.) am unversehrten Menschen mittels einer durch die Nasenhöhle eingeführten Sonde nach. Der Hebung des Velum folgt eine entgegengesetzte Bewegung. „Alors commence“ sagt Debrou „le second moment, pendant

[1]) Thèse de Paris 1841 No. 266.
[2]) Physiologie pag. 113.
[3]) Gazette hebdom. 1865 p. 436 (citirt bei Arloing l. c. pag. 244).
[4]) Neue Beobachtungen über die Bewegungen des weichen Gaumens und über den Geruchsinn 1838. Citirt in Donder's Physiologie d. Menschen. Uebers. v. Theile 1859. S. 298.

lequel le voile s'abaisse, l'isthme se reserre, la langue reste élevée avec le larynx et le pharynx: le voile étant descendu, lui et les piliers postérieurs s'emparent du bol, le serrent, le pressent, et aidés des constricteurs, des stylopharyngiens, le poussent par de là le larynx dans l'oesophage. Puis la déglutition pharyngienne est accomplie, tout se relâche et revient au repos.“ Debrou wusste nicht, dass bevor das Velum sich gesenkt hat, der Schluck schon an den Eingang des Magens gelangt ist. Sie sehen hier, meine Herren, dass man mittels einer einfachen Vorrichtung diese Bewegungen des Velum demonstriren oder auch aufschreiben kann. An einem Stativ sehen Sie eine Marey'-sche Luftkapsel (Grunmach'scher Construction) nebst Schreibhebel befestigt. Mit der Kapsel communicirt ein Gummischlauch, der in eine durchbohrte Eichel von Hartgummi mündet. Diese Eichel füllt mein rechtes Nasenloch luftdicht; drücke ich nun meinen linken Nasenflügel fest an das Septum und mache eine Schluckbewegung, so sehen Sie wie die Luftkapsel zuerst aufgebläht wird, der Schreibhebel gehoben, sodann die Kapsel schnell angesogen, der Hebel also gesenkt wird. Durch dieses Experiment wird Ihnen zugleich deutlich, dass zum Schlucken der Zutritt von Luft in den Rachenraum unnöthig ist, also alle Aspirationshypothesen unhaltbar sind, denn die Nase bleibt geschlossen und oben ist gezeigt, dass die Zunge die Mundöffnung luftdicht abschliessen muss, wenn wirkungsvoll geschluckt werden soll.

Wir haben uns bisher wohl genügend überzeugt, dass der Schluckact ohne Mithülfe der an der Schluckbahn unterhalb der Mundhöhle liegenden Muskeln erfolgt. Nunmehr stellten wir, Meltzer und ich — uns die weiteren Fragen: Treten denn die tieferen Muskelgruppen immer in Action, auch wenn die ersten den Schluck ohne Reste zum Magen geschleudert haben, oder werden sie nur mobil, wenn sie erforderlich sind? Hierauf haben Sie im Vorhergesagten schon eine Sie wohl befriedigende Antwort erhalten. Fig. 1 beweist, dass sogar beim „Leerschlucken“, wo also nur eine kleine Menge Speichel, vielleicht mit Luft gemengt kardialwärts geschleudert wird, doch im Oesophagus eine Contraction nachfolgt, welche denselben zeitlichen Verlauf zeigt, wie bei mittleren und grossen Wasserschlucken.

Nun kann man vom teleologischen Standpunkte erstaunt fragen: Soll die ganze kunstvoll geordnete Reihe von Muskelmechanismen, die sich auf dem Speisewege zum Magen findet, nur zur Reserve augebracht sein? Hierauf müssen wir unbedenklich mit „ja“ antworten. Plausibel wird unsere Anschauung sowohl aus anatomischen, als auch aus physiologischen Gründen:

Zuvörderst ist die Musculatur des Oesophagus von verschwindender Mächtigkeit gegenüber den höher gelegenen Schluckmuskelgruppen. Vielleicht ist der muskelschwache Oesophagus als Anhang des kraftvollen Schlundeingangs dem Blutgefässsystem analog zu betrachten, welches bei den höheren Thierklassen durch das Herz zu einem ganz secundär und hülfsweise wirkenden Canalsysteme herabgedrückt ist.

Sodann weist der Umstand, dass die lange Speiseröhre keinerlei Verdauungsdrüsen enthält, schon darauf hin, dass auf keinen längeren Aufenthalt der Speisen in demselben gerechnet ist.

Endlich erscheint es sehr wünschenswerth, dass die dem Speisewege benachbarten Luftwege möglichst kurze Zeit in ihrer Wegsamkeit beschränkt werden, und für den Fall, dass Massen Widerstand finden, Reservekräfte prompt zu Hülfe kommen, die nicht erst eines neuen Antriebes bedürfen.

Wir werden sehen wie lange Zeit zwischen Reiz und Bewegung der trägen Musculatur des Oesophagus verfliesst. Es wäre eine sehr gefährliche Verzögerung, wenn erst der Reiz der lädirten Stelle die bewegenden Mechanismen auslösen müste. Es manövriren also die Reserven immer den in der vordersten Reihe agirenden kraftvollen Ballisten nach, als Truppen erster, zweiter, dritter und vierter Classe mit abnehmender Schlagfertigkeit.

Die Organisation dieser Hilfsreserven ist kunstvoll und dabei doch einfach. Dieselbe werden Sie an der Hand der Ihnen hier vorgelegten Curventafel leicht verstehen.

Die Figuren 9 bis 19 geben Ihnen ein interessantes Bild von den Vorgängen im Oesophagus des Menschen (speciell in demjenigen des Herrn Dr. Meltzer). — Diese Curven sind mittels eines und desselben Gummiballon gewonnen, der vom Oesophagusanfang an von Stelle zu Stelle immer um 2 cm tiefer geschoben worden ist, nachdem bei jeder Lagerung, unter sonst gleichen Bedingungen, ein Schluck ausgeführt worden war. Wir haben viele Reihen, welche der abgebildeten ganz ähnlich sind von demselben Ballon und auch von Ballons verschiedener Grösse genommen. Jede Figur besteht hier nur aus 2 Linien: der unteren Zahncurve, welche die Sekunden markirt und einer oberen von der Luftkapsel geschriebenen Curve, welche den Eintritt und den Verlauf des Druckes auf die Blase im Oesophagus darstellt. Die Pharynxbewegungen brauchten wir jetzt nicht mehr zu registriren, weil durch die schon beschriebenen Versuche (vergl. Fig. 1 — Fig. 8) nachgewiesen worden, dass die erste Schluckmarke auch in den tiefsten Orten des Oesophagus nicht mehr als 0,1 Secunde verspätet eintrifft, daher für die uns jetzt interessirenden Messungen im ganzen Oesophagus als gleichzeitig angesehen werden kann.

Bei dem ersten Blicke auf die Reihe der 10 Figuren markiren sich 3 sehr verschiedene Arten, deren einzelne Vertreter nur geringe individuelle Unterschiede aufweisen. Man kann den Oesophagus danach in 3 Abschnitte zerlegen, welche physiologisch genau charakterisirt sind: ebenso, wie wenn eine anatomische Tafel die 3 Bezirke abgegrenzt abbilden würde. Bei den Figg. 9, 10 u. 11, also in dem etwa 6 cm messenden oberen, oder Halsabschnitte entspricht die hier hauptsächlich in Betracht zu ziehende zweite (linke) längere Marke einer Contractionsdauer von 2″—2,5″. In der nächsten Figur 12 (Tiefe 8 cm) hat die Marke bereits eine Länge, die mindestens 5″ Contractionsdauer anzeigt. Die Stelle, von welcher diese Marke herrührt, befindet sich am Brusteingange. Der Ballon kann hier nur wenig aufgeblasen werden, die Marke hebt sich darum nur undeutlich ab, namentlich das Ende derselben. In den folgenden 4 Figuren (Tiefe 10—16 cm) sind die Marken gut ausgeprägt; alle Contractionen haben eine fast gleiche Dauer von 6—7″. Die 3 Figuren (Tiefe 18—22) charakterisiren den 3. Abschnitt, dessen Contractionsdauer um 2—3 Secunden diejenige des vorigen Abschnittes übertrifft. Gröbere Variationen in der Länge der Marken dieses 3. Abschnittes rühren sicherlich nicht von der durch Structurverhältnisse bedingten Dauer der Schnürung her, sondern von nebensächlichen Einflüssen, wie Zerrungen seitens des gefüllten Magens, oder des Zwerchfells und ähnlichen schwer eruirbaren Factoren. In den tiefsten Theilen des Oesophagus wird die Markirung der Contractionen ganz undeutlich. Aus der Uebersicht der Curven erkennen wir, dass der hauptsächliche Zuwachs in der Contractionsdauer — um mindestens 4 Secunden — beim Uebergange vom ersten zum zweiten Abschnitt geschieht. Die Constrictorenmarke (Fig. 1—8 obere Curven) kann mit der Marke aus dem ersten Oesophagusabschnitte nicht verglichen werden, weil die beiden Zeichen von Ballons verschiedener Grösse herrühren. Wir dürfen aber auf Grund der groben Längenunterschiede und wegen des abweichenden anatomischen Verhaltens die Constrictorengegend wohl als gesonderten Abschnitt betrachten. Die spitzige Anfangserhebung, welche besonders in Fig. 7 ausgeprägt erscheint und von der Musculatur des Zungengrundes herrührt, ist gewiss 5 mal kürzer, als diejenige der Constrictoren.

Wir hätten also in dem Schluckrohre bis zur Kardia fünf Muskelringe zu unterscheiden: Die Musculatur des ersten Actes (wesentlich der Mylohyoideus) die Constrictoren und die drei Abschnitte des Oesophagus. Es ist recht interessant, dass die descriptive Anatomie von solchen 3 Theilen lange Nichts wusste, und erst die genauere Beschreibung des Gewebes der Oesophagusmusculatur, wie sie in neuerer Zeit Gillette [1]) gegeben hat, die physiologische Dreitheilung erklärlich macht. Danach besitzt der obere Abschnitt (Halstheil) der Speiseröhre nur quergestreifte Muskeln, der obere Brusttheil hauptsächlich glatte, mit spärlichen quergestreiften Fasern, der bis zum Hiatus oesophageus des Zwerchfells reichende Theil nur glatte.

Nur in Bezug auf die Länge des oberen Brustabschnittes weichen unsere Ergebnisse von denen Gillette's ab, indem nach ihm dieser Theil nur 6 cm Länge misst, während wir ihn auf 10 cm schätzen. Diese Differenz kann indessen vielleicht auf individuelle Verschiedenheit zurückgeführt werden, um so mehr als wir doch nur einen Oesophagus untersucht haben.

Recht verständlich wird es durch diese Daten immer noch nicht, weshalb in dem mittleren Abschnitt, wo quergestreifte und glatte Musculatur gemischt den Oesophagus umgiebt, Contractionen mittlerer Dauer entstehen konnten, denn die Zusammenziehung des verschieden schnell fungirenden Muskelcomplexes musste doch bis zum völligen Verschwinden so lange dauern, wie die langsamste Muskelart es erfordert. Es sind wohl also auch die glatten Muskeln so wenig gleichwerthig wie die quergestreiften, z. B. des Mylohyoideus und der Constrictoren.

Gesondert von der Dauer der Contraction jeder einzelnen Stelle muss die Zeit betrachtet werden, welche vom Schlukbeginne bis zum Eintritt der Bewegung in den verschiedenen Tiefen des Oesophagus

[1]) Journal de l'anatom. et de la physiol. 1872 pag. 617.

verfliesst. Man nennt die Bewegung gewöhnlich peristaltisch, wurmförmig; man musste danach annehmen, dass die Bewegung continuirlich fortschreitet. Hätte dieselbe auch noch gleichmässige Geschwindigkeit, so würde es genügen, ausser dieser die Wellenlänge zu kennen, um für jeden Ort die Verzögerung zu bestimmen. Ein Blick auf die Curvenreihe Fig. 9—19 belehrt uns eines Anderen. — Wir sehen, dass in den am Oesophaguseingange um 2, 4 u. 6 cm entfernten Stellen die Bewegung fast gleichzeitig eintritt; etwa 1,2″ nach dem Schluckbeginne. In der nur 2 cm tiefer gelegenen Stelle (Fig. 12) sehen wir die Schnürung erst 3″ nach dem Schluckanfange sich geltend machen; zu gleicher Zeit aber auch in der ganzen Strecke bis zur Tiefe 16 cm incl. (Fig. 12—16) die schnürende Bewegung beginnen. In der folgenden Figur (17), entsprechend 18 cm vom Oesophagusanfange, erscheint die Bewegung erst 6″ nach dem Schluckbeginne und in den Tiefen 20 u. 22 cm (Fig. 18 u. 19) nur um wenig später. Es schnürt sich also der Oesophagus in drei Abschnitten nach einander: Der oberste Abschnitt von etwa 6 cm Länge beginnt seine Contraction fast vollständig gleichzeitig etwa 1,2″ nach dem Schluckanfange. Hierauf verfliessen 1,8″ bevor der nächste Abschnitt in einer Länge von beiläufig 10 cm wiederum fast gleichzeitig sich zusammenzuziehen beginnt. Darauf hält eine längere Pause von circa 3″ den Fortschritt der Bewegung auf, worauf endlich die letzten 3 von uns untersuchten Stellen in Zusammenziehung gerathen: zwar nicht absolut gleichzeitig, aber doch im Verhältniss zu den Pausen. — Es verfällt also der Oesophagus auch in Bezug auf die zeitliche Folge der Contractionen in dieselben Abschnitte, die wir in Bezug auf die Contractionsdauer bereits constatirt haben.

Es ist demzufolge die Speiseröhre vergleichbar einem Scorpionherzen, welches ebenfalls einen von Muskeln umgebenen Schlauch darstellt, der freilich Seitenspalten und flügelförmige Ansätze hat. Solches Herz contrahirt sich in 8 Abtheilungen (bei manchen Spinnen in 3 Abschnitten), die im Leben äusserlich nicht deutlich markirt sind. Bei dem niedersten Wirbelthiere, dem Amphioxus finden sich auch in Vertretung des Herzens gegen Hundert contractile Ausbuchtungen des Ateriensystems, welche einander das Blut zupumpen. Die Weise in welcher die Abtheilungen des Säugethierherzens nach einander in Thätigkeit gerathen, ist analog diesen Vorgängen. Auch hier contrahirt sich der ganze Vorhof ziemlich gleichzeitig und nach einer Pause folgt die Contraction des gesammten Ventrikels.

Wir wollen jetzt auch die ersten beiden Abschnitte des Schluckweges: den Mylohyoideus und die Constrictoren in Bezug auf den Fortschritt der Bewegung betrachten. Die Pause zwischen der Bewegung des ersten und des zweiten Abschnittes können wir an den Pharynxcurven unterscheiden: besonders deutlich in den Figg. 7 u. 8. Genauere Messungen bei schnell rotirender Trommel lehrten, dass die Pause etwa 0,3″ beträgt. Die Dauer der Pause zwischen der Bewegung der Constrictoren und derjenigen des ersten Oesophagusabschnittes erhält man, wenn man von der Zeit 1,2″, nach welcher der erste Oesophagusabschnitt sich zu contrahiren beginnt, die Dauer der ersten Pause 0,3″ abzieht; sie beträgt demnach etwa 0,9″.

Jeder der fünf ringförmigen Abschnitte, in welche die Schluckbahn zerfällt, contrahirt sich also ziemlich gleichzeitig und hat in allen seinen Theilen eine ziemlich gleiche Contractionsdauer. Die verschiedenen Abschnitte jedoch contrahiren sich der Reihe nach in Pausen, die um so länger werden, je länger die Zusammenziehungen der einzelnen Ringe dauern. Je langsamer ein Abschnitt sich contrahirt, desto geringere Beschleunigung ertheilt er den durch seine Contraction abwärts getriebenen Massen. Wir haben oben schon gesehen, dass, wenn aus irgend einer Ursache Reste der Schluckmasse im Bereiche der Constrictoren stecken geblieben waren, diese Massen durch die Zusammenziehung des Constrictoren-Abschnittes nachgespritzt werden, aber mit viel geringerer Geschwindigkeit, als diejenige ist, welche die Musculatur des ersten Actes dem breiigen Bissen ertheilt (vergl. Fig. 7 u. 8). Aehnliches gilt auch für die Abschnitte des Oesophagus. Bleibt ein Theil oder die ganze Schluckmasse in einem der Abschnitte stecken, so wird die Masse in demselben Sinne, wie durch den Hauptschluckact geschieht, durch Hinabdrücken gefördert, aber mit viel geringerer Geschwindigkeit, und zwar um so langsamer, einem je tieferen Abschnitte der Transport übertragen wird. Wir wollen noch anführen, dass die Contraction eines jeden Abschnittes die darauf folgende Pause überdauert. Dies sieht man deutlich an der Pharynxmarke (Fig. 7 u. 8, Curven über der Zeitlinie), bei welcher die Constrictorenmarke anhebt, bevor die Mylohyoideuscurve zur Abscisse gesunken war. Bei den tieferen Oesophagusstücken kann man ein ähnliches Verhältniss leicht ausrechnen. — Dadurch dass die Contraction eines Abschnittes beginnt, bevor diejenige des vorhergehenden abgelaufen ist, wird das Zurücktreten der Speisen gehindert: in analoger Weise wie das Andrücken des Zungenrückens an den harten Gaumen vor dem Beginne der Contraction des ersten Schluckabschnittes den Ingestis den Rückweg über die Lippen versperrt.

Durch diesen eigenthümlichen Zusammenhang zwischen Contractionsgeschwindigkeit und Contractionsintervall ist der ungestörte Fortschritt der Speisen zum Magen für alle Fälle gesichert. Während für die vom Mylohyoideus ertheilte Geschwindigkeit eine Pause von 0,3″ mehr als genügend ist, um die Masse durch das Gebiet der Constrictoren bereits befördert zu haben, bevor dieselben sich zu contrahiren begannen, müssen die Pausen zwischen den Actionen der folgenden Abschnitte länger sein, damit eine an den Constrictoren oder gar vom ersten Oesophagusabschnitte nachgespritzte Masse den untersten Oesophagusabschnitt noch offen findet. Im zeitlichen Zuwachs der Pausen lässt sich bei dem untersuchten Oesophagus von Herrn Meltzer eine merkwürdige Gesetzmässigkeit erkennen. Es verfliessen, wie oben erwähnt, zwischen den Contractionsanfängen:

der Mylohyoidei und der Constrictoren 0,3″ $= 1 . 0,3$
der Constrictoren u. dem ersten Oesophagusabschn. 0,9 $= (1+2) . 0,3$
dem ersten Oesophagusabschn. u. dem zweiten 1,8″ $= (1+2+3) . 0,3$
dem zweiten Oesophagusabschn. u. dem dritten 3,0″ $= (1+2+3+4) . 0,3$.

Diese Zahlen bilden also eine arithmetische Reihe zweiter Ordnung mit der Differenz 1 und dem constanten Factor 0,3. — Diesen empirisch nachgewiesenen Zusammenhang zwischen der Contractionsdauer und dem Fortschreiten der Bewegung von Abschnitt zu Abschnitt wissen wir vorläufig noch nicht zu erklären. Denn während die Contractionsdauer doch wahrscheinlich wesentlich von der Structur der Muskelfaser abhängt, sind die Verhältnisse in der Fortpflanzung der Bewegung doch durch nervöse Centralorgane geordnet. Mosso [1]) hat durch interessante genaue Versuche nachgewiesen, dass die Folge der Bewegungen des oberen und des unteren Oesophagusabschnittes nicht gestört wird, wenn auch das mittlere Stück ganz ausgeschnitten ist.

[1]) Moleschott's Untersuchungen zur Naturlehre d. Menschen Bd. XI. Heft 4. p. 10.

Ebenso wie beim Menschen die verschiedenen Abschnitte des Oesophagus, entsprechend ihrer zunehmenden Trägheit und nach längerer Latenz sich zusammenziehen, sieht man auch bei Thieren, deren Oesophagusmusculatur schnell beweglich ist, z. B. beim Kaninchen die rasche Contraction in der Speiseröhre schnell fortschreiten, während bei Hunden die trägere Zusammenziehung auch langsamer den Oesophagus entlang läuft. —

Als sechster Abschnitt in der Schluckbahn ist die Kardia anzusehen, die freilich weniger zur Beförderung der Ingesta aus dem Oesophagus in den Magen dient, als vielmehr, um die Rückkehr des Mageninhaltes in die Speiseröhre zu verhüten. Aus den graphischen Versuchen am Menschen können wir über die Bewegung der Kardia nichts Sicheres angeben, denn die letzten noch brauchbaren Curven erhielt Meltzer von einer Stelle seines Oesophagus, die noch 2 cm oberhalb des Zwerchfells sich befindet. Von tiefer gelegenen Orten waren, mit Ausnahme der ersten Schluckmarke und der Zeichen von kräftigen Respirationen keine Erhebungen des Zeichenhebels der Luftkapsel zu bemerken. Indessen konnte auch der Ballon, wegen der Enge des Foramen oesophageum, sowie auch wegen der grossen Empfindlichkeit der Kardia fast gar nicht aufgeblasen werden, war auch unaufgeblasen nicht lange zu ertragen. Man konnte also nicht wissen, ob die tonische Contraction nicht Folge des mechanischen Reizes war. Deshalb wollen wir aus diesen Beobachtungen keine Schlüsse auf die Zustände der Kardia des Menschen ziehen. Erwähnenswerth scheint, dass sich der Ballon durch die Kardia ohne merklichen Widerstand verschieben lässt. Aehnliches hat Mosso bei Hunden beobachtet, welchen er ein an langem Eisendraht befestigtes Holzkügelchen in den Magen hatte gleiten lassen. „Oft kann man das Kügelchen wieder aus dem Magen herausziehen, ohne dabei in dem unteren Theile der Speiseröhre eine Contraction überwinden zu müssen.“ [1]) Magendie [2]) hat einen Finger vom Magen durch die Kardia in den Oesophagus geführt und sich von der starken Contraction der Kardia überzeugt. Ja er konnte sogar durch starken Druck mit beiden Händen auf den mit Nahrungsmitteln gefüllten Magen eines Hundes nur mit Mühe Mageninhalt durch die Kardia in den

[1]) Mosso l. c. S. 21.

[2]) Précis élémentaire de Physiol. T. II. p. 68 u. p. 69.

contrahirten Oesophagus pressen. Der Durchtritt ist ausserordentlich leicht, „s'effectuera en quelque sorte de lui même" wenn man den Magen drückt während der Oesophagus erschlafft ist. Schiff[1]) hält dagegen „le mécanisme de l'occlussion du cardia un peu plus compliqué que ne le décrit Magendie. Il ne s'agit pas ici d'un simple mouvement de constriction et de dilatation, limité au niveau de l'orifice cardiaque, mais bien d'une constriction continue se deplaçant alternativement en haut et en bas dans le bout inférieur du canal oesophagien et atteignant de temps en temps lors du retour de l'onde péristaltique, l'anneau cardiaque." Mosso[2]) bemerkt hierzu: „Die Prüfung nahm Schiff in der Weise vor, dass er durch eine Magenfistel den Finger in die Speiseröhre einführte, wobei er in dem unteren Theile eine andauernde Zusammenziehung zu constatiren glaubte. Er konnte aber keinen grossen Werth auf diese Beobachtung legen, denn das Eindringen eines fremden Körpers, wie die Einführung eines Fingers konnte genügen um starke Reizung der Speiseröhre hervorzurufen.[3])

Diese Erklärung passt aber nicht auf alle oben mitgetheilten Angaben von Magendie. Jedoch hat dieser Physiologe schon selbst beobachtet: „Plus l'estomac est distendu, plus la contraction (de l'oesophage) devient intense et prolongée et le relâchement de courte durée."[4])

Herr Meltzer sah von Hunden, denen ein Sondenballon in den tiefen Brusttheil des Oesophagus oberhalb des Zwerchfells eingeführt war und ruhig dort lag, oft Gruppen von Marken auf die Kymographiontrommel notirt, ohne dass irgend ein neuer Reiz eingeführt worden wäre, oder ein Schluck vorausgegangen wäre. Jede einzelne Marke war derjenigen vollständig ähnlich, welche wir bei demselben Thiere nach einem Schluck in Folge von „Peristaltik" zu sehen gewohnt waren. Eine Gruppe bestand aus fünf bis sechs solcher Marken. Die Gesammtdauer einer Gruppe von Contractionen betrug 25—30″ und sie wiederholten sich in Pausen von 40—70″ Ma-

[1]) Leçons sur la physiologie de la digestion 1868 T. II. p. 332.
[2]) Zur Zeit seiner hier wiederholt citirten Untersuchung Assistent bei Schiff in Florenz.
[3]) l. c. p. 20.
[4]) l. c. p. 82.

gendie hat rhythmische Contractionen des Oesophagus bereits 1825 in seinem Lehrbuche beschrieben, aber doch als einen ganz anderen Vorgang wie den welchen unsere Curven wiedergeben. Magendie[1]) sagt: „Le tiers inférieur de l'oesophage présent un phénomène particulier qu'il est important de connaître: c'est un mouvement alternatif de contraction et de relâchement qui existe d'une manière continue. La contraction commence à la réunion des deux tiers supérieurs du conduit avec le tiers inférieur; elle se prolonge avec une certaine rapidité jusqu'à l'insertion de l'oesophage dans l'estomac: une fois produite, elle persiste un temps variable: sa durée moyenne est au moins trente secondes. Contracté ainsi dans son tiers inférieur, l'oesophage est dur et élastique comme une corde fortement tendue. Le relâchement qui succède à la contraction arrive tout-à-coup et simultanément dans chacune des fibres contractées; dans certains cas cependant, il semble se faire des fibres supérieures vers les inférieurs. Dans l'état de relâchement l'oesophage présente une flaccidité remarquable qui contraste singulièrement avec l'état de contraction.“ (Le mouvement alternatif du tiers inférieur de l'oesophage n'existe pas chex le cheval.) Legallois und Béclard[2]) sowie Joh. Müller[3]) haben diese Beobachtung bestätigt. Mosso[4]) hat diese Erscheinung (an Hunden, denen das verlängerte Mark vom Rückenmark abgetrennt war, wobei die Schluckbewegungen bleiben) nicht beobachten können, weder wenn er den freigelegten Oesophagus betrachtete, noch auch, wenn er eine in die Speiseröhre eingeführte Gummiblase mit einem Wassermanometer verbunden hatte. „Brachte man die Blase in die Höhe des Zwerchfells oder unter dasselbe, dann sah man nur die von dem Schlucken und von der Athmung hervorgebrachten Bewegungen, keine spontan peristaltischen.“ [5])

Diese Widersprüche sind uns nur zum Theil erklärlich, insofern den freigelegten Oesophagus die Abkühlung wohl zu tonischen Contractionen veranlassen konnte, die viel dauernder sind, als die von uns am normalen Thiere beobachteten Zusammenziehungen.

[1]) l. c. p. 18.
[2]) Oeuvres de Legallois 1824 T. II. p. 94.
[3]) Handbuch d. Physiologie 1844 Bd. I. S. 412.
[4]) l. c. p. 21.
[5]) Mosso l. c. p. 21.

Die Thätigkeit der freigelegten Kardia ist beim Kaninchen sehr ausgeprägt zu beobachten. Beim normalen Kaninchen ist die Kardia gewöhnlich in vollständiger Ruhe und auch durch ziemlich starke Insulte nicht reizbar. Bei frisch verbluteten Thieren haben wir die Kardia später von Zeit zu Zeit intensive Bewegungen ausführen sehen, wie solche auch Baslinger[1]) beobachtet und als „Kardialpuls" bezeichnet hat. Die Bewegungen bestanden aus queren Verengungen der Kardia und einer tiefen Einstülpung derselben in den Magen. An der Verengung betheiligt sich auch das unterste etwa 9cm lange Stück des Oesophagus. Eine solche Bewegung konnte aber auch während der Pausen durch leiseste mechanische Berührung der Kardia oder des unteren Oesophagusabschnittes ausgelösst werden. Mechanische Zerrung des übrigen Oesophagus hatte auf die Kardia keinen Einfluss. Spontane Contractionen haben wir zuweilen an Kardien von sehr geschwächten noch lebenden Kaninchen, aber auch an ganz vom Thiere gesonderten Organtheilen beobachtet. Wenn die losgeschnittene Kardia feucht erhalten wurde, dann machte sie mehrere Minuten lang spontane Bewegungen und blieb auch leicht erregbar. Die Kardia muss also in sich die Centren für ihre coordinirte Bewegung enthalten.

Beim Kaninchen folgt jedem Schlucke etwa 2″ nach der Kehlkopfhebung eine Verengung und Einstülpung der Kardia. Nach einer solchen Bewegung in Folge eines Schluckes bleibt die Kardia nicht sogleich in Ruhe, sondern wiederholt die Contractionen einige Male in immer grösseren Zwischenräumen und mit abnehmender Intensität, bis sie endlich in einer Mittelstellung zwischen Contraction und Erschlaffung zur Ruhe gelangt. Die Bewegung der Kardia schliesst jeden Schluckact ab, sei es, dass derselbn in gewöhnlicher Weise aussgelöst ist ,oder nach der Entdeckung von Bidder und Blumberg[2]) durch Reizung des centralen Endes eines N. laryngeus superior. Freilich giebt Bidder an, dass diese reflectorischen Schlingbewegungen von den willkürlich eingeleiteten, „den automatischen Schlingbewegungen sich dadurch unterscheiden, dass sie auf den obersten Theil des Schlingapparats beschränkt bleiben, und nicht unaufhaltsam durch die ganze Länge des Oesophagus bis zum Magen sich fortsetzen". Die Ursache

[1]) Moleschott, Unters. zur Naturlehre VII. S. 358.
[2]) Reichert's und du Bois-Reymond's Arch. 1865, S. 500.

dieses Irrthums hat Meltzer[1]) in seiner Dissertation aufgedeckt. Da wie oben erwähnt der Schluckverlauf in jeder Phase gehemmt werden kann: durch eine neue Schluckauslösung, Bidder aber selbst angiebt, dass er jeder intensiven Laryngeus-Reizung eine ganze Anzahl von Schlingacten folgen sah, so ist es sehr wahrscheinlich, dass bei den von ihm untersuchten Katzen, deren Oesophagus nach Gulliver's[2]) Untersuchungen in seinen tieferen Theilen vornehmlich glatte Musculatur enthält, die langsam fortschreitende Bewegung auch durch seltene Schluckreihe aufgehalten werden konnte. Die dem letzten Schlucke folgende Peristaltik hat dann Bidder wohl für das Ende eines willkürlichen Schlucks gehalten.

Hiernach sind wir berechtigt, die Kardia als Abschnitt der Schluckbahn zu betrachten.

Die Contraction der Kardia folgt dem Schlucke, nach Zeit und Umfang unverändert, auch wenn der Oesophagus abgebunden oder durchtrennt und das Magenende dislocirt ist. Der functionelle Zusammenhang zwischen Oesophagus une Kardia ist also ganz so, wie ihn Mosso an Abtheilungen des Oesophagus nachgewiesen hat. Wenn aber die Vagi durchschnitten worden, so bleibt nach jedem Schluckbeginne, der durch Kehlkopfhebung bezeichnet wird, die Contraction der Kardia aus.

Aus den Erfahrungen, welche die Auscultation der Schluckgeräusche beim Menschen bot, war zu folgern, dass die Kardia beim Menschen unter normalen Verhältnissen geschlossen ist. Denn das Druckgeräusch, das normaler Weise erst 6—7″ nach dem Schluckbeginne zu Stande kommt lässt darauf schliessen, dass sich die Kardia normal in mittelstarkem Tonus befindet, so dass es der kräftigen Contraction des dritten Oesophagusabschnittes bedarf, damit die Schluckmasse durch die Kardia hindurchgepresst werde. Die Kardia wird hierdurch in hörbare Schwingungen versetzt, die von dem lufthaltigen Magen durch Resonanz verstärkt werden.

Wenn aber das Durchspritzgeräusch hörbar ist, also das Einströmen der verschluckten Flüssigkeit in den Magen bald nach dem Schluckbeginne, da muss man annehmen, dass die Kardia der gespritzten Masse keinen Widerstand leistet, also gewissermaassen offen

[1]) du Bois-Reymond's Archiv 1883, S. 212 u. S. 220.
[2]) Edinburgh Med. and Surg. Journal. Oct. 1842, pag. 493.

ist. In der That hatten diejenigen Individuen, bei denen das Durchspritzgeräusch deutlich hörbar war, eine Disposition zum Erbrechen, ohne eigentliche Brechbewegungen, zumal bei Hustenanstrengungen, d. h. die Kardia leistete dem Drucke der Bauchwände, welche den Mageninhalt pressten, keinen erheblichen Widerstand. Diese Darstellung des Schluckvorganges erhalten wir aufrecht, trotzdem, wie oben (S. 24) ausgeführt worden, in neuester Zeit von Herrn Zenker wieder seine alte uns freilich bisher unbekannt gebliebene Anschauung hervorgeholt und von Herrn A. Ewald unterstützt worden ist.

Auch im Falle des Aufstossens öffnet sich die Kardia durch die sicherlich sehr schwache Gasspannung. Die Vorgänge im Oesophagus nach dem Aufstossen bieten aber noch ein besonderes Interese. Herrn Meltzer's Curven zeigen, dass nach jedem „Aufstossen“ eine Bewegung im Oesophagus von oben nach unten abläuft, ganz wie nach einem Schlucke, nur dass die ersten zwei Abschnitte der Schluckbahn: der Mylohyoideus und die Constrictoren dabei ganz unbetheiligt bleiben.

Es liegt hierin wiederum ein Beweis gegen Volkmann's [1]) Ansicht, dass der Anlass für den Ablauf der Bewegung im Oesophagus in der Zusammenziehung der Constrictoren liegt. Fig. 27 stellt eine durch „Aufstossen“ entstandene Curve dar, von einem im Brusttheile des Oesophagus (12 cm tief) gelegenen Ballon aufgenommen. Die Rotationsgeschwindigkeit des Kymographioncylinders ist kleiner, als bei Zeichnung der ersten Curven, daher erscheinen die Secundenmarken näher aneinander gerückt und also auch die Curven kürzer. Man sieht an der Aufstosscurve rechts den Zeitpunkt des Anfanges markirt, d. h. den Stoss, welchen die aus dem Magen aufsteigende Gasblase auf den Ballon im zweiten Oesophagusabschnitte ausübte; einige (3 bis 4) Secundenmarken entfernt verläuft links die Marke der Contraction des betreffenden Abschnittes.

Wenn der Ballon in einer etwas höheren Stelle des Oesophagus lag, so war die Contractionsmarke der Aufstossmarke näher; wenn der Ballon in einer tieferen Stelle des Oesophagus lag, waren die Marken weitergerückt: zum Beweis, dass die Fortpflanzung der Contraction von oben nach unten verlief. Die Contractionsmarken in Folge des Auf-

[1]) Müller's Arch. 1841 S. 332.

stossens entsprachen in jedem Abschnitte den in Folge eines Schluckes auftretenden.

Auch bei Hunden mit freigelegtem Oesophagus war diese Thatsache zu constatiren. Wenn man durch Reizung der Nervi laryngei superiores sehr viele Schlucke ausgelöst hat, so wird der Magen dieser Thiere bald so sehr mit Luft überfüllt, dass die geringste Bewegung ausreicht, Luft aus dem Magen in den Oesophagus austreten zu lassen. Man sieht dann, wie auf jeden Austrieb von Luft eine Contractionswelle durch den ganzen Oesophagus von oben nach unten abläuft, ohne dass dabei die leiseste Andeutung eines Schluckes wahrzunehmen wäre.

Das Aufstossen selbst geschieht ohne Bewegung des Oesophagus, d. h. ohne Antiperistaltik, die Nachbewegung ist eine partielle Schluckbewegung, demnach peristalisch.

Wir haben also auch auf Grund unserer Erfahrung übereinstimmend mit Wild[1]) und Mosso[2]) niemals antiperistalische Bewegung am Oesophagus wahrnehmen können. Auch beim Erbrechen haben Wild und Mellinger[3]) keine Antiperistaltik am Oesophagus beobachtet. Von Rühle wird ebenfalls angegeben, dass er die Antiperistaltik des Oesophagus entschieden läugne. Doch habe ich in seiner wichtigen Abhandlung[4]) keineswegs so ablehnende Aeusserungen in dieser Hinsicht gefunden. Rühle sagt (S. 62) „Dass die untere Hälfte der Speiseröhre auf sehr geringen mechanischen Reiz sich schnell an der gereizten Stelle zusammenzieht und gleich wieder erschlafft (wovon ich mich oft genug überzeugt habe), macht es sehr wahrscheinlich, dass auch durch die in den (soll wohl heissen, „aus dem“ Ref.) Magen hineingelangenden Stoffe Zusammenziehungen erregt werden, welche, zuerst am Kardiaende auftretend, durch ihr Fortschreiten nach oben zur Beförderung der zu erbrechenden Stoffe beitragen.“

„Das die Herausbeförderung der Stoffe von ihrem Eintritt in die Speiseröhre bis in den Schlund lediglich durch Contractionen der

[1]) Ueber die peristaltische Bewegung d. Oesophagus u. s. w. Henle u. Pfeuffer V. Bd. 76.
[2]) l. c. p. 10.
[3]) Pflüger's Arch. Bd. 24. S. 244.
[4]) Der Antheil des Magens beim Mechanismus des Erbrechens mit einem Anhange über den Antheil der Speiseröhre. Traube's Beiträge zur experimentellen Pathologie und Physiologie. Heft 1, 1846. S. 1.

Speiseröhre geschehe, ist schon aus der Grösse des auf den Magen wirkenden Druckes als unwahrscheinlich anzusehen, und diese Unwahrscheinlichkeit wird durch die Thatsache, dass Hunde, denen die Vagi am Halse durchschnitten sind, durch welche Operation nach Dupuy u. A. auch die Speiseröhre gelähmt wird, gewöhnlich häufig erbrechen, noch grösser.“ —

Hierauf erzählt Rühle einen Versuch, in welchem er an der Kardia eine Ligatur angelegt und hiernach eingegossenes Wasser bei Brechbewegung nicht hat herausbefördern sehen, obwohl der unterste Oesophagusabschnitt sichtlich contrahirt wurde.

Rühle schliesst: „Es müssen also die Contractionen der Speiseröhre, wenn sie immer so, wie Budge sie beschreibt, beim Brechact stattfinden, die Herausbeförderung der Stoffe durch Druck unterstützen. Wie gross aber diese Unterstützung sei, darüber wissen wir noch nichts Zuverläsiges.“

Weiter war auch Budge[1]) in seinen Behauptungen nicht gegangen. In der Beschreibung seines Versuches XII erzählt er zuerst, wie er die Brusthöhle eröffnet (ohne künstliche Athmung einzuleiten) um den Oesophagus zu beobachten, dann in der Bauchhöhle den Pylorus unterbindet und Erbrechen verursacht. Hierauf berichtet er in folgenden Worten weiter: „Die ganze Speiseröhre verlor ihre Contraction, als eben der Magen die stärkste Ausdehnung und Spannung gezeigt hatte; zog sich aber sogleich wieder über dem Zwerchfell zusammen, und so stark, dass sich die Stelle über diesem wurstförmig auftrieb. So ging es immer weiter, eine Auftreibung folgte der andern bis zum Schlunde hin. — Besonders deutlich aber konnte ich diesen Process mit ansehen, wenn ich, statt Flüssigkeit einzugiessen den Pylorustheil mehr oder minder stark drückte. Hierauf drangen die Stoffe bald höher, bald minder hoch hinauf.“

Rühle hat auch den bedeutsamen Nachweis geführt, „dass der Widerstand, welcher im normalen Zustande durch die Kardia dem Eintritt von Stoffen aus dem Magen in die Speiseröhre geleistet wird, im Augenblick des Erbrechens spontan nachlässt. Wobei jedoch noch unentschieden bleibt, ob derselbe durch Erschlaffung der kreisförmigen an der Kardia befindlichen Fasern verschwindet, oder da-

[1]) Die Lehre vom Erbrechen. Bonn 1840, S. 54.

durch, dass eine starke Contraction der ebenfalls vorhandenen Längsfasern die der Querfasern überwindet und so den von ihnen gebildeten Verschluss aufhebt“ [1]).

Die bisherige Beschreibung gilt für die Vorgänge bei einem gesonderten Schlucke.

Wir haben gesehen, dass binnen weniger als 0,1 Secunden der Hauptschluckact vollendet sein kann und jedenfalls in der Norm der Schluck vom Munde bis zur Kardia gefördert ist. Wie oben angeführt, verfliessen zwischen dem Schluckbeginne und dem Anfange der Contractionen der Constrictoren beim Menschen (Meltzer) 0,3″. Dann aber schliessen sich nacheinander die Abschnitte des Schluckcanales derart, dass die Contraction des nächsten Abschnittes beginnt, bevor diejenige des vorhergehenden beendigt ist, wie dies ein Blick auf die Reihe der Figuren 9—19 der Tafel lehrt. Es lag nun die Frage nahe: was geschieht, wenn man dem ersten Schlucke einen zweiten folgen lässt, bevor der Oesophagus wieder geöffnet ist. Wird dann die zweite Schluckmasse durch die geschnürten Stellen hindurchgespritzt, oder bleibt sie über der contrahirten Stelle ebenso liegen, wie beim einzelnen Schlucke über der contrahirten Kardia?

Auf unsere Frage erhielten wir eine überraschende Antwort, welche uns ein neues Gesichtsfeld eröffnete.

Wir haben den thatsächlichen Befund in folgendem Satze zusammengefasst: Wenn der Ballon im ersten Oesophagusabschnitte lag und man zwei oder mehrere Schlucke in Intervallen folgen liess, die kleiner als 1,2″ waren, so erschien die Contractionsmarke erst nach dem letzten Schlucke. Wenn der Ballon im mittleren Abschnitte lag, so konnte man die Schluckintervalle bis zu 3″ anwachsen lassen, ohne vor dem letzten Schlucke eine Contractionsmarke zu erhalten; vom dritten Abschnitte aus konnten die Schlucke sogar in Intervallen von 5—6″ erfolgen, ohne eine Contractionsmarke vor dem letzten Schlucke auszulösen.

Durch die Figuren 20 bis 26 wird dieses Verhalten illustrirt. Eigur 20 giebt die Schluckcurve wieder, welche vermittelst eines Ballon im ersten Oesophagusabschnitte (4 cm vom Anfange) aufgezeich-

[2]) l. c. p. 55.

net wurde; die Contraction des beobachteten (ersten) Oesophagusabschnittes fängt erst ungefähr 1,2″ nach dem Schluckbeginne an. Figur 21 ist durch eine Reihe von 6 Schlucken gewonnen, welche einander in Intervallen von etwa 1 Secunde folgen. Diesen 6 Schluckzeichen folgt nur eine Contractionswelle, und zwar in etwa analoger Weise nach dem letzten Schlucke, wie wenn die früheren überhaupt nicht ausgeführt worden wären. Ganz ähnlichen Vergleich bieten die beiden Figuren 23 und 24, welche von einem Ballon im zweiten Oesophagusabschnitte (12 cm vom Oesophagusanfange) aufgenommen sind. Der einfache Schluck veranlasst fast 3″ nach dem Schluckbeginn die zweite (Oesophagus) Marke. Als 6 Schlucke in Pausen von etwa 1 Secunde ausgeführt wurden, folgte ebenfalls nur eine Contractionsmarke und zwar etwa 4″ nach Beginn des letzten Schlucks. Als 8 Schlucke in Intervallen von je 1″ getrunken wurden, folgte die Contractionswelle dem letzten Schlucke erst nach fast 6″ Latenz. Aus solchen oft bestätigten Befunden haben wir gefolgert:

Mit jeder Erregung zur Bewegung des ersten Abschnittes der Schluckbahn (besonders der Mylohyoideus-Gruppe) wird eine Hemmung der tieferen Abschnitte eingeleitet.

Da nach der schon (S. 37) erwähnten Entdeckung von Mosso der Ablauf der peristaltischen Bewegung ungehindert bleibt, auch wenn ringförmige lange Stücke aus dem Oesophagus ausgeschnitten worden sind, so muss diese Hemmung im nervösen Centrum angreifen.

Hierfür ist auch ein Beweis gegeben in den hemmenden Erregungen, welche auf Centren in der Medulla oblongata, die dem Schluckcentrum benachbart sind, während des Trinkens ausgeübt werden. So ist z. B. während des Hauptschluckactes der Tonus des Herzvagus herabgesetzt, was sich durch Beschleunigung des Pulses geltend macht. Wenn man mehrere Male schnell nacheinander schluckt, so steigt die Pulsfrequenz beträchtlich, zugleich sinkt die Anregung zur Athmung — das Athembedürfniss —; ebenso nimmt der Tonus des Gefässnervencentrum ab[1]) und auch andere Centren wie z. B. das Erectionscentrum und das Centrum für die Uterusbewegungen werden hemmend beeinflusst. Dieses wichtige Gebiet hat Meltzer[2]) weiter erschlossen.

[1]) Diese Ergebnisse sind von uns schon im Oct. 1881 in den „Proceedings of the Royal Society in London" veröffentlicht worden.

[2]) S. Meltzer, Die Irradiationen des Schluckcentrum und ihre allge-

Da nun die Contraction jedes Oesophagusabschnittes noch kurz vor ihrem Beginne durch einen neuen Schluck gehemmt werden kann, so mussten wir schliessen, dass die Hemmungen auf directeren Wegen als die Erregungen geleitet werden.

Wie oben gezeigt worden, ist die Pause zwischen dem letzten Schlucke und der Oesophagus-Contraction um so länger, je grösser die Anzahl vorangehender Schlucke war. Die Dauer der Contractionsmarke wird hierdurch nicht beeinflusst. Dieser Vorgang macht den Eindruck, als ob durch die wiederholten Hemmungen die Leitung der Erregung verzögert werde. Ob diese Verzögerung dadurch zu Stande kommt, dass starke centrale Hemmungen langsamer ablaufen als schwache, ähnlich wie dies Setschenow nach chemischer Reizung der Vierhügel gesehen, oder ob, wie Cyon meint, die Verzögerung durch Vergrössern der Widerstände verursacht wird, bleibt unentschieden.

Wenn man einen zweiten Schluck macht, während die dem ersten folgende Contraction in dem beobachteten Oesophagusabschnitte bereits begonnen hat, so wird diese Contraction nicht mehr aufgehoben, nur manchmal etwas verkürzt, und es beginnt die dem zweiten Schlucke entsprechende Oesophaguscontraction ebenso spät, wie wenn das zweite Schlucken erst nach Beendigung der ersten Oesophaguscontraction erfolgt wäre.

Fig. 26 zeigt solchen Fall. Als 3 Secunden nach dem Schluckanfange die Contraction des zweiten Oesophagusabschnittes begann, wurde ein zweiter Schluck eingeleitet, dessenungeachtet die Contraction regulär verlief. 4 Secunden nach dem Ende dieser Zusammenziehung folgte eine zweite. Fig. 27 illustrirt ein ähnliches Verhältniss am ersten Oesophagusabschnitte. Es ist natürlich anzunehmen, dass in solchem Falle die Contraction der tieferen Abschnitte, welche noch nicht in Action getreten waren, durch den zweiten Schluck gehemmt wurde.

Bisher haben wir gesehen, dass durch die eigenthümliche Hemmung, welche der Druck auf die Peristaltik übt, die Bahn für mehrere aufeinanderfolgende Schlucke frei gehalten wird. Wir haben aber auch bemerkt, dass die schon begonnene Peristaltik nicht mehr aufgehoben werden kann. Wie muss die Schluckfolge sein, welche den

meine Bedeutung, du Bois-Reymond's Archiv f. Physiologie 1883. S. 210ff. (Dissertation).

ganzen Oesophagus offen hält? Selbstverständlich werden bei dem Menschen Schlucke die in einem Intervalle folgen, das kleiner als 1,2″ ist, schon die Peristaltik des ersten Abschnittes und somit auch der übrigen Abschnitte des Oesophagus aufheben; nur die Contraction der Pharynxmusculatur bleibt ungehemmt. Bei allen Schluckintervallen, welche grösser sind, muss der zweite wie die folgenden Schlucke irgend einen oder zwei Abschnitte des Oesophagus contrahirt finden. Bleibt der Schluck in diesem Falle dort liegen? Wenn man den Ballon z. B. im zweiten Oesophagusabschnitte liegen hat und zu einer Zeit schluckt, wo von einem vorangegangenen Schlucke her der erste Abschnitt contrahirt ist, so sieht man dessenungeachtet vom Ballon ein Schluckzeichen markiren (Fig. 26). Dasselbe geschieht wenn der Ballon im dritten Abschnitte gelagert ist. — Hierdurch ist bewiesen, dass der Schluck durch die contrahirten Stellen nicht festgehalten wird. Es vermag also die Musculatur, welche dem Hauptschluckacte vorsteht, die Schluckflüssigkeit auch durch die contrahirten ersten beiden Oesophagusabschnitte hindurch zu spritzen, wobei vermuthlich die Mm. geniohyoidei begünstigend mitwirken, indem sie wie oben erwähnt, den Oesophagus mechanisch dilatiren. Dass durch die contrahirte Kardia nicht gespritzt wird, rührt wahrscheinlich davon her: einerseits, dass hier die unterstützende mechanische Dilatation fehlt, sodann dass die Wurfkraft im engen dritten Abschnitte des Oesophagus bedeutend herabgesetzt ist, endlich weil die tonisirte Kardia grösseren Widerstand leistet, als ein contrahirter Oesophagustheil. Wir können uns aber auch wohl vorstellen, dass bei geringer Wurfkraft die Schluckmasse garnicht den dritten Abschnitt erreicht, sondern schon innerhalb des zweiten Abschnittes liegen bleibt. In solchem Falle treibt erst die Peristaltik dieses Abschnittes, welche 3″—4″ nach dem Schlucke eintritt, das Aufgenommene weiter — unter Umständen nun ohne Aufenthalt in den Magen. Wirklich hört man zuweilen bei schwächlichen Individuen, wenn man dieselben, während sie schlucken in der Herzgrube auscultirt, schon 3″—4″ nach dem Schluckanfange ein Geräusch, welches als ein Mitteldieng zwischen Durchspritz- und Durchpressgeräusch aufzufassen ist.

Die Erscheinungen der Hemmung haben wir auch bei Hunden, deren Oesophagus wir freigelegt hatten, constatiren können und ebenso bei Kaninchen, bei welchen zumal die Kardia in hohem Grade entwickelt und thätig ist. Wenn man diese Thiere häufig schlucken lässt: in Pausen, die kürzer sind, als das Intervall vom Schluckbeginn bis zur ersten Kardiacontraction (beim Kaninchen 2″), so erfolgt die Contraction der Kardia nur nach dem letzten Schlucke. Eine bereits begonnene Contraction kann nicht mehr aufgehoben werden; sie erscheint jedoch ein wenig abgekürzt. Wenn man die Kardia genau beobachtet, so sieht man, wie sie mit jedem Schlucke sich ein wenig erweitert. Die Kardiacontraction, welche einer Reihe von Schlucken folgt, ist viel intensiver und dauert länger, als die Contraction nach einem Schlucke.

Auch die Auscultation der Schluckgeräusche am Menschen liess erkennen, dass die Kardia lähmende Wirkung der Schlucke mit deren Anzahl wuchs; es traten mit der zunehmenden Zahl der Schlucke immer deutlicher die Durchspritzgeräusche auf: auch da, wo sie bei Einzelschlucken fehlten, wahrscheinlich weil die Kardia durch summirte Hemmungen immer weiter wurde. Es geschah aber auch oft, dass man keine Durchspritzgeräusche (in Folge des ersten Schluckimpulses) hörte, sondern nur ein Durchpressgeräusch (in Folge der Contraction des letzten Oesophagusabschnittes) 6″—7″ nach dem letzten Schlucke. Dieses Durchpressgeräusch fiel bis zum letzten Schlucke wahrscheinlich darum aus, weil die Kardia während der schnell folgenden Schlucke offen blieb, aber die Schluckintervalle doch nicht so klein waren, dass nicht der eine oder der andere Oesophagusabschnitt sich zusammenzuziehen Zeit gefunden hätte. Hierdurch wurde die gespritzte Masse aufgehalten und sickerte beim nächsten Impulse in den offenen Magen. Erst nach dem letzten Schlucke verschwinden die Hemmungen. Die Kardia schliesst sich tonisch und durch sie presst nun (6″—7″ nach dem Beginne des letzten Schlucks) der sich contrahirende dritte Oesophagusabschnitt die noch zurück gebliebenen Schluckmassen in den Magen. Es kommt aber auch vor, dass man nach wiederholten Schlucken gar kein Geräusch hört. Dann ist vermuthlich die Kardia zu schwach gespannt, um beim Durchpressen der Schluckmassen in hörbare Schwingungen zu gerathen.

Nach diesen Betrachtungen, welche sich übrigens schon in unserer Schluckarbeit vom October vergangenen Jahres und auch im Wesentlichen in Meltzer's erster Mittheilung im Centralblatte für die med. Wissenschaften 1883 No. 1 fanden, sind wohl Herrn A.

Ewald's Bedenken[1]) gegen unsere Deutung der Schluckgeräusche als gegenstandslos zu betrachten.

Auf folgende oft zu beobachtende Abweichung von dem normalen Schluckverlaufe möchte ich noch hinweisen: — Herr Meltzer fand, wenn er seine Oesophaguskapsel schreiben liess, während er kohlensäurenreiche Getränke genoss, dass dann oft schon nach dem vierten Schlucke eine langanhaltende Contraction des Oesophagus entstand und dass dieser Krampf durch frequente Schlucke nicht gehemmt werden konnte. In unseren geselligen Kreisen erzählte mir ein Herr, dass er beim Genuss von Gefrorenem fühle, wie die Speiseröhre sich zusammenschnüre, so dass er einige Minuten lang nicht gut schlucken könne. In diesen Fällen haben wir es höchst wahrscheinlich mit Zusammenziehungen der Speiseröhre zu thun, welche durch directe Reizung hervorgerufen werden und daher vom Centrum aus nicht gehemmt werden können, ebenso wie ein Herz auf directe Berührung sich contrahirt, wenn auch während dessen seine Vagi durch stärkste elektrische Schläge gereizt werden.

Was ich hisher angeführt habe, dürfte genügen, Ihnen eine Vorstellung vom Mechanismus der Schluckbewegung zu geben, wie wir dieselbe erkannt haben. Diese Vorstellung ist zum grossen Theil von uns experimentell begründet worden. In diesen Tagen hat Herr Professor Arloing in Lyon an verschiedenen Orten[2]) nachzuweisen versucht, dass er einige wesentliche Thatsachen, welche unserer neuen Lehre zu Grunde liegen, vor uns gefunden habe. Herr Arloing wurde erst durch die in der Semaine médicale wiedergegebene oben erwähnte Discussion über Schluckgeräusche in der med. Gesellschaft auf unsere seit länger als 3 Jahre veröffentlichen Untersuchungen über Schluckbewegung aufmerksam und schreibt in seiner an die Semaine médicale (p. 15) gerichteten Prioritäts-Reclamation: „Le fait principale, sur lequel ces auteurs (Kronecker et Meltzer) appellent l'attention est la suppression du mouvement péristaltique de l'oesophage pendant certaines déglutitions. J'ai démontré en me basant sur des expériences, que, chez les animaux solipèdes, l'oesophage devient inerte pendant les déglutitions associées d'aliments liquides ou

[1]) Vgl. Berl. klin. Wochenschrift 1883 No. 51 und 1884 No. 3.
[2]) Société de Biologie à Paris. 29. Dec. 1883. Semaine médicale 1884 pag. 15 u. pag. 98. Gaz. hebdomad. 1884 No. 5.

de boissons. J'ai même indiqué que le relâchement des parois oesophagiennes est tel, dans la portion thoracique, que la pression qui s'exerce au début, sur une ampoule engagée dans le conduit diminue peu à peu au fur et à mesure de l'ingestion des boissons. Quant aux contractions péristaltiques elles reparaissent à la fin pour vider les premières voies des gouttes ou parcelles liquides qu'elles ont pu retenir."

Ich habe Herrn Arloing am 1. Februar in der Sitzung der hiesigen physiologischen Gesellschaft geantwortet. Hierüber berichtete der „Semaine médicale" Herr Stabsarzt Villaret, welcher durch seine Mitarbeiterschaft an der genannten verbreiteten Zeitschrift sich das grosse Verdienst erworben hat, die Fortschritte der Medicin in Deutschland den französischen Aerzten zugänglich zu machen. In diesem authentischen Berichte bemerkte ich (p. 65):

Ich will sogleich vorausschicken, dass das von Herrn Arloing beobachtete Phänomen, auf dessen Beschreibung er seinen Prioritätsanspruch gründet, in der That ähnlich ist demjenigen, von welchem wir bei dem zweiten Theile unserer Untersuchungen ausgegangen sind. — Herr Arloing hat, was ich ausdrücklich zugebe, vor uns gesehen, dass der Oesophagus während wiederholter Schlucke unthätig bleibt, aber er hat diesen Vorgang, wie den ganzen Schluckmechanismus falsch verstanden. Die von ihm geübte graphische Methode hat ihm keine Resultate gebracht. Er hat gut geschrieben aber nicht richtig gelesen. Darum hat kein späterer Autor auf diese seine Versuche Gewicht gelegt. Auch seine Landsleute bemerkten seine Entdeckung nicht. Duval erwähnt in seinem Lehrbuche der Physiologie [1]) die erste Mittheilung von Arloing [2]), aber nicht das jetzt hervorgehobene Resultat. Eben so wenig erwähnt Ranvier [3]) in seiner „Revue historique" der Arbeiten über die Oesophagusbewegung Hrn. Arloing, dessen Thèse 1877 in Paris erschienen ist und sagt dazu ausdrücklich: „Les travaux de Volkmann, de Wild et de Mosso sont les seuls que je connaisse sur le sujet qui m'occupe en ce moment." Die Fachgenossen des Herrn Arloing konnten seine Beobachtungen nicht würdigen, weil er sie selbst weder erklärt noch verstanden hat. Es dürfte Ihnen, meine Herren interessant sein, bei dieser Gelegen-

[1]) Cours de physiologie. Paris 1883. p. 295.

[2]) Application de la méthode graphique à l'étude de quelques points de la déglutition. Compt. rend. de l'acad. des sciences Nov. 1874.

[3]) Leçons de l'Anatomie générale. 1880. p. 336—418.

heit einen ganz ähnlichen freilich viel bedeutsameren Vorgang in Ihr Gedächtniss zurückzurufen:

Im Jahre 1838 schreibt Volkmann in seiner sorgfältigen Arbeit:[1]) „Von dem Baue und der Verrichtung der Kopfnerven des Frosches“ „Nichts ist wunderbarer als der Einfluss des Vagus auf die Herzbewegung“ . . . „Das Herz zeigte 20 regelmässige Pulsationen in der Minute. Nachdem der Vagus gereizt worden war, zeigten sich in der zweiten Minute vier kaum merkbare Contractionen in den gewöhnlichen Intervallen, dann stand das Herz 1½ Minuten lang vollkommen still, worauf eine einzelne kleine Contraction erfolgte. Der galvanische Reiz wurde jetzt entfernt und nun ergaben sich 26 grosse und regelmässige Contractionen in der Minute.“ — 7 Jahre später haben E. H. Weber und Eduard Weber durch den Nachweis, dass der Vagus ein Hemmungsnerv des Herzens ist, eine neue Aera in der Physiologie eröffnet.

Niemals ist es Volkmann eingefallen, den Gebrüdern Weber gegenüber seine Priorität in dieser fundamentalen Frage geltend zu machen. Volkmann wusste, dass er die Entdeckung nicht gemacht hat, weil er das Phänomen, welches er beobachtete, nicht verstanden hat.

Herr Arloing hat sein erstes Aperçu vom Jahre 1875 nicht weiter verfolgt, sondern giebt es in seiner systematischen Abhandlung in genau der gleichen aphoristischen Form. Er statuirt einen fundamentalen Unterschied zwischen einzelnen Schlucken und associirten Schlucken, ohne ein Wort zu sagen, wie schnell die Schlucke auf einander folgen müssen, damit sie als associirte zu betrachten seien. Er überzeugt sich gar nicht davon, ob bei seinen associirten Schlucken der ganze Oesophagus oder nur ein Theil desselben unthätig gewesen ist. Er sieht jeder Reihe von associirten Schlucken eine Peristaltik des Oesophagus folgen und sagt „quand l'animal, cessant de boire, exécute une déglutition isolée, on voit la tunique charnue se gonfler très manifestement.“ An eine mit den Schluckantrieben gleichzeitig beginnende Hemmungswirkung, wie wir sie bewiesen haben, hat Herr Arloing nicht entfernt gedacht. Er sagt in seiner letzten Publication[2]) (1881) „La cause qui entraine l'inertie de la partie rouge de l'oesophage impose à la partie blanche de ce conduit (quand

[1]) J. Müller's Archiv 1838, S. 87 u. 88.
[2]) Article Déglutition l. c. p. 261.

celle ci existe manifestement une modification fort remarquable sur la nature de laquelle nous ne saurions rien affirmer pour le moment[1]). Mais nous avons parfaitement constaté que cette partie se dilate en dehors de l'action du thorax, de manière à donner un facile écoulement au liquide qui a été injecté dans la partie lâche et extensible de l'oesophage. Cette dilatation active (!) s'établit peu à peu au fur et à mésure que le sujet prend ses boissons. Elle disparaît graduellement et se termine par une série de contractions plus ou moins énergiques, quand l'animal cesse de boire."

Jedenfalls kann über die Priorität der Schlucklehre, wie wir sie aufgestellt haben, kein Zweifel entstehen. Herr Arloing betrachtet als Beförderungsmittel des einzelnen Bissens oder Schluckes nach einander die an der Schluckbahn liegenden Muskelkräfte, ähnlich wie dies seine Vorgänger gethan haben. Neben diesen „mechanischen" Hilfsmitteln nimmt er (wie wir oben (S. 2) ausgeführt haben) noch ein „physisches" an: eine Aspiration (wie Hippokrates). Bei associirten Schlucken, „ce n'est pas sous l'influence de l'onde peristaltique oesophagienne mais sous l'influence du pharynx qui par ses contractions injecte (les gorgées de liquide) dans l'oesophage. Le pharynx joue le rôle principal." [2])

Wir haben gezeigt, dass bei jedem Schlucke, sei derselbe einzeln oder in einer Reihe schnell folgender, die Muskelgruppe der Mylohyoidei als Hauptmotor fungirt, dass der Schluck an der Kardia anlangt, bevor auch nur die Pharynxmuscultur, geschweige denn der Oesophagusschlauch sich contrahiren konnte, dass man die Pharynxmusculatur durchschneiden konnte, ohne dass den operirten Hunden das Schlucken unmöglich geworden wäre.

Die Hemmung der Oesophaguscontraction, die mit jedem neuen Schlucke neu ausgelösst wird, mindert nur die Widerstände auf der Schluckbahn.

Sie sehen meine Herren, der Schluckmechanismus ist in seinen Grundzügen ziemlich einfach. Die nervösen Einrichtungen aber, welche die Bewegungen auslösen und rechtzeitig hemmen sind sehr complicirt und das Studium derselben ist von uns noch nicht abgeschlossen.

[1]) Während der letzten 10 Jahre.
[2]) Déglutition p. 261.

Erklärung der Tafel.

Die Curven sind durch Schluckbewegungen entstanden, welche von dem Schlundkopfe und der Speiseröhre eines Menschen (S. Meltzer) ausgeführt worden während Luftkapseln die Bewegung auf den rotirenden Cylindermantel eines Kymographion übertragen haben.

Die Curven sind von rechts nach links zu lesen. Die Zackenlinieu unter bez. zwischen d en Curven markiren Secunden.

I. Doppelcurven von zwei Ballons registrirt.

Fig. 1. Die obere Curve rührt vom Ballon im Pharynx her, die untere vom Oesophagus 4 cm unterhalb seines Einganges (am Schlunde). Es ist nur sehr kleine Masse (Speichel) geschluckt. Man bemerkt die erste Schluckmarke und Pharynxcontractionsmarke getrennt. In der unteren Curve fehlt die Anfangsmarke, weil die sehr kleine Schluckmasse den Ballon nicht comprimirt.

Fig. 2. Versuch wie bei Fig. 1 nur ist mehr Wasser geschluckt, daher die Schluckmarke an der unteren (Oesophagus) Curve grösser.

Fig. 3. Sehr grosser Wasserschluck unter gleichen Bedingungen wie zuvor.

Fig. 4. Zwei Ballons registriren gleichzeitig. Obere Curve vom Pharynx, untere vom Oesophagus 12 cm vom Eingange. Kleiner Schluck.

Fig. 5. Wie Fig. 4, doch grosser Schluck.

Eig. 6. Obere Curve vom Pharynx, untere vom Oesophagus 16 cm vom Eingange.

Fig. 7. Breiige Masse geschluckt. Obere Curve vom Pharynx, untere vom Oesophagus 12 cm vom Eingange. Die zweite Marke der unteren Curve rührt von Resten her, welche der Pharynx nachschleudert.

Fig. 8. Wie Fig. 7, nur untere Curve von tieferem Oesophagusabschnitte (14 cm vom Eingange) geschrieben.

Einfache Curven von einem Ballon registrirt.

Figg. 9—19. Schluckmarken und Contractionsmarken von den drei verschiedenen Abschnitten 2 cm bis 22 cm vom Eingange des Oesophagus aus, mittels eines Beutels registrirt.

Fig. 20. Ein Schluck (Wasser) vom ersten Abschnitte (4 cm vom Eingange) des Oesophagus registrirt. Der Kymographioncylinder rotirt langsam.

Fig. 21. Wie Fig. 20, doch mehrere Schlucke schnell hintereinander. Die Contractionsmarke kommt erst nach der letzten (sechsten) Schluckmarke.

Fig. 22. Wie Fig. 21. Der zweite Schluck wird erst gemacht, als die erste Contractionsmarke schon begonnen.

Fig. 23. Einfacher Schluck vom zweiten Oesophagusabschnitte (12 cm) registrirt.

Fig. 24. Mehrfache Schlucke vom zweiten Oesophagusabschnitte.

Fig. 25. Viele Schlucke vom zweiten Oesophagusabschnitte.

Fig. 26. Zwei Schlucke vom zweiten Oesophagusabschnitte, wobei der zweite Schluck erst nach dem Eintritt der ersten Contraction beginnt.

Fig. 27. Bewegungen im zweiten Oesophagusabschnitte beim Aufstossen.

II.

Ueber die Entstehung krankhafter Geschwülste.

Von

Dr. Paul Grawitz.

(Sitzung der Gesellschaft für Heilkunde zu Berlin am 29. Januar 1884.)

Meine Herren. Wenn ich ein so umfassendes, überaus schwieriges, in so vielen Punkten noch unaufgeklärtes Gebiet der Pathologie, wie es die Entstehungsgeschichte der Geschwülste ist, zum Gegenstande eines Vortrags wähle, dessen wesentlicher Zweck Orientirung der practischen Collegen sein soll, so darf ich weder den Anspruch erheben, etwas Vollständiges oder Abgeschlossenes zu bringen, noch darf ich unter Voraussetzung der specielleren Literatur allzu tief auf die Erörterung einzelner Fragen eingehen. Ein Vortrag dieser Art kann nur einen Ueberblick gewähren, ein Bild im Lichte der gerade herrschenden Auffassung, und ich werde mich bemühen, dies Bild so zu malen, wie es Lessing im Laokoon verlangt, dass es dem Beschauer einzelne Momente deutlich darstellt, und ihm im Uebrigen einen möglichst grossen Spielraum zum eigenen Denken überlässt.

Sie wissen, m. H., dass das Gebiet der Geschwülste bis heute noch nicht fest abgegrenzt ist, dass eine genaue und erschöpfende Definition des Begriffes Geschwulst überhaupt nicht wohl zu geben ist, und dass jeder Autor nach seiner Weise denselben innerhalb eines grossen Spielraums weiter oder enger fassen kann. Dieser Unsicherheit gegenüber ist es gewiss eine merkwürdige Erscheinung, dass zu allen Zeiten über die Entstehung der Geschwülste Deutungen und Theorien aufgestellt worden sind, welche die Geschwülste stillschweigend als einheitliche Gruppe krankhafter Bildung betrachteten, und demnach einen einzigen gemeinsamen ursächlichen Factor zur Erklärung aller der verschiedenen Tumoren für ausreichend hielten. Ich verweise Sie bezüglich der älteren Theorien, welche die Geschwülste als fremdartige Gebilde als sui generis, als Parasiten betrachteten, oder sie auf allgemeine Dyskrasien bezogen, oder sie einfach als Inflammationes auffasten, auf die Darstellung in Virchow's Geschwulstwerk. Dieses Werk bildet den hervorragendsten Markstein auf dem Wege der Geschwulstkenntniss im Allgemeinen und der Entstehungsursachen im Besonderen. Sie finden hier zum ersten Male allen voraufgegangenen Theorien Rechnung getragen. Sowohl die dyskrasische Grundlage, wie die örtliche Prädisposition wird unter den Ursachen aufgeführt, die causae proximae, Traumen und Läsionen kommen ebenso zu ihrem Rechte, wie die Inflammationes von Broussais, und Reize nervöser Art, aber der wesentliche Fortschritt, der Virchow's Werk weit über Alles hinaushebt, was je über diesen Gegenstand geschrieben worden ist, beruht in der kritischen und objectiven Behandlung jedes einzelnen Falles, beruht darin, dass er zwar eine Fülle von Theorien anerkennt, aber keine einzige als dominirende über die andere erhebt, und als Universaltheorie zur Erklärung aller Geschwülste ausruft.

Wer die Ansichten Virchow's über die Ursachen von Geschwulstbildungen aus seinem Werke studiren will, der wird vergebens am Anfang oder Ende nach einem Glaubensbekenntnisse suchen, oder nach einem Recept, nach welchem wohl oder übel die Tumoren entstehen müssen, sondern er wird bei jedem einzelnen Capitel mehrfache Möglichkeiten erwogen finden, und in jedem Falle aufs Schärfste die Grenze gezogen sehen, zwischen dem, was der Autor als feststehend betrachtet, und dem, was er als mehr oder weniger wahrscheinlich der Speculation offen lässt. — Man wird hier einwerfen, dass gerade Virchow die Grenzen der Geschwülste sehr weit gesteckt hat, und dass sein Werk, das an dem Wendepunkt zwischen der älteren humoralen und der neuen Medicin steht, nothwendig auch solchen Tumores und solchen Ideen Rechnung tragen musste, über welche wir Jüngeren die geklärten Anschauungen schon von unsern

Lehrern überkommen haben. Man wird es also für weniger verdienstlich halten, dass Virchow für die Syphilis andere Ursachen als für die Sarcome, für die Cysten, Hydrocelen etc., andere als für Fibrome und Myome aufführt, allein, wenn man das Gebiet auch noch so sehr einengt, wenn man nicht nur, wie Lücke, die hydropischen Geschwülste und ähnliche Capitel kürzt, sondern so streng wie Klebs, Cohnheim u. A. alle diejenigen Gewebsneubildungen ausmerzt, deren Ursachen in übertragbarem Virus bestehen oder doch mit Wahrscheinlichkeit zu vermuthen sind (Tuberkeln, Syphilis, Lupus, Rotz), so bleiben dennoch die grossen Capitel der Neoplasmen im engsten Sinne übrig, welche derart im Einzelnen, man möchte sagen als Individuum gewürdigt werden, dass Virchow nicht einmal über die Pathogenese der Lipome ein einziges für jede Fettgeschwulst gültiges Urtheil abzugeben vermag.

Diese Methode, m. H., ist das bleibende Werthvolle an der Onkologie, und ich muss hierauf einen doppelten Nachdruck legen, einmal, weil die neueren Abhandlungen auf diesem Gebiete allesammt auf dem Werke Virchow's fussen, und jede neue und davon abweichende Mittheilung sich leicht den Anschein giebt, oder dem ferner stehenden Leser leicht den Eindruck macht, als sei die ganze Lehre erschüttert; zum Zweiten aber deshalb, weil selbst eingeweihte Autoren, wie mein Freund Formad in Philadelphia, die Sache so darstellen, als liesse sich der Standpunkt, den Virchow zur Aetiologie der Geschwulst einnimmt, ebenso mit drei Worten, z. B. „Prädisposition und Entzündungstheorie“ formuliren, wie ihr eigener.

In der langen Zeit nun, welche seit dem Erscheinen von Virchow's Werk verflossen ist, ist keine ähnliche zusammenfassende Arbeit über Geschwülste geschrieben worden, und keiner der späteren Autoren hat für die Pathogenese der Tumoren neue Gesichtspunkte gewonnen, welche nicht in dem einen oder andern Abschnitte bei Virchow bereits erwähnt und gewürdigt worden wären. Das Eigenartige einzelner der neueren Arbeiten beruht wesentlich in der einseitigen Hervorkehrung und Generalisirung eines Factors, welcher seit langer Zeit bekannt und in der Discussion gewürdigt ist, dem aber auf einmal eine Wichtigkeit beigelegt wird, dass alle andern, vielleicht ebenso oft zutreffenden und ebenso bedeutenden Factoren neben ihm vollständig verschwinden müssen.

Am nächsten steht der Lehre Virchow's die Auffassung, welche Formad und sein Schüler Henry Wile vertreten, wenngleich ihre Schlussfolgerung, dass alle Tumoren entzündlichen Ursprungs seien, auf den ersten Blick etwas radikal erscheinen mag. Wollte man hierüber streiten, so müssten wir zuerst den Begriff „Entzündung" in die knappe Form einer Definition fassen, welche alles erschöpfte und doch überall strenge Grenzen zöge. Will man alsdann soweit gehen, die Gewächse mit in diese Definition einzuschliessen, so darf man sich doch nicht verhehlen, dass die Geschwülste eben Bildungen sind, welche sich wesentlich von den Producten einer Entzündung im gebräuchlichen Sinne unterscheiden, und die man deshalb aus guten Gründen stets von ihnen gesondert hat. Meint man aber mit dem „entzündlichen Ursprung" nur, dass ein Reiz ein Irritamentum beiden Processen, der Geschwulstbildung wie der Entzündung zu Grunde liegen müsse, so ist diese Annahme zwar gewiss richtig, allein sie fördert die Frage nach der Entstehung der Geschwülste ganz und gar nicht, weil man nun doch fragen muss, worin sich die Reize, welchen eine Entzündung folgt, von denen, welche eine Geschwulst entstehen lassen, unterscheiden? Dieser Unterschied ist eben der schwierige Punkt, der das eine Mal in localen, das andere Mal in allgemeinen Ursachen zu suchen ist, den man für die Gesammtheit der Geschwülste mit dem Namen „Prädisposition" belegt hat. Sobald eine Prädisposition an einer Stelle eines Gewebes gegeben ist, so kann ein Reiz, der sonst entzündungserregend zu wirken pflegt, eine Geschwulst erzeugen, aber mehr thatsächlicher Werth ist in der Theorie von dem entzündlichen Anfange der Tumoren einstweilen nicht wohl aufzufinden. —

Wenn Klebs in einem kürzlich in Zürich gehaltenen Vortrag über die Entstehung der Geschwülste an einen Fall von Riesenwuchs anknüpft, und die Hypothese aufstellt, dass bei beiden Processen das Primäre der anomalen Wucherung in einer gesteigerten Blutzufuhr durch Gefässerweiterung und Neubildung zu suchen sei, so liegt hierin mehr eine Umschreibung als eine Erklärung. Die Ursache des Riesenwuchses ist unbekannt, und sie wird um nichts verständlicher, wenn man sie als gleichwerthig den organoiden Geschwülsten betrachtet, und aus der Fülle unerklärter Wucherungsvorgänge diejenigen der Arterienwände heraushebt und diese als den Anfang der ganzen Störung hinstellt. Die Veränderungen der Arterien und die Regelung der Blutzufuhr einer Geschwulst sind ebenso, wie die entzündlichen Anfänge von Virchow eingehend behandelt worden, sie sind unzweifelhaft von hoher Bedeutung, aber auch sie liefern allein durchaus nicht den Schlüssel zum Verständniss der so vielfach complicirten Vorgänge. —

Wiederum von einem ganz andern Gesichtspunkte erscheint die Entstehung der Geschwülste als einheitlicher Process in der Allgemeinen Pathologie Cohnheim's, in welcher die spontane Entwicklung anomaler, bei der frühesten embryonalen Bildung versprengter Gewebskeime als die einzige und universelle Aetiologie hingestellt wird [1]).

Die Lehre Cohnheim's ist jedenfalls in Ansehung der vollendeten Form, in welcher sie alle Noplasmen, sowohl die homologen als die heterologen, die relativ gutartigen wie die bösartigen Geschwülste von dem Weiterwachsen bei der Bildung versprengter oder unverbraucht gebliebener embryonaler Keime ableitet, ein Meisterwerk zu nennen. Cohnheim selbst betont mehrfach, dass er seine Lehre als Hypothese angesehen wissen will, und wenn er nicht an gar so vielen Stellen eine dieser Hypothesen als beweiskräftige Stütze für eine neue Hypothese anführte, d. h. sie thatsächlich behandelte, als wenn sie erwiesene Beobachtung wäre, so liesse sich gegen die geistreiche und anregende Darstellung der Geschwülste nicht viel einwenden. Die Leichtigkeit, mit welcher Cohnheim sich mit allen voraufgegangenen Theorien abfindet, mit welcher er namentlich mit den traditionellen traumatischen Gelegenheitsursachen tabula rasa macht, contrastirt zwar lebhaft mit der vorsichtigen Behandlung, welche diese ältere Weisheit in Virchow's Werk erfahren hat; allein unter der Voraussetzung, dass alle seine Ideen im Uebrigen richtig wären, könnte man diejenigen Factoren, welche ausser den embryonalen Keimen etwa noch an der Entstehung eines Gewächses betheiligt sind, allenfalls entbehren, sie sinken jedenfalls in Cohnheim's System zur Bedeutung unwesentlicher Nebenumstände herab.

Lassen wir indessen die Polemik,. welche diese neue Lehre gegen die ältere führt, bei Seite, so liegt der Kern der Gedanken Cohn-

[1]) Ich lege hier die I. Aufl. von 1877 zu Grunde, welche die Theorie entschieden präciser formulirt, als die zweite, wenngleich der wesentliche Gedanke in beiden derselbe ist.

heim's in folgenden zwei Sätzen: 1) wo eine Geschwulst sich entwickelt, da muss ein Rest von embryonalem, d. h. unentwickeltem Keimgewebe vorhanden sein, 2) diesem Gewebe wohnt die Fähigkeit inne, „wegen der embryonalen Natur seiner Zellen“ auch ohne locale Irritation im späteren Leben zu einer Geschwulst heranzuwachsen.

ad 1) Wer die Ausführungen Cohnheim's zum ersten Male und ganz unbefangen liest, wird erstaunt sein, dass die thatsächlichen Beobachtungen, welche diesen beiden Sätzen als Grundlage dienen, ohne Ausnahme vor Cohnheim bekannt waren, und dass gerade die sichersten Angaben darüber sich in Virchow's Geschwulstwerk vorfinden, in welchem sowohl angeborne fertige Geschwülste, wie Erblichkeit und congenitale örtliche Anomalien erwähnt werden. Es giebt bekanntlich ausser den angeborenen Geschwülsten im engern Sinne eine Reihe von Stellen des Körpers, an welchen von der Geburt an kleine Bildungsstörungen bemerkt werden, welche sich erst später zuweilen zu wirklichen Tumoren entwickeln. Wenn nun Cohnheim diese Fälle in dem Sinne verallgemeinert, dass sich an allen diesen Stellen embryonales, unfertiges Keimgewebe erhalte, welches sich später als seine normale, in der Entwickelung regelmässig fortgeschrittene Umgebung entwickeln könnte, so sollte man doch mindestens erwarten, dass Cohnheim an den bisher bekannten Stellen derartige Keime untersucht und beschrieben, und ihren Charakter als embryonal legitimirt hätte. Da dies nicht geschehen ist, so werde ich hier über Untersuchung derartiger Anomalien, auf welche Cohnheim's Theorie aufgebaut ist, berichten, und hoffe Ihnen zu beweisen, erstens, dass die Zahl der hierher gehörigen Fälle sehr gering ist, und zweitens, dass Niemand bei einem Menschen nach der Geburt eine Geschwulst aus einem Gewebe hat hervorgehen sehen, welches man mit Recht als embryonales bezeichnen könnte.

Am bekanntesten ist das Beispiel der Mäler und Warzen, welche angeboren sind, dann manche Jahre lang ohne Schaden getragen werden, bis sie später. einmal zu bösartigen Sarcomen oder Krebsen werden. Dieser Hergang ist seit Langem bekannt, die Naevi sind congenital, allein ich bestreite, dass das Gewebe eines Naevus nach der Geburt noch die Bezeichnung als embryonales verdiente. Das Gewebe eines Naevus ist nach der Geburt des damit behafteten

Individuums ebensowenig embryonal zu nennen, wie die Haut in der Umgebung; die Oberfläche enthält verhornte Epidermis wie die Nachbarschaft, im Innern findet sich reguläres Fett- und Bindegewebe, Haarbälge mit oft sehr üppiger Haarbildung, welche im Gesichte der Bartbildung sogar vorauseilt, und es giebt kein mir bekanntes Merkmal, an welchem man histologisch einer Warze ansehen könnte, ob sie congenital ist, oder ob sie sich später erst entwickelt hat. Wenn aber die einzelnen Bestandtheile eines Naevus in ihrer Ausbildung gleichen Schritt halten mit den analogen Bestandtheilen der übrigen Haut, so kann man hier von einer embryonalen Natur der Zellen doch füglich nicht sprechen[1]).

In noch weit grösserem Maassstabe kennen wir angeborene Versprengung von Keimen in den Sacraltumoren und denjenigen angeborenen Bildungsanomalien, bei welchen fötale Gewebe in die Schädelkapsel, in den Bauchraum, die Rachenhöhle etc. abgesprengt worden sind. So wenig hier ein Zweifel obwalten kann, dass der Vorgang der Absprengung als solcher dem intrauterinen Leben angehört, so wenig darf man doch die transplantirten Theile nach der Geburt und beliebige Jahre lang embryonal, also unreifes Keimgewebe nennen. Wir sehen bei einer späteren Untersuchung, dass aus dem Schleimgewebe Fettgewebe geworden ist, dass Knorpel sich zu Knochen entwickelt, dass epidermoidale Theile Hautschmeer und Haare liefern, kurz, dass jede Anlage sich nach ihren Gesetzen entwickelt so gut es geht, dass aber keine indifferente Masse von Keimgewebe sich hier als Dauergewebe erhält.

Dasselbe gilt von den Dermoidgeschwülsten. Obwohl hier noch Niemand die abgesprengten Keime selbst gesehen hat, wie es bei den Naevi und den Steissgeschwülsten möglich ist, so ist dieser Ursprung aus der Lage und sonstigen Beschaffenheit der Geschwülste mit hoher Wahrscheinlichkeit zu schliessen. (Heusinger u. A.) Ich habe eine Anzahl solcher Bildungen, die als tiefe Atherome vom Halse exstirpirt waren, gesehen, Herr Dr. Dessauer hat dieselben untersucht und 1879 in seiner Dissertation beschrieben, ich stimme ihm bei, dass

[1]) Der „Mysticismus", welcher mit der Bezeichnung embryonal getrieben wird, findet eine höchst treffende Beleuchtung in der Schrift von Th. Ackermann „Die Histogenese und Histologie der Sarcome" Volkmann's klin. Vorträge No. 233. 234.

sie aus unvollständigem Verschluss einer Kiemenspalte entstanden sind. Dass aber die Wand aus embryonalem Gewebe zusammengesetzt sei, kann ich ebenso wenig zugeben, wie ich die Producte anderer Dermoide, als da sind Talg, lange Haarbüschel und Backzähne für besondere Merkmale fötaler Gewebsproduction halten kann.

Ich habe vor einiger Zeit blasige Cysten der Bronchien beschrieben, welche ich sowohl an Präparaten von unreifen Früchten, als auch bei einem Kinde und bei einem Manne in höherem Alter untersuchen konnte. Die Präparate vom Fötus zeigten fötales, zellenreiches Keimgewebe in der Wand der bronchiektatischen Cysten; bei dem Kinde fand sich wuchernder Knorpel und fertiges Bindegewebe, bei dem Manne bestand die Wand aus dickem, derbem Bindegewebe, alten Knorpelstücken und Fettgewebe. Die Cysten waren zwar allesammt congenital, aber nur die Cystenwand des Fötus war embryonal.

In einer Abhandlung über die sogenannten Lipome der Niere habe ich im vorigen Jahre ausgeführt, dass diese Geschwülste als Matrix nicht die Nierenrinde haben, sondern dass sie von kleineren oder grösseren bei der fötalen Bildung abgesprengten Stückchen der Nebenniere ausgehen. Es ist dies gewiss ein Befund, der mehr thatsächliches Material für Cohnheim's Theorie liefert, als die Experimente, welche seine Schüler zur Erhärtung derselben angestellt haben, aber diese Keime, welche man sehen und greifen kann, sind durchaus nicht embryonal, es sind kleinere Stückchen, aber deutliche Nebennieren, wie Sie an den mitgebrachten Präparaten und an den mikroskopischen Schnitten ohne Weiteres sehen werden.

Endlich ist unter den einschlägigen Beobachtungen von abgesprengten Keimen, aus welchen sich Geschwülste entwickeln können, hervorzuheben, dass Virchow mitten in der Epiphyse eines Humerus Cysten und Enchondrome aus abgesprengten Knorpelinseln gefunden hat, welche bei unregelmässiger Ossification liegen geblieben waren. Aber hier handelte es sich weder um congenitale Vorgänge, noch um embryonale Keime, sondern um Residuen einer extrauterinen rachitischen Wachsthumsstörung.

Ebenso zu beurtheilen sind die Fälle, in denen Zahnkeime, welche bei dem Zahnwechsel durch andere Zähne mechanisch in ihrer Entwicklung gehemmt werden, cystisch degeneriren und Geschwülste bilden, welche ihrem Inhalt nach den Dermoiden nahe stehen. Auch hier handelt es sich um wachsthumsfähige Anlagen, welche an ihrer normalen Ausbildung gehemmt sind, da sich aber die Zahnbildung erst im sechsten Lebensjahre zu vollziehen beginnt, so kann man derartige Cysten weder als congenital, noch etwa als embryonal bezeichnen.

Eine eigenartige Stellung nimmt die Thymusdrüse ein, welche nicht ganz selten Ausgang sarcomatöser Neubildungen wird, wie Virchow zuerst nachgewiesen hat. Hier handelt es sich um ein Gewebe, welches seiner Bestimmung nach im Kindesalter verschwinden sollte, und wenn es persistirt, so könnte man es allenfalls als fötal bezeichnen, weil es keine höhere Entwicklung im extrauterinen Leben erfährt.

Von dieser einen Ausnahme abgesehen, sind alle bekannten fötalen Transplantationen, welche nachweislich zum Ausgang krankhafter Geschwülste werden können, nicht embryonaler Textur. Keime von histioiden Geschwülsten (Lipom, Fibrom, Myom etc.) hat noch Niemand demonstriren können, und es lässt sich daher nicht sagen, ob sie embryonal sind oder nicht. Wo eine directe Untersuchung möglich ist, da gilt der Satz: Gewebe von embryonaler Structur erhalten sich nicht nach der Geburt.

ad 2) Wir kommen jetzt zu dem zweiten Satz, dass diese abgesprengten Gewebsstücke an sich, vermöge immanenter embryonaler Fähigkeit, Geschwülste erzeugen können.

Dass abgesprengtes Gewebe sich zu einer Geschwulst entwickeln kann, ist bestimmt zu bejahen; dass es dies ohne Weiteres kann, ist höchst zweifelhaft; dass es mit grosser Häufigkeit oder annähernder Regelmässigkeit geschieht, ist durchaus zu verneinen.

Es ist mir nicht verständlich geworden, weshalb Cohnheim durch Herrn Leopold die Transplantationsversuche hat anstellen lassen, welche Zahn mit so schönen Resultaten vorher gemacht hatte, da derartige Versuche von Ueberpflanzung verschiedener Gewebe von einem Individuum auf ein anderes der gleichen Art so reichlich von der Natur selbst hervorgebracht werden. Die Sacralgewächse und Inclusionen aller Art bieten hier ein weites Feld, und sie sind den Thierexperimenten um so mehr vorzuziehen, als sie von Fötus auf Fötus, also mit wirklich embryonalem Gewebe angestellt werden. Diese

Naturversuche sprechen ebenso bestimmt gegen die Theorie Cohnheim's wie die Ergebnisse, welche Leopold an Thieren erzielt hat. Der Sacraltumor oder includirte Fötus bringt nur Skelettheile, namentlich wenn sie frei nach aussen liegen, zu einer Entwicklung, welche den normalen Formen annähernd gleicht; alle drüsigen Organanlagen verkümmern, die Haut sondert zuweilen Massen ab, wie in Dermoidcysten, aber es besteht nicht die mindeste Neigung, dieser abgesprengten Theile irgend eine reguläre Geschwulst, etwa ein Fibrom, Myom, Chondrom etc. zu bilden. In der Zusammenstellung seltener Missbildungen von Ahlfeld finden sich zahlreiche Notizen über Sacraltumoren bei Neugeborenen, dann bei Kindern der ersten Lebensjahre, aus der Zeit nach der Pubertät bis zum 50. Jahre, ohne dass sich auch nur ein einziger zu einer Geschwulst im gewöhnlichen Sinne entwickelt hätte. Der zweite verkümmerte Fötus wächst neben den Nachbargeweben her, ohne ihnen ernstliche Concurrenz zu bereiten. — Ebenso ging es bei den Transplantationen Leopold's. Der Knorpel, der ohne Nerveneinfluss und ohne eigne Gefässe zu wachsen vermag, dessen Zellen in Proliferation begriffen sind, setzt auch in der Augenkammer sein Wachsthum fort, während Leber, Herz und andere Organe in der Bauchhöhle losgelöst von ihren Nerven und Gefässen eingekapselt werden, wie Stücke von Schwamm oder Korken. Die einzigen Zellen ausser Knorpel und Knochenmark, welche, transplantirt, sich leicht weiter entwickeln, sind bekanntlich die Epithelien der Haut und Haarbälge, und diese Bildungen sind eben die Hauptgruppe, auf welche Cohnheim's Theorie passt, die Dermoide. Aber auch diese Dermoide oder die cystischen Zahnkeime haben keine besondere Neigung etwa zu einem Krebs auszuarten, so dass man die Dislocation oder Transplantation von Geweben allein durchaus nicht als hinreichende Erklärung für die Entwicklung einer Geschwulst ansehen kann.

Sehr schwer ist die Frage zu entscheiden für Naevi. Zunächst sei bemerkt, dass die überwiegende Mehrzahl der angeborenen Mäler, wenn sie nicht von Geburt an im Wachsen begriffen sind, ohne Schaden bis in hohes Alter getragen werden, so dass eine hervorragende Neigung zur Sacrom- oder Krebsbildung bei ihnen jedenfalls nicht besteht.

Unter denjenigen, welche später entarten, ist bei einem Theil zweifellos der Anlass in chronischer Reizung zu suchen. Einen ausgezeichneten Fall dieser Art secirte ich kürzlich bei einer Frau, welche einen Naevus melas am linken Fuss trug. Dieser, dem fortdauernden Drucke des Schuhwerks ausgesetzte Knoten wurde zu einem Carcinom, dessen Bösartigkeit sich in einer höchst seltsamen melanotischen Infiltration der ganzen Pia mater cerebralis und spinalis äusserte, welche in eine schwarzbraune dicke glänzende Haut verwandelt war!

Bei anderen Fällen liegt eine erbliche Disposition vor, und bei einer letzten Gruppe scheue ich mich nicht, einzugestehen, dass wir weder eine erbliche Anlage noch eine eigentliche directe Veranlassung des Wachsthums nachweisen können, woraus aber durchaus nicht folgt, dass nichts davon vorhanden gewesen ist.

Die von mir als Strumae suprarenales aberratae bezeichneten, in der Literatur als Lipome, oder Adenome geführten Tumoren der Niere lassen jedenfalls die Verhältnisse am reinsten erkennen. Sie sehen hier an den Nieren eines Kindes und denen eines ca. 30jährigen Mannes die abgesprengten Nebennierenstücke ganz intact. Beide Nieren sind durchaus normal. In den andern Präparaten sind die abgesprengten Stückchen zu erbsengrossen Tumoren umgewandelt, die Structur der Nebenniere ist verschwunden, die Präparate gleichen Sarcomen, aber sie sind local geblieben. Die Nieren sind mehr oder weniger schwer von interstitieller Nephritis befallen. Wie häufig dies Zusammentreffen ist, geht daraus hervor, dass Sabourin, der diese Knoten bearbeitet hat, sie direct als Theilerscheinung der chronischen Nephritis aufgefasst hat. In meiner Abhandlung findet sich dann ein Fall von schwerer parenchymatöser Nephritis mit Amyloid, bei welchem in einer Niere eine grosse gleichfalls amyloide Struma vorlag, welche schon soweit maligne Eigenschaften besass, dass die halbe Niere in die Geschwulstmasse aufgegangen war. Ein anderer Fall l. c. betrifft dann einen kräftigen gesunden Herrn, welcher 1868 an catarrhalischer Pyelitis erkrankte. Sieben Jahre später traten schwere Symptome von Haematurie ein, im Jahre 1878 bemerkte Pat. einen Tumor in der linken Nierengegend, der unter zunehmenden Beschwerden Ende 1880 zum Tode führte. Die Section ergab ein grosses Liposarcom der linken Niere, und mehrere ganz den Strumen entsprechende Knoten der rechten Niere und eine Metastase in der Lunge. Im Verlaufe einer sehr chronischen schweren Nephritis hat sich demnach hier aus einem abgesprengten Stück Nebenniere in der linken Niere ein malignes Sarcom entwickelt, mit allen Zeichen der Bösartigkeit, aber einer Structur, welche durchaus derjenigen in den vorliegenden kleinen Strumen ähnlich ist. Daraus folgt, dass für verirrte Nebennieren, welche innerhalb der Nierenrinde sitzen, eine Entzündung des Nierenparenchyms einen Reiz zur Geschwulstbildung setzt, dass aber ohne diesen das fremde Gewebe bis in höheres Alter unverändert bleibt.

Es wird demnach die fötale Entwicklungsstörung nicht als die nächste und einzige Ursache der Geschwulstbildung, sondern als eine zuweilen vorkommende prädisponirende Ursache gelten können, und die Forschung wird sich darauf richten müssen, 1. wieweit das einschlägige, bisher sehr enge Gebiet, für welches der genannte Modus der Entstehung bewiesen ist, einer Erweiterung fähig ist, und 2. welcherlei die causae occasionales sind, welche hinzukommen müssen, damit sich der abgesprengte Theil zu einem Tumor entwickelt.

Was den ersten Punkt betrifft, so liegt hier ein grosses Verdienst, welches sich Cohnheim mit der Aufstellung seiner Theorie erworben hat, denn es steht zu hoffen, dass noch bei manchen heterologen Geschwülsten, deren Structur ohne die Annahme fötaler Störungen einstweilen durchaus unverständlich ist, die erste prädisponirende Ursache in einer congenitalen Dislocation wirklich gefunden werden wird. So lange wir über die pathologischen Verhältnisse innerhalb der Entwicklungsgeschichte noch so wenig geordnete Kenntnisse besitzen, wie heute, lässt sich garnicht a priori urtheilen, wie weit Transplantationen dieser Art vorkommen können, und noch weit weniger, unter welchen speciellen Bedingungen sie vorkommen. Je mehr wir aber auf diesem schwierigen und dunklen Gebiet Vorsicht bei der Beurtheilung walten lassen müssen, um so mehr müssen wir uns an die bis jetzt gewonnenen festen Thatsachen halten, und da diese übereinstimmend lehren, dass sich abgesprengte Gewebe nach der Geburt weiter entwickeln, jedes in seinem Typus, so können wir uns schlechterdings keine Vorstellung davon machen, wie die Cohnheim'sche Theorie auf die homologen Geschwülste die Fibrome, Lipome, Myome etc. Anwendung finden soll. Es giebt zwar, wie oben ausgeführt worden, Beispiele dafür, dass abgesprengte Partikel in einer fremdartigen Umgebung angetroffen werden, aber dafür, dass Anlagen von Muskelsubstanz, oder Fettgewebe, oder Bindegewebe „unverbraucht und unentwickelt“ durch Jahre mitten in gleichartiger Matrix liegen bleiben könnten, dafür fehlen in der That alle Analogien. So verlockend demnach die Theorie auch erscheint, so dürfte doch gerade auf dem Gebiete der homologen Geschwülste die äusserste Vorsicht am Platze sein.

Wir kommen nunmehr zu dem zweiten Punkte, der causae proximae, und dass dieser der wichtigste ist, geht schon daraus hervor, dass wir einen localen Anstoss sogar in solchen Fällen nicht entbehren können, wo eine fötale Transplantation anatomisch nachgewiesen werden kann; um wie viel mehr müssen wir uns aber nach directen localen oder allgemeinen Ursachen umsehen bei den Lipomen, Myomen etc., bei denen noch niemals verirrte Keime im Sinne Cohnheim's gesehen worden sind.

Die Transplantation, wo sie vorkommt, ist die Grundlage zur Tumorbildung, das transplantirte Stück bedarf aber einer Erregung, d. h. im Sinne Virchow's eines Reizes, um wirklich zur Geschwulst zu werden. Bei den congenitalen Geschwülsten wirkt dieser Reiz schon intrauterin, man darf die congenitalen Geschwülste aber nicht mit solchen transplantirten Gewebsstücken verwechseln, bei denen der Wachsthumsanstoss erst später hinzukommt. Wenn ein Kind mit Angiom zur Welt kommt, so ist dies eine congenitale Geschwulst, und nicht eine fötale Anlage, denn weder im Fötus noch später ist ein Angiomgewebe normaler Bestandtheil des Körpers.

Einen Fall dieser Art hat Maass beschrieben. Ein Student trägt eine Teleangiekstasie an der Stirn, welche angeboren ist, sich aber seit frühester Kindheit nicht mehr vergrössert hat. Auf einer Schlägermensur wird dieses Angiom getroffen, und bildet sich während der Heilung zurück. In der Narbe kommt später ein Aneurysma cirsoides zur Entwicklung. Dies Verhalten spricht doch entschieden gegen Cohnheim, da nach ihm der Reiz völlig entbehrlich ist. — Dass congenitale Geschwülste keines weiteren Reizes bedürfen um sich extrauterin zu vergrössern, versteht sich von selbst, aber der Fall von Maass zeigt, dass sie, einmal zum Stillstand gekommen, sich ganz wie fötal transplantirte Gewebe verhalten, und wie diese eines neuen Anstosses bedürfen, um weitere Fortschritte zu machen.

Welcher Art sind nun diese Reize? Sie wissen, m. H.,

Cohnheim kämpft beinahe ausschliesslich gegen die Traumen als Entstehungsursache von Tumoren. Er führt an, dass von Boll bei einer Statistik der Carcinome nur in 14 pCt. der Fälle Traumen nachgewiesen worden seien, und da ihm diese Ziffer zu gering ist, so bestreitet er die Möglichkeit einer traumatischen Wirkung ganz und gar. Dies ist meiner Meinung nach zu weit gegangen, denn wenn wir bei 14 pCt. einen engen Zusammenhang zwischen Traumen und Geschwülsten auffinden, so ist dies nicht so sehr wenig, denn Jedermann weiss, wie schwer anamnestische Daten bei den Patienten einer Berliner Poliklinik zu eruiren sind, und wenn wir so streng wie Cohnheim argumentiren wollten, so könnten wir auch behaupten, dass die acute gelbe Leberatrophie spontan entstehe, weil wir fast gar keine anamnestischen Daten dafür besitzen. Ich möchte hier zum Theil mit Cohnheim's eignen Worten sagen, „so lange man nicht die spontane Entstehung der Carcinome, welche allen Gesetzen von Ursache und Wirkung widerspricht, beweisen kann, da denke ich, dass wir den gesicherten Erwerb der pathologischen Erfahrung nicht ohne Weiteres darangeben, sondern vielmehr daran festhalten, dass in zahlreichen Fällen sich in unmittelbarem Anschluss an Traumen wirkliche Geschwülste entwickelt haben". — Wie diese Wirkung zu Stande kommt, ist ja eine fernere Frage. Seit wir wissen, dass schon schwache Essigsäure Hornhautzellen tödtet, wird man von einem Säbelhieb oder einem Fall auf das Schienbein nicht annehmen, dass die hier betroffenen Zellen direct wuchern und Tumoren bilden. Aber wie die Essigsäure auf der Hornhaut die Umgebung zur Reaction bringt, und eine starke Zellenanhäufung ausserhalb des Aetzbezirks zu Wege bringt, so kann auch das Trauma nicht direct, sondern durch die Reaction, welche erfolgt, um seine Wirkung auszugleichen, eine excessive Wucherung, eine Geschwulst hervorbringen.

Von dem Trauma, der einmal wirkenden Gewalt, sind nun aber wohl zu unterscheiden die chronischen Reizungen, welche zuerst einfache irritative Zellenwucherung, und schliesslich wirkliche Tumoren erzeugen. Das klassische Beispiel hierfür ist der Lippenkrebs, welcher bei alten Männern so häufig in demjenigen Mundwinkel beobachtet ist, in welchem jahrelang die Tabakspfeife getragen wurde; hierher gehört der Schornsteinfegerkrebs am Scrotum; hierher diejenigen Leberkrebse, bei welchen die Geschwulst ihren Anfang in der Gallenblase nimmt, nachdem diese durch Steine in einen Zustand chronischer Entzündung versetzt ist; hierher ein Fall, den O. Israel kürzlich im hiesigen pathologischen Institut secirt hat, bei welchem in einem Nierenbecken in der Umgebung eines Nierensteines eine chronische Pyelitis und schliesslich ein Krebs entstanden war; hierher die Lipome und Osteome, welche an Stellen, wo dauernde Druckwirkung bestand, zur Entwicklung kommen, und andere Fälle mehr, wie sie die Onkologie Virchow's so reichlich aufzuweisen hat. Wenn man hier den Einwurf erhebt, dass ähnliche chronische Irritationen nicht immer, sondern nur ausnahmsweise Geschwülste produciren, so ist dies richtig, und man sollte deshalb jeden einzelnen Fall darauf prüfen, welcherlei andre Bedingungen ausser der chronischen Reizung noch herbeigezogen werden könnten, um zu erklären, warum gerade im gegebenen Falle die Wirkung des Reizes so excessive Grade erreicht hat; wie man aber die chronischen Irritationen ganz und gar läugnen, und sie durch embryonale Anlagen, die Niemand an den oben aufgeführten Stellen jemals gesehen hat, ersetzen will, das erscheint mir wenigstens unberechtigt.

Ich komme demnach zu der Schlussfolgerung, dass eine grosse Reihe wohlbeglaubigter Mittheilungen in der Geschwulstlehre existirt, aus denen hervorgeht, dass sowohl Traumen als auch chronische Irritationen zum Ausgang von Geschwulstbildungen werden können und zwar auch an solchen Stellen, wo nach allen bisherigen Erfahrungen noch nie abgesprengte Gewebspartikel beobachtet worden, oder auch nur wahrscheinlich gemacht worden sind.

Dennoch bin ich weit entfernt, diesen Satz etwa dahin zu verallgemeinern, dass überall, wo eine Geschwulst entsteht, ein traumatischer oder mechanisch irritativer Anlass eingewirkt haben muss. Schon das oben erwähnte Beispiel Virchow's zeigt, dass ein bei rachitischer Knochenerkrankung abgesprengtes also in Wucherung begriffenes Knorpelstück fortwuchern kann, ohne dass es dazu eines äussern mechanischen Insults bedürfte. Das ebenfalls oben citirte Beispiel der Nierentumoren ist hier in gleichem Maasse lehrreich, da es ergiebt, dass die abgesprengten Inseln von Nebennierensubstanz zum Wachsen zwar eines Reizes bedürfen, dass dieser aber durchaus nicht mechanischer Natur zu sein braucht, sondern auf Schädlichkeiten beruhen kann, welche speciell auf die Niere entzündungserregend einwirken. Gerade für die Primärgeschwülste der Drüsen wird ein ähnlicher Modus gewiss häufig zu erwarten sein, und man wird schwerlich zu einer befriedigenden Erklärung kommen, wenn man einfach nur nach traumatischen Läsionen forscht, und die nervösen Einflüsse ganz bei Seite schiebt, weil sie begreiflicherweise ungleich schwieriger zu controliren sind. So lange wir über die Function grosser Organe, wie Thymusdrüse, Schilddrüse, Nebennieren noch so tief im Unklaren stecken, wie zur Zeit, da lässt sich über die muthmaasslich für diese Organe adäquaten Reize eben nichts Bestimmtes aussagen, und ich glaube, es ist besser, diese Unkenntniss einzugestehen, als der Forschung einfach einen Riegel vorzuschieben, dadurch, dass wir an dieser Stelle eine Theorie einsetzen, welche alles weitere Suchen als ganz überflüssig und verfehlt erscheinen lässt.

Fassen wir nun noch einmal kurz die Thatsachen zusammen, welche über das Verhalten und das immanente Wachsthumsvermögen von „natürlich transplantirten" Gewebe bekannt sind, so ergiebt sich:

Gewebe, welches im Wachsthum begriffen ist, (gleichviel ob intra- oder extrauterin) und von seiner Stelle auf einen fremden Mutterboden abgesprengt wird, kann dort a) fortwuchern und eine (congenitale) Geschwulst bilden, oder b) sich in seinem Typus entwickeln, und dann sich verhalten, als ob es an seiner richtigen Stelle läge, oder c) auf Grund eines besonderen Reizes oder Vererbung aus diesem Ruhestand in eine Geschwulstproliferation übergehen.

Ihre Popularität verdankt nun aber die Cohnheim'sche Theorie weit weniger einer strengen sachlichen Begründung, denn, wie oben ausgeführt, ist die Zahl der Fälle, in welchen sie mit einiger Modification zutrifft, noch gering, sondern sie verdankt dieselbe dem Umstande, dass sich mit ihrer Hülfe die schwierigsten Probleme ohne grosse Mühe erledigen lassen. Wenn man ohne Skrupel an jeder Stelle des Körpers ungezählte verirrte und schlummernde Gewebskeime annimmt, und diesen die Fähigkeit zuerkennt, in jedweder Zeit ohne äusseren Anlass zu einer Geschwulst zu werden, so ist man aller weiteren Arbeit allerdings überhoben, und kann selbst solche Beobachtungen sofort erklären, welche ohne diese Hypothese kaum verständlich erscheinen.

Unter den Fällen letzterer Art möchte ich hier nur die Gruppe der zuweilen multipel in einem System vorkommenden Geschwülste erwähnen, welche in der That auf den ersten Anschein einer andern Erklärung kaum zugänglich scheinen, und welche deshalb auch von Cohnheim als besonders starke Pfeiler seiner Lehre hingestellt sind. Man beobachtet zuweilen multiple Myome im Uterus, Ovarien, oder Darm, multiple Neurome an mehreren Nervenstämmen, ferner multiple Lipome, welche an verschiedenen Stellen im Panniculus adiposus auftreten, und zwar nicht als Theilerscheinung allgemeiner Fettsucht, sondern im Gegentheil gerade bei Personen, deren Fettpolster bereits atrophisch geworden ist; endlich multiple Sarcome im Skelett, die alle von einander unabhängig entstanden sind. Es ist sehr wahrscheinlich, dass diese multiplen Tumoren ebenso aus verschiedenen Ursachen entstehen können, wie die einzelnen, es kommt mir daher nur darauf an, Analogien beizubringen, welche zwar noch mancher Aufklärung bedürfen, aber vor den Lipom- und Sarcomkeimen doch den Vorzug haben, dass sie wenigstens wirklich existiren. Hierhin rechne ich zunächst die zuweilen einzeln, meistens aber in sehr grosser Zahl neben einander in der Leber auftretenden sogen. Adenomknoten. Die Geschichte dieser Bildungen war vor cr. 20 Jahren Gegenstand lebhafter Debatten, an welchen Rokitansky, Rindfleisch, Friedreich, Hoffmann, Eberth, Klob u. A. theilnahmen, und aus welchen hervorgeht, dass diese Knötchen und Knoten der Leber bald als einfache Hyperplasien mit irregulärer, oder wie man heute sagen würde, atypischer Anordnung der Leberzellenreihen, bald als Adenome, d. h. als echte Geschwülste angesehen wurden, und dass zuweilen eine grosse Annäherung dieser Adenome an das Bild wirklicher Krebse bemerkt wurde. Auch diese Knoten sind damals von einem Autor (Klob) für congenital gehalten worden, doch ist von Friedreich, Hoffmann und Eberth ganz bestimmt das spätere Entstehen dieser Adenome gegenüber der congenitalen Natur kleiner Nebenlebern im Ligamentum suspensorium erwiesen worden. Forscht man nun nach den Ursachen der multiplen Knoten, so ergiebt sich in allen Fällen, welche genau genug beschrieben sind, dass die Lebern vorher schweren degenerativen Processen unterlegen sind. Entweder war starke braune Atrophie voraufgegangen, oder acute gelbe Erweichung, oder Stauungsatrophie (Biermer) oder Schnüratrophie (Hoffmann);

ich selbst habe mehrere Fälle derart gesehen, bei denen noch die exquisiteste braune Atrophie bestand, und andere, welche mit Lebercirrhose verbunden waren. Der Fall, den Friedreich beschreibt, betraf einen Mann, der lange Jahre unter den dürftigsten Verhältnissen in Amerika gelebt hatte, dann aber die letzten Jahre vor seinem Tode in bessere Lage gekommen war. Auch hier ist braune Atrophie hohen Grades als Sectionsbefund neben den Adenomen verzeichnet, und ich glaube, es ist hier am meisten naheliegend, die Deutung Förster's zu acceptiren, dass die multiplen Knoten als compensatorische Hyperplasien derjenigen Leberzellen zu deuten sind, welche bei dem Untergang der übrigen (zur Zeit der schlechten Ernährung) sich intact erhalten haben. Der Umstand, dass die Knoten stets im Bau von den Leberacinis abweichen, gleichviel, ob ihre Zellen ganz den Leberzellen gleichen, oder Transformationen eingehen (Eberth), beweist, dass ein principieller Gegensatz zwischen (typischen) Hyperplasien und (atypischen) Geschwülsten nicht durchzuführen ist.

Betrachtet man von diesem Gesichtspunkt aus die multiplen Lipome, welche sich in einem vorher atrophisch gewordenen Panniculus entwickeln, so kann man in ihnen ebenfalls compensatorische Hyperplasien erblicken, die nicht mehr und nicht weniger „atypisch“ sind, wie die multiplen Hyperplasien oder Adenome der Leber und deren Entstehung ebenfalls durch gesteigerte Ernährung nach voraufgegangener Atrophie zu erklären wäre.

Aehnlich liegen jedenfalls die Fälle multipler Sarcome des Knochensystems. Ich habe in Virchow's Archiv einen Fall dieser Art beschrieben, in welchem im Verlauf einer schweren, perniciösen Anämie an vielen Stellen im Knochenmark sarcomatöse Geschwülste zur Entwicklung gekommen waren. Da wir wissen, dass das Fettmark älterer Personen bei solchen Anämien sich regelmässig wieder in jugendliches rothes, zellenreiches Markgewebe umwandelt, so habe ich damals in den Sarcomknoten, deren Zellen denen des Knochenmarks glichen, Hyperplasien gesehen, welche durch die Anämie angeregt waren, die aber über das gewöhnliche Maass der rothen Markbildung hinausgegangen waren. Fasst man den Hergang teleologisch auf, so handelt es sich bei der gewöhnlichen nach Anämien auftretenden Bildung zellenreichen Markes um eine compensatorische Hyperplasie des blutbildenden Systems und demnach hier um eine Sarcombildung, welche als eine excessive compensatorische Hyperplasie aufzufassen ist, die sich nicht an einer Stelle localisirt, sondern in dem ganzen erkrankten System gleichzeitig auftritt. Die Reizung würde in diesen Fällen demnach weder eine traumatische, noch eine mechanische sein, sondern durch das Blut vermittelt werden, entsprechend der älteren Theorie der Geschwulstbildung auf dyskrasischer Grundlage.

Wir kommen also zu dem Schlusse, dass auch diese Gruppe multipler Tumoren in einem System sehr wohl ohne die Theorie der embryonalen Anlage gedeutet werden kann, und dass gerade die multiple Sarcombildung im Knochenmark dieser Theorie nur dann zugänglich ist, wenn man annimmt, dass die Keime im Knochenmark die Periode der Fettmarkbildung überdauert haben, und dass sie ganz zufällig bei einem Individuum, welches an perniciöser Anämie litt, zur „spontanen“ Entwicklung gekommen seien. Wer dies behaupten will, müsste doch wohl zunächst das Vorhandensein solcher Keime im Ruhezustande nachweisen, und dann jede andere Möglichkeit einer Erklärung vollständig ausschliessen.

Sie werden mir nun den Vorwurf machen, m. H., dass ich Ihnen dies Capitel der Entstehung der Geschwülste, welches Sie vielleicht im Lichte der Cohnheim'schen Doctrin als eines der Bestgekannten in der Pathologie angesehen haben, als ein Feld voller Dornen dargestellt habe, in der That giebt es keinen einheitlichen Gedanken und kein Schema, welches auch nur entfernt die Fülle aller hier vorkommenden Erscheinungen umfassen könnte, und ich gehe soweit, zu behaupten, dass es eine zutreffende einheitliche Theorie der Genese der Geschwülste niemals geben wird und geben kann. Je weniger aber diese Einheit zu erreichen ist, desto lohnender ist es, dem mannichfaltigen Wechsel nachzuforschen, jeden einzelnen Fall als eine Aufgabe für sich zu behandeln, und den Ursachen nachzugehen, selbst wenn sie nicht so offen am Tage liegen wie traumatische Läsionen und chronische mechanische Irritationen.

III.

Der jetzige Stand und Ausdehnung der Chirurgischen Plastik.

Von

Prof. em. **Dr. G. v. Adelmann.**

(Sitzung der Gesellschaft für Heilkunde zu Berlin am 12. Februar 1884.)

Wenn ich versuche Ihnen heute eine rasche Uebersicht über den Stand zu geben, welchen die Chirurgische Plastik zur Zeit bei uns einnimmt, sehe ich mich doch genöthigt, hier und da auf ältere Erfahrungen zurückzugreifen, deren Unkenntniss den Fortschritt des Faches verlangsamt und nur die Selbstberäucherung begünstigt. Auch halte ich es für unmöglich, in einem Vortrage auf alle speciellen Erörterungen der plastischen Operationen einzelner Organe einzugehen, sondern muss mich begnügen nur einzelne mir wichtig scheinende Punkte zu berühren, und manche Operationen competenteren Richtern zu überlassen und andere Capitel der Chirurgischen Plastik wegen ihres schon erlangten bedeutenden Umfanges auf eine andere Zeit zu verschieben.

Im weitesten Sinne besteht die Chirurgische Plastik in dem Wiederersatze eines Substanzverlustes hinsichtlich der Form mit Hintergedanken hinsichtlich der Function.

Im engeren Sinne ist eine Operation nur plastisch, durch welche das Ersatzstück von seinem Mutterboden fortbewegt wird (Ammon und Baumgarten). Daher ist das von A. C. Celsus beschriebene Verfahren nicht rein plastisch, eben so wenig wie der Polyp, der seine Arme ausstreckt, deshalb beweglich ist; doch geht dieses Verfahren in wahre Plastik über, wenn der angespannte Hautlappen durch Unterminirung (Roux St. Maximin) oder Hauteinschnitte hinter seiner Basis beweglich wird (Szymanowsky). Auch ist das Celsus'sche Verfahren unphysiologisch, weil jede Spannung der Verwachsung von Wundrändern hinderlich ist.

Die vielfachen Benennungen der in Rede stehenden Operation bezeichnen ihr Wesen alle ungenau, weshalb ich als allgemeinsten Ausdruck: „Chirurgische Plastik“ gewählt habe.

Die Benennung der Chirurgischen Plastik nach Ländern oder Nationen ist nicht wissenschaftlich, zuweilen nur ein Symptom der Eitelkeit der Chirurgen, ist auch mit Ausnahme der „indischen und italienischen Methode“ kaum durchgedrungen. Selten hört man in England von der Carpue'schen Operation; die sogenannte deutsche (v. Gräfe'sche) Rhinoplastik ist nur eine verkürzte italische, von Dieffenbach noch mehr vereinfacht und ihre Benennung „deutsch“ nicht gebräuchlich. Der Grundzug der sogenannten „französischen Methode“ ist nur das Celsus'sche Verfahren weiter ausgeführt und trägt also den Namen mit Unrecht.

Ob der Ursprung der Plastik aus den Proceduren der orientalischen Criminaljustiz herzuleiten, ist nicht endgültig festgesetzt, sondern mehr Legende; es wäre wenigstens auffallend, dass aus den übrigen Ländern des Orients, in welchen das Nasenabschneiden ebenfalls in den Criminalcodex aufgenommen war (China, Japan, Persien, Tartarei u. s. w.) und bei den alten Culturvölkern mehr westlich, (Griechen, Römern, Israeliten) Nichts über den Wiederersatz von Substanzverlusten auf uns gekommen ist. Bei so alten Culturvölkern wie den indischen war ein solcher Wiederersatz ein Bedürfniss, wo aus irgend einem Grunde Verstümmelungen entstellten, gleichgültig aus welcher Veranlassung.

Lange bevor über England die Autoplastik der Indier dem Westen mitgetheilt wurde, lassen sich Spuren Chirurgischer Plastik daselbst aufweisen, so bei Celsus (10 n. Chr.), bei Galen (200 n. Chr.) auch Andeutungen aus Aegypten, aber erst am Anfange des 15. Jahrhunderts ging von Sicilien aus die Hautplastik nach Italien, wo sie Tagliacozza wissenschaftlich bearbeitete und ausführte (1546—1599). Doch nur sehr langsam verbreitete sich die Chirurgische Plastik in Europa, sie wurde ignorirt, verlästert und verhöhnt, bis 1815 Carpue die sogenannte indische im Occidente bekannt machte und v. Gräfe sen. die italische Methode vereinfachte und beide Männer durch Wort und That der Chirurgischen Plastik eine nicht mehr erlahmende Verbreitung und Ansehen verschafften.

Die unausgesetzte Verbreitung der Plastik wurde besonders von Chirurgen Deutschlands angestrebt, seitdem der geniale Dieffenbach dieselbe auf die verschiedensten Gegenden des Körpers ausdehnte und dazu vorzüglich die seitliche Verschiebung der Ersatzlappen erfand und Zeis das erste Handbuch der plastischen Chirurgie schrieb (1838), welchem er später ein überreiches Literaturverzeichniss aller Länder über Plastische Chirurgie folgen liess. Beide Werke sind mit seltener Minutiosität abgefasst und immer noch zum Nachschlagen unentbehrlich. Dieffenbach's Capitel in seiner Operationslehre über Plastik wird ein viele Decennien überlebendes Vademecum bleiben, die Kritik der Plastischen Chirurgie von v. Ammon und Baumgarten jüngere Chirurgen zum Nachdenken auffordern.

Dass seit dieser Zeit keine grösseren Specialwerke über Plastische Chirurgie in Deutschland erschienen, ist kein Beweis, dass dieser Zweig beginnt vernachlässigt zu werden, sondern im Gegentheile: dass er das Gemeingut der Wundärzte geworden, von welchem man nicht mehr so grosses Aufsehen macht, ähnlich wie es der Tenotomie ergeht. Dafür erscheinen kürzere Aufsätze, Vorträge, Dissertationen, welche zum Fortschritte beitragen und dadurch beweisen, dass die Chirurgische Plastik noch nicht vollkommen dasteht, sondern immer noch der Weiterbildung und Vervollkommnung bedürftig und fähig ist.

Dass das Taschenbuch über Plastische Chirurgie von Fritze und Reiche (1845) viel zur Ausbreitung der Chirurgischen Plastik beigetragen, werden Manche von Ihnen dankbar anerkennen, denen es in Ihrer Jugend ein bequemer Führer war, wie dies auch von englischer Seite geschieht. Eine vermehrte Auflage desselben auf der jetzigen Höhe des Faches würde kein unfruchtbares Unternehmen sein.

Aus den übrigen Culturländern besitzen wir ebenfalls Beweise genug für die eifrige Pflege der Chirurgischen Plastik.

In Frankreich wurde sie von Serre (1842), Blandin (1839), Rigaud (1841), Jobert (1849) durch eigene Werke eingeführt. Die französischen Chirurgen gehen indessen von anderen Grundzügen aus als die deutschen, indem sie meistens auf der Dehnung der Ersatzlappen basiren; allein der gelehrte Velpeau hat in seiner Médecine opératoire die Chirurgische Plastik der Deutschen oft erwähnt, unterstützt von jüngeren deutschen Aerzten, welche ihrer weiteren Ausbildung halber Paris besuchten und mit V. bekannt wurden. Von neueren Chirurgen sind noch zu erwähnen Nélaton, Le Fort, Magitot, dann Reverdin und Ranvier, Duplay, Ollier u. A.; von denen später.

In England wird in den Hospitälern Chirurgische Plastik fleissig betrieben und besondere Fälle in Zeitschriften veröffentlicht. Von Mason erschien 1878 The Surgery of the face. London. Churchill.

Aus Nordamerika, dessen Med. Zeitschriften Einzelfälle der Chirurgischen Plastik genug enthalten, besitzen wir ein Werk von David Prince: Plastics, a new Classification and a brief exposition of plastic Surgery. Philadelphia 1868 mit instructiven Holzschnitten und Robert's J. B. Lecture on the principles of Plastik or reparative Surgery: with an attempt of classifying plastic operations. Philadelphia med. Times 1882. July I. 657.

In Russland sind als Pfleger der Chirurgischen Plastik bekannt: Pirogow durch seine Annalen der Dorpater Klinik, sein Schüler Jaesche (gest. in Nishny-Newgorod), der die Dieffenbach'schen eckigen Lappen in ellyptische umwandelte, Prof. Auvert in Moskau, Prof. Vancetti (Charkow), Dr. Bojanus (Moskau), Julius Szymanowsky (gest. in Kiew), mein ehemaliger Schüler und Assistent, ein mechanisches Genie, dessen Werk über Dermatoplastik (1870) noch heute maassgebend ist und Ammon's Grundsätzen folgend stricte geometrische Grundsätze aufstellt. Die Möglichkeit derselben leugnete Linhard, daher auch die Chirurgische Plastik in seinem Handbuche der Operationslehre, erste Auflage, fehlt, in der zweiten nur kurz abgehandelt ist.

In Italien wird Chirurgische Plastik häufig ausgeführt, ich nenne hier nur aus neuerer Zeit Riberi, Fabrizi (Modena), Baroni (Florenz), Mazzoni (Rom), Bassini (Padua), von welchen letzteren Mazzoni mehr dem französischen, Bassini mehr dem deutschen Verfahren huldigt.

Nach Belgien ist die Chirurgische Plastik durch Phillips aus Deutschland verpflanzt worden und durch Burggraeve (Gent) erfolgreich ausgeführt. Gussenbauer in Lüttich. Bossche, Soupart.

Obgleich die Chirurgische Plastik ursprünglich ein Kind der Empyrie ist, hat sich ihre nähere wissenschaftliche Kenntniss durch physio-pathologische Untersuchungen an Menschen und Thieren, an Organen und Geweben wesentlich erweitert und vertieft, doch bleibt immer noch ein weites Feld durch weitere Untersuchungen und Erfahrungen zu bearbeiten übrig. — Ueber die Entwickelung des Kreislaufes zwischen dem eingepflanzten Ersatzlappen und dem Nachbargewebe besitzen wir mittels der Einspritzungen der Gefässe schon ziemlich endgiltige Erfahrungen, aber die Nervenphysiologie (Aesthesiometrie)[1]), sowie die Temperaturverhältnisse der Ersatzstücke sind einer exacten langjährigen Untersuchung noch nicht unterworfen. — Die Neuroplastik selbst ist noch zu jung, um auf Dogmen Anspruch machen zu können und die betreffenden Bearbeiter derselben noch zu sehr getheilter Meinung. Am weitesten ist die Osteoplastik gedrungen, nicht nur durch die physiologischen Versuche ad hoc an Thieren, sondern auch durch die dieselben ergänzenden Erfahrungen nach Resectionen an Menschen selbst.

Uebte somit die Physiologie einen günstigen Einfluss auf die Chirurgische Plastik, so hat diese wiederum einen ebenso günstigen auf manche andere chirurgische Operationen gehabt, namentlich den Drang: Wunden prima intentione zu heilen, geweckt, welche eine Capitalforderung der Chirurgischen Plastik ist. War dieser Drang vielleicht auch ein mehr unbewusster, so ist doch nicht zu leugnen, dass z. B. die Amputationen mittels Lappenschnitte, ihre schnelle Vernähung und Heilung, die sogenannte conservative Chirurgie, Decapitationen der Gelenke, Resectionen der Knochen von der chirurgisch-plastischen Atmosphäre angehaucht sind; ja man ging in ihr so weit, manche Operationen öfter plastische zu benennen, denen das Criterium des formähnlichen Ersatzes abging, z. B. die sogenannten osteoplastischen Operationen von Pirogow (Fersenbein), Gritti (Kniescheibe) u. dgl. bis auf den lebendigen Stelzfuss von Mikulicz. Höchstens kann man solche Operationen osteoplastoide taufen; sie machen eine an-

[1]) Bennet: The physiologie of plastic surgery. Restoration of a lost nose. (Dublin Journ. of med. science. 1883. p. 97.) Er findet die Sensibilitätserscheinungen der neuen Hautnase mit Billroth bis jetzt unerklärlich. Die einzige Nervenuntersuchung giebt W. Busch. (Virchow's Archiv. Bd. XVI.) Kapeller (Aerztliche Mitth. aus Baden 1871 No. 16) über anaplastische Lappen, und manche Andere.

nähernde Function möglich, geben aber die frühere Form nicht zurück.

Ueber die Nachbehandlung bemerke ich kurz, dass das frühere reizende Verfahren namentlich nach Dieffenbach's Vorgang durch das antiphlogistische bis zur Arterientrennung ersetzt wurde, welches nun wieder durch das längst ersehnte Postulat einer jeden eiterlosen Vereinigung: die Antiseptik verdrängt worden ist. Aus ihr entspringt eine unendlich grössere Sicherheit unseres Handelns und aus ihr haben wir gelernt, dass eine mässige Temperaturerhaltung schneller und sicherer Heilung am ehesten entspricht.

Die Modalitäten der Chirurgischen Plastik lassen sich unschwer in folgendem Schema zusammenfassen:

I. Der organische Ersatz wird genommen:

A. Von demselben Individuum

1. aus der Nähe mit Brücke,
2. aus der Ferne a) mit Brücke, b) ohne Brücke,
3. durch schubweises Fortbewegen des Ersatzes in die Nähe [1]).

B. Von einem anderen Individuum, menschlichen oder thierischen

a) mit Brücke,

b) ohne Brücke.

II. Anorganischer Ersatz aus dem Thier-, Pflanzen- oder Mineralreiche gewonnen: Prothese genannt.

Diesen Modalitäten sind zur Zeit folgende Organe und Gewebe unterworfen worden.

I. Athmungsorgane: Rhinoplastik, Bronchoplastik.

II. Ernährungsorgane: Cheiloplastie, Stomapoësis, Meloplastie, Uranoplastie, Odontoplastik, Buccoplastie, Pharyngoplastik, Peritoneoplastik, Gastro-Enteroplastik, Keloplastie, Proctoplastik.

III. Geschlechtsorgane: (Posthioplastik) Urethroplastik, Cystoplastik, Oscheoplastik, Perineoplastik, Elythroplastik.

IV. Bewegungsorgane: Myoplastik, Tenoplastik, Osteoplastik.

V. Nervensystem: Neuroplastik; der Sinne: Otoplastie, Blepharoplastik, Keratoplastik.

[1]) (Dieffenbach). — Restauration de la peau de la lèvre inférieure, du bas des joues, du menton et du cou au moyen de la peau des épaules par Burggraeve à Gand. Encyclographie méd. 1841, Novbr. p. 297.

VI. Geschwüre: Helkoplastik, Syringoplastik.

VII. Narben: Keliplastie.

Ehe ich nun diese verschiedenen Operationen mit Ihnen rhapsodisch durchgehe, bemerke ich, dass ich nach dem Vorschlage von Guerin jeden Ersatz mit Brücke autoplastisch, ohne dieselbe anaplastisch nennen werde.

I. Athmungsorgane.

Rhinoplastik. Um nicht nur die Operation in ihren Resultaten zu sichern, sondern auch die Nachwehen zu verhüten, über welche von mancher Seite berichtet wird, können folgende Regeln zu deren Ausführung empfohlen werden.

1. Man suche bei dem indischen Verfahren dem Stirnlappen die möglichste Grösse zu geben, was erreicht werden kann, wenn man den Ersatzlappen schräg bildet und sich nicht durch die behaarte Kopfhaut abschrecken lässt.

Der eine Schnitt zur Lappenbildung dringe bis in den Substanzverlust, der gedeckt werden soll, wobei die Art. frontalis zerschnitten und unterbunden wird. Hierdurch wird der späteren Blutüberfüllung des Lappens vorgebeugt und die Drehung des Lappens bedeutend lockerer.

2. Eine spätere Verwachsung der Nasenlöcher ist nicht möglich, wenn die Ränder um dieselben eingeklappt und durch eine Plattensutur befestigt werden; die Ränder des breit ausgeschnittenen Septum werden in der Mitte seiner Länge durch Suturen an einander gefügt. — Das Einführen von Erweiterungsmitteln der durch die Narbenzusammenziehung sich verengenden Löcher nützt momentan, wird aber oft schädlich dadurch, dass durch den concentrischen Druck, welchem das Septum ausgesetzt wird, Atrophie desselben entsteht und es verschwindet.

3. Der Defect an der Stirne, welcher durch das indische Verfahren entsteht, schreckt viele Leidende davon ab, sich dieser Operationen zu unterwerfen: sie wähnen durch ihn erst das Publikum auf ihren früheren Nasenverlust aufmerksam zu machen und von demselben der Syphilis geziehen zu werden. Dieses Vorurtheil ist jedoch ungegründet, denn durch statistische Untersuchungen Szymanowsky's ist erwiesen, dass ungefähr der dritte Theil der Nasenverstümmelungen dieser Infection zuzuschreiben, die übrigen zwei Drittheile tuber-

culösen Zerstörungen, dem Lupus oder Traumen, oder Herpes exedens angehören. Die zurückbleibende Narbe ist jedoch bedeutend kleiner als die Grösse des ausgeschnittenen Lappens betrug, kann bei schräger Lappenbildung theilweise von dem Haare, der Haube unsichtbar gemacht werden, wird verkleinert durch Ausschneiden mehrfältiger kleiner Keile aus der umgebenden Stirnhaut und Zusammennähen der entsprechenden Wundränder, durch Spicatouren der deckenden Bänder, durch Wiedereinlegen der Brücke, nachdem die neue Nase von derselben abgetrennt. und endlich durch Einpflanzen von einer Anzahl Hautstückchen auf die granulirende Knochenfläche nach dem anaplastischen Verfahren von Reverdin.

Die Dermanaplastie ist gerade kein neues Verfahren und wahrscheinlich aus den Versuchen entstanden, abgehauene Finger und Nasen wieder anzuheilen, was zuweilen gelang. Bekannt ist die gelungene Operation Prof. Bünger's in Marburg 1820 bei einer Dame, den Nasendefect durch ein aus der Glutäalgegend ausgeschnittenes Hautstück zu ersetzen. Bünger fand kaum Nachahmer, da man an dem öfteren Anheilen brückenloser Hautstücke zweifelte, und selbst Dieffenbach's Versuche: getrennte Stücke bei Thieren einheilen zu lassen, weckte nur wenig Nachfolger bei Menschen, bis 1869—70 zwei Mediciner Walther Hauff[1]) in Heidelberg und Berlin und A. Reverdin[2]) in Paris unabhängig von einander fast das gleiche Thema bearbeiteten — mit dem Unterschiede, dass ersterer seine Transplantationsversuche getrennter Hautlappen auf frische Wunden an kalt- und warmblütigen Thieren anstellte, während R. Hautstückchen auf Granulationsflächen einpflanzte. In Frankreich fand das Reverdin'sche Verfahren anfänglich nur sehr wenig Anhang, als es jedoch in England bekannt geworden war, wurde es von Pollock, Henry Lee, Holmes 1870[3]) in London, sowie von Young Cumberbatch und Page[4]) schnell eingeführt; ersterer nahm kleinere Stücke aus der Haut eines vier Stunden vorher amputirten Armes und setzte sie mit Erfolg in ein Geschwür. Dass Vorsicht bei der Wahl von

[1]) Ueber Wiederanheilung vollständig vom Körper getrennter Hautstücke 1870, Berlin.

[2]) Reverdin: Sur la greffe epidermique. Comptes rendus 1871. T. LXXIII. p. 1280.

[3]) Holmes: Surgery. Bd. V, 591.

[4]) Observations on the true nature of the so called Sking-grafting. British med. Journal, 1870, No. 520.

Läppchen nöthig, beweist ein Beispiel von Variolaübertragung durch Läppchen, erzählt von Dr. Nehse[1]) aus der hiesigen Charité: Einer anscheinend gesunden Frau wurde der von einer ·Wollreissmaschine zerfetzte rechte Arm amputirt; am zweiten Tage nach der Amputation brach bei ihr Variolaexanthem aus. Die Haut des amputirten Armes war bei vier Patienten zur Transplantation benutzt. Am sechsten Tage nach dieser Operation brach bei dem ersten Variola aus mit tödtlichem Ausgange. Der zweite Patient zeigte am siebenten Tage nach der Transplantation Erbrechen, Frost mit nachfolgender Hitze, Appetitlosigkeit und fortdauernde Uebelkeit, welche Erscheinungen am achten Tage noch zunahmen und dann allmählich wieder verschwanden. Der dritte Patient erkrankte am neunten Tage unter denselben Erscheinungen wie der zweite; nur bei dem vierten trat keine weitere Reaction ein. Deubel[2]) veröffentlicht einen Fall von gleichzeitig implantirter Syphilis. — In Deutschland wurde ausser von Hauff diese Implantation von Dr. Jacenko aus Kiew eingeführt und weiter gebildet von Czerny[3]), Heiberg und H. Schulz[4]), Ranke[5]), Lindenbaum[6]). — Die Eigenschaft der zu transplantirenden Läppchen brachte manche dissentirende Meinungen zu Tage: die Einen begnügten sich nur mit der Epidermisschicht (Fiddes), die Mehrzahl will den Papillarkörper nicht missen; Monod[7]) hat für die Transplantation grösserer Hautstücke auf frische Wunden folgende Gesetze aufgestellt: 1) Lappen nur von Menschen. 2) Ober- und Unterarm. 3) Ersatzlappen grösser als der Defect. 4) Unterhautfettgewebe radical auf warmer Unterlage entfernt. 5) Höchstens zwei grosse Nähte. 6) Ueberdeckung mit Goldschlägerhaut, desinficirter Watte, leicht comprimirender Binde. 7) Der erste Verband bleibt vier bis fünf Tage liegen; das Goldschlägerhäutchen 14 Tage, wo es sich abstösst.

Wolfe[8]), J. R., in England hat die ursprünglich nur geringe Grösse der zu implantirenden Hautläppchen bedeutend vermehrt, so

[1]) Ueber Transplantation. Berlin 1872. Diss.
[2]) Gazette méd. de Paris 1881, No. 35.
[3]) Med. Centralblatt 1870, No. 56. 1871, No. 17.
[4]) Berliner klin. Wochenschrift 1871, No. 10.
[5]) Bayer. ärztl. Intelligenzblatt 1871, No. 8.
[6]) Berliner klin. Wochenschrift 1871, No. 11.
[7]) Bulletin et Mémoires de la Soc. d. Chirurgie de Paris. T. VII, 647.
[8]) On transplantation of skin-flaps from distant parts without pedicle Practitioner 1883. p. 331.

dass in Albion diese Methode schon unter dem Namen des Wolfe'schen Verfahrens ausgeübt wird, wovon bei Besprechung einzelner Organe noch die Rede sein wird.

Um nun auf unseren Stirnhautdefect wieder zurückzukommen, will ich darauf aufmerksam machen, dass Thiersch[1]) Armhautstückchen auf die Stirne gepflanzt hat, dass jedoch Billroth[2]) diesem Verfahren keinen Beifall spendet, weil die Narbe ein schachbrettähnliches Ansehen erhalten soll.

Auch bei der Verengerung der Nasenlöcher ist dieses Wolfe'sche Verfahren von Mayo Robson[3]) bei einem Patienten angewendet worden, bei welchem nach Pocken spaltartige Coarctationen eingetreten waren. Nach blutiger Trennung der Verengerungen nahm er den anaplastischen Lappen aus dem Arme.

Dieses anaplastische Verfahren ist bereits so sehr Gemeingut der Chirurgen geworden, dass wir es für selbstverständlich finden, wenn noch fortwährend neue Versuche, neue Erfahrungen, neues Material zu Tage kommt und dadurch ein oder die andere Monod'sche Norm modificirt werden muss. So versuchte Lücke, Reverdin[4]) verschiedenes Gewebematerial zur Füllung eines Defectes der Kopfhaut, doch ohne Erfolg, zu verwenden, bis ein Dermoidkysten-Lappen anheilte, Czerny die Schleimhaut eines Nasenpolypen einheilte.

Hüter[5]) hat behaarte Hautläppchen zur Refection von Augenbrauen benutzt.

Hahn[6]) kratzte Lupusstellen an Schulter, Nase und Gesicht aus und belegte sie erfolgreich durch Hauttransplantationen.

An Statt des Goldschrägerhäutchens zur Bedeckung der Läppchen ist das Eihäutchen vorgeschlagen worden.

Sollten solche Läppchen in manchen Fällen abgespült oder aufgesogen werden, sie mithin als Krystallisationspunkte der Narbenepidermis nichts beigetragen haben, so ist doch beobachtet worden, dass nach ihrem Abgange eine regere Narbenbildung in dem Granulationsgewebe eintrat, welches zur Heilung führte. Sie waren daher

[1]) Verhandlungen d. Deutschen Gesellschaft f. Chirurg. 1879. VIII. Bd. S. 68.
[2]) Ebend. S. 71.
[3]) Lancet 1882. I. p. 140 flg.
[4]) Centralblatt f. Chirurgie 1876. S. 557.
[5]) Verhandl. d. Ges. f. Chir. 1879. VIII. 72.
[6]) Centralbl. f. Chir. 1883. 225.

als Fremdkörper Erreger, ähnlich den Erbsen, durch welche man früher atonische Geschwüre in Fontanellen umwandelte und oft den Heilzwek erreichte.

Schliesslich erlaube ich mir noch, Sie an zwei Verfahren, Nasen aus der Stirnhaut zu bilden, zu erinnern, welche als Curiosa angesehen werden können. Das erste Verfahren von Dr. Heuser in Hombrechtikon besteht darin, dass er das Septum und die beiden Nasenflügel aus der Gegend der Glabella herzustellen beginnt und von da in zwei parallelen Schnitten bis tief in die behaarte Kopfhaut hinein eine Art von Hautriemen bildet, durch dessen Herabziehen die neue Nase bis zu dem Defecte gelangt und durch Suturen allda befestigt wird, so dass ein Stirndefect nicht entsteht. — Das Verfahren von Dr. Neumann besteht darin, dass bei Verlust der Nasenspitze längs der beiden Seiten der übriggebliebenen Nase Parallelschnitte nach aufwärts bis ungefähr in die Mitte der Stirne geführt und allda durch einen Querschnitt vereinigt werden. Nun wird das Septum cartilaginium von dem Septum osseum so weit von oben nach unten abgetrennt, dass dies zurückgebliebene Nasenstück nach abwärts gezogen werden kann, bis die horizontale Lage des Septum wieder hergestellt ist. Bei dieser Herabziehung rückt der an der Stirne gebildete Lappen abwärts und wird durch Suturen in seiner neuen Lage bezüglich als Nasenwurzel befestigt und an der Stirne zeigt sich ein viereckiger Substanzverlust, welcher nach Celsus'scher Methode gedeckt werden kann.

4. Obgleich der Stirnlappen jetzt wohl fast allgemein auch das Periost enthält, welches der neuen Nase selbst eine grössere Härte verleihen soll, ja selbst die Hoffnung auf eine, wenn auch nur punktweise Ossification nicht ausschliesst, so ist doch die Klage über das allmähliche Einsinken der neuen Nase bis jetzt noch nicht verstummt. Um diesem Uebelstande zu entgehen, sind von vielen Seiten Vorschläge und Ausführungen von sogenannten Nasenstützen gemacht worden, welche zwanglos in autoplastische und anaplastische eingetheilt werden können. Zu den autoplastischen gehört das Verfahren von Thiersch mit zwei aus der Wange genommenen und aufgerollten Lappen, deren weitere Präparirung wir bei der Posthioplastik näher kennen lernen werden. Ferner die ingeniöse Operation Bernhard von Langenbeck's, aus abgesprengten Knochenstückchen

des Oberkiefers Sparren zur Erhaltung der Nasengestalt zu bilden, — ferner die Proceduren Dr. Hahns[1]): das Septum aus dem Boden der Nasenhöhle, enthaltend Reste des Vomer, der Schleimhaut, des Periostes und Knochens als Stütze zu benutzen, so wie sein zweites Verfahren: als Stütze die Nasenknochen anzusägen, nach oben zu drängen und sie durch das Zusammennähen der Wangen in der Mitte in dieser Lage zu erhalten, nachdem er durch einen Schnitt zwischen den Augenhöhlen einen Lappen mit Periost von dem eingesunkenen knöchernen Theile so gebildet, dass die Brücke an der Apertura pyriformis liegt. — Weiter folgen dann die bekannten schon von Dieffenbach und später von B. von Langenbeck erweiterten Verfahren: aus den Trümmern der alten Nase, welche aus dem Antrum hervorgeholt und umgeklappt werden, Stützen zu bilden und das Verfahren von Nicoladini: die Sparren aus den Nasenmuscheln herzustellen. Das originellste Verfahren ist jedoch das von S.(ayre?) in dem Bellevuehospital zu Newyork 1880, welcher einem Patienten einen von dessen eigenen Fingern, nachdem er seines Nagels beraubt und auf der Volarseite aufgeschlitzt worden war, in den Nasendefect einheilte um ihn als Stütze für einen neuen Nasenlappen zu benutzen. Da jedoch diese Nachricht mir nicht aus einer medicinischen Zeitschrift bekannt ist, so theile ich sie unter aller Reserve mit.

Die Prothesen, welche bis jetzt als Stütze der neuen Nase erfunden, empfohlen und auch ausgeführt worden sind, zeigen schon durch ihre Menge, dass keine von ihnen den Wünschen der Chirurgen allgemein entsprochen hat, was sich aus der Druckgangrän, welche sie während der Narbencontractur der neuen Nase veranlassen, unschwer erklären lässt. Zu ihrer Herstellung benutzte man das verschiedenartigste Material, Papier maché, Holz, Aluminium, Gold, Platin, Bernstein [Dr. Leisring[2]) 1870], Kaoutschuck [Sauer[3])]. Mikulicz hat kürzlich ein Drahtgestell, was früher auch schon v. Gräfe empfohlen hatte, angewendet, doch bleibt ein dauernder Erfolg bei allen diesen Fremdkörpern problematisch. — Eine Zusammenstellung ähnlicher Vorrichtungen findet sich bei Bruck: Die angeborenen und erworbenen Defecte des Gesichtes, Breslau 1870. — Bei Patienten, welche

[1]) Verhandl. d. Deutschen Ges. f. Chirurgie Bd. XI. 1882. I. S. 102.
[2]) Centralblatt f. Chir. 1877. p. 257.
[3]) Deutsche Vierteljahrsch. f. Zahnheilkde. 1881. Jahrg. XXI. Heft 4.

sich keiner rhinoplastischen Operation unterwerfen wollen, bleibt nichts übrig als sich eine künstliche Nase, vorzugsweise aus Aluminium, zu verschaffen, welche mittelst eines Brillengestelles an dem Gesichte befestigt wird und bei uns auffallend künstlerisch hergestellt werden kann.

5. Manche Chirurgen haben sich so weit verstiegen, dem Patienten die Wahl der Form ihrer neu zu kreirenden Nase anheim zu stellen. Seien wir hierin nicht zu kühn, denn die chirurgischen Nasen nehmen sehr häufig eine dem Chirurgen sowohl als dem Besitzer unliebsame Gestalt an. Freilich lässt sich in späterer Zeit durch kleine Operationen eine unangenehme Gestalt noch verbessern, was man ciseliren nennt; doch sollte man darin nicht so weit gehen wie Pirogoff[1]), dem es auffiel, dass manche der von ihm gemachten Nasen auf einem finnischen Antlitze eine römische Form annahm. Diese Ciselirungen nahm er auch bei einem estnischen Bauern vor, der seinen Nasendefect in Dorpat ersetzen liess, weil ihn seine Braut nur unter dieser Bedingung heirathen wollte. Nach vielen Monaten kehrte er endlich stolz und hoffnungsvoll mit seiner ciselirten Nase in sein Dorf zurück und erfuhr dort zu seinem Schrecken, dass seine Braut unterdessen einen anderen geheirathet habe, weil sie die Geduld des Wartens verloren hatte.

Bronchoplastik.

Nur selten tritt an den Chirurgen die Nothwendigkeit Substanzverluste, welche an dem Kehlkopfe oder der Trachea zurückgeblieben sind, durch ein plastisches Verfahren zu schliessen, denn die Oeffnungen, welche wir durch die Tracheotomie in diesen Theilen bewirken, heilen bekanntlich oft viel schneller zu, als uns lieb ist. Grössere Substanzverluste dieser Röhren kommen meistens nur nach Schusswunden, und bei Selbstmordversuchen vor, die manchmal sehr ungeschickt ausgeführt werden. Es sind daher auch der Verfahren solche Substanzverluste zu decken nur wenige. Velpeau versuchte 1832 durch einen zusammengerollten Hautpfropf, welchen er mit Belassung einer Brücke aus der Nachbarschaft des Substanzverlustes genommen hatte, denselben zu verstopfen und Balassa ist ihm hierin gefolgt; allein es müssen die Resultate hinsichtlich der Anheilung der gerollten

[1]) Klinische Chirurgie, Leipzig 1854, III. Heft S. 75. — Karsten's: De correctionibus nasi restituti. Dorpat 1836. Diss.

Zellgewebefläche des Pfropfes nicht befriedigend gewesen sein, denn diese Operation ist als verlassen anzusehen. Wenn auch eine vollständige Anheilung oder Verwachsung der Bindehautfläche mit dem angefrischten circulären Rande der theilweis knorpeligen Röhre eingetreten sein sollte, so wird doch das Lumen durch das Hineinragen des Pfropfes vermindert und hierdurch eine Art von künstlicher Strictur bewirkt. Aus diesem Grunde ist die Operation von Prof. Ried[1]) in Jena vorzuziehen, welcher einen Lappen von der Form des Substanzverlustes aus der nächsten Umgebung desselben, also aus der sehr beweglichen Halshaut ausschneidet und durch seitliche Verschiebung mit den Wundrändern vereinigt. Der Erfolg war ein sehr günstiger, und belehrt uns überdies, dass der Trachealschleim keinen schädlichen Einfluss auf die Bindegewebsfläche des Ersatzlappens ausübt. Die undulirende Bewegung, welche ein solcher Lappen während starker Athemversuche darbietet, schwindet mit seiner Schrumpfung.

Nach Exstirpation des Kehlkopfes ist bislang nur Prothese möglich.

II. Ernährungsorgane.

Mund. Die Operationen, welche an dem Eingange des Ernährungsschlauches ausgeführt werden, umfasst man fast allgemein mit dem Ausdrucke Cheiloplastik.

Diese Bezeichnung ist jedoch etymologisch eine zu enge, da wir bei den verschiedenen Ausführungen derselben meistens viel öfter die Supramentalgegend als den Schwellkörper der Lippe selbst zu ersetzen suchen oder vielmehr zu ersetzen vermögen. Der Ausdruck Stomatoplastik ist daher bezeichnender.

Der Zweck der Stomatoplastik ist: an Stelle der mit Substanzverlust verloren gegangenen Oeffnung in dem Gesichte eine der normalen Oeffnung ähnliche zu setzen. Diejenige Operation, welche nicht nur Haut, sondern auch rothen Lippensaum mit einem Male herstellt, muss als die vollkommenste angesehen werden.

Die Formen, welche die Substanzverluste darbieten, seien sie traumatischen Ursprungs oder angeboren, sind so mannichfaltig, dass schon aus diesem Grunde eine erkleckliche Menge von Ersatzverfahren

[1]) Keller: Ein Fall von Bronchoplastik. Jena 1864. Abbild. Ried: Jenaische Zeitschrift für Medicin und Naturwissenschaften — 1864. Bd. I. Seite 370. Tafel IX.

(ein Chirurg hat deren 44 gezählt) erfunden werden mussten. Zur Form gesellt sich noch die Grösse des Substanzverlustes sowie die Verhältnisse der umgebenden Weichtheile, drei Factoren, welche im Vereine erst über die Wahl eines Operationsverfahrens bestimmen können. Und als vierter Factor tritt zuweilen noch der Wille des zu operirenden Individuums hinzu.

Die Form, welche der Substanzverlust am Munde darbietet, oder in welche derselbe zur Aufnahme des Ersatzes vorbereitet wird, ist entweder dreieckig oder viereckig, herzförmig oder elliptisch, wenigstens denken wir uns diese Formen als Paradigmata im Allgemeinen und wenden sie auch bei vielgestaltigen Verlusten mehr oder weniger strict an.

Für dreieckige Verluste passt am besten die Wange (seitliche Verschiebung), bei viereckigen das Kinn, die vordere Halsseite, am besten mit Belassung der beiden Seitenbrücken: eigentlich ein Celsus'-sches Verfahren mit einem lockernden Schnitte hinter der Basis des Lappens und Unterminirung desselben. Dieses letztere Verfahren ist im Stande sehr bedeutende Substanzverluste zu decken, Ober- und Unterlippe zugleich abzugeben (Mazzoni's Unternasenmaske), muss aber für sich auf die Bildung des Lippensaumes verzichten.

Wenn es also nicht möglich war mit der neuen Hautlippe zugleich auch den Lippensaum zu gestalten, so tritt die Indication ein, entweder sogleich oder später ein neues Lippenroth zu gewinnen und dieses Verfahren bildet die Cheiloplastik im engern Sinne.

Einige Versuche zur Bildung des Lippensaumes: Schleimhaut aus der Mundhöhle zu nehmen, haben nicht den erwünschten Erfolg gehabt und wurde v. Langenbeck's Verfahren: den fehlenden Saum der Unterlippe aus der Oberlippe und vice versa zu beschaffen, als bahnbrechend und erfolgreich anerkannt. Nachdem sind noch zwei Verfahren veröffentlicht worden, das eine von Professor Estlander in Helsingfors [1]), durch welches zugleich mit dem Lippensaume ein entsprechender Hautlappen gebildet wird, mit welchem der dreieckige Hautverlust gedeckt wird und die in ihm befindlichen Fasern des Orbicularis oris in dieselbe Lage und Richtung der exstirpirten Fasern gelangen. Das andere Verfahren ist von Professor Maas [2]) in Würz-

[1]) Archiv f. kl. Chirurgie Bd. XIV. Berlin 1872. (Abbildung.)
[2]) Zeitschrift für Chirurgie Bd. X. S. 185. Taf. IV. Leipzig 1878. (Abbildung.)

burg und bildet aus dem vorhandenen Lippensaume ein Cyclostoma, welches später zum normalen Munde ausgearbeitet wird.

Diese letztere Operation führt unwillkürlich zu denjenigen operativen Verfahren, durch welche Verengerungen des Mundes, seien sie angeboren, seien sie durch Narbenzusammenziehungen entstanden, sowie Formfehler desselben: Verziehungen, Schiefstellungen reparirt werden können. Wir begreifen diese Abtheilung unserer Thätigkeit unter dem Namen der Stomapoësis. Das ältere Operationsverfahren nach blutiger Erweiterung der Mundatresie mit Umnähung der buckalen Schleimhaut ist so befriedigend, dass ich mich keiner anderen neueren Operation dieser Krankheit erinnere und mache nur darauf aufmerksam, dass in denjenigen Fällen, welche durch Vernarbung vom Lupus oder Herpes exedens entstanden, die Operation womöglich längere Zeit nach der Vernarbung aufgeschoben werden muss, wenn man sich nicht genöthigt sehen will, dieselbe Operation, wie dies Carl von Textor widerfuhr, wegen Recidive dreimal wiederholen zu müssen. Ueber die Geradestellung des durch Narben verzogenen Mundes verweise ich auf die sinnreichen plastischen Operationen von B. von Langenbeck.

Es giebt indessen noch ein operatives Feld, in welchem die bisher angeführten allgemeinen Gesetze nicht durchaus anwendbar sind, sondern je nach der verschiedenartigen Form der Defecte auf verschiedenste Weise modificirt werden müssen. Es begreift dieses Feld die Hasenscharte und den Wolfsrachen mit seinen so unendlichen Formen und Complicationen. Diese allein würden eine sehr lange Auseinandersetzung erfordern, wozu mir die Zeit heute nicht vergönnt ist. Wir haben indess die Hoffnung, dieses Capitel der Plastik von einem Meister in diesem Fache uns vorführen zu lassen, zugleich mit Uranoplastik und Staphyloraphie und den zuweilen verbundenen Gesichtsspalten.

Ich würde Ihnen die Thätigkeit der chirurgischen Plastik am Munde nicht vollständig geben, wenn ich hier nicht noch auf zwei interessante Operationen aufmerksam machte; die erste besteht in der Bekleidung im inneren Munde mit Haut nach Zerstörung der Verwachsungen zwischen der Wange und den Kiefern, durch welche die narbige Kieferklemme herbeigeführt wird. Wir besitzen über die Refection der Mundhöhle drei interessante Abhandlungen, die eine von Jäsche-Bojanus[1]), die andere von Professor Gussenbauer[2]), die dritte von Bassini (Oberarm)[3]), deren Detail ich hier unmöglich concis geben kann (Buccaplastie).

Die zweite ist die Odontoplastik, von Dr. Mitscherlich[4]) wissenschaftlich bearbeitet, jedoch, wie mir scheint, noch nicht so, als es nützlich wäre, in der Praxis verbreitet. Auch hierüber würden wir wohl mit Interesse weitere Ausführungen von einem unter uns anwesenden competenteren Mitgliede entgegennehmen.

Meloplastik.

Die Substanzverluste der Wangengegend, namentlich diejenigen, welche ihre Entstehung gangränösen Processen (Noma, Typhus) verdanken, haben, da sie meistens erst nach einer schon stattgehabten Vernarbung dem Chirurgen zukommen, ein so sehr verändertes umgebendes Hautgewebe, so dass die Prognose für den Erfolg einer plastischen Operation oft recht zweifelhaft ist; aber auch die Form der Substanzverluste ist so unendlich verschieden, dass es kaum möglich ist allgemeine Normen für die Form der Ersatzlappen und den Ort, von welchem sie geholt werden, anzugeben. Deshalb existiren auch in einzelnen Veröffentlichungen und in den Handbüchern die mannigfachsten Verfahren, welche entweder der Lappenverschiebung, oder dem Celsus'schen Verfahren ähnlich sind, und welche ich speciell hier anzugeben nicht nöthig habe. Ich will nur darauf aufmerksam machen, dass Scarenzio[5]) jüngstens eine Genioplastik mit einem zweibrückigen Lappen ausgeführt hat, welchen wir bei der Plastik an dem Unterleibe noch näher kennen lernen werden und dass Professor v. Bergmann[6]), gestützt auf drei von ihm operirte Fälle, den Grundsatz aufgestellt hat: Nach Resection einer Oberkieferhälfte nicht erst den Vernarbungsprocess der ausgedehnten Wunde abzuwarten, sondern sogleich nach vollendeter Exstirpation einen hinreichend grossen plastischen Lappen aus der Schläfegegend bis zu dem Unterkiefer herab abzupräpariren, und mit ihm die Mucosa des harten, sowie des wei-

[1]) Archiv f. klin. Chirurgie. Bd. 9. S. 226.
[2]) Verhandl. d. Deutschen Ges. f. Chirurgie. Bd. 6. S. 11. Taf. I. Berlin 1877. Bd. VII. S. 77 fig.
[3]) Sul serramento delle mascelle. Milano 1879. S. 109. Taf. V. fig. 30.
[4]) Archiv f. klin. Chirurgie Bd. IV. S. 375. Abbildg. Berlin 1863.
[5]) Annali. univ. di Medicina e Chir. 1883. p. 261.
[6]) Petersburger Med. Zeitschrift Bd. XIII. H. 8. 1867.

chen Gaumens zu vereinen, wenn erstere abgehoben werden konnte. Auf diese Weise wird zugleich die Mundhöhle von der Nasenhöhle geschieden und die Heilung schnell gefördert, weil eben die Gesichtshaut in diesem Falle noch nicht geschrumpft und verspeckt, vielmehr durch das zu entfernende Uebel ausgedehnt ist.

Einen interessanten Fall von Melo-Blepharoplastik in drei Zeiten wegen angeborener Gesichts- und Augenlidspalte hat Dr. Hasselmann veröffentlicht[1]).

Pharyngoplastik.

Obgleich in den jüngst verwichenen Jahren eine Reihe von schweren Operationen an dem Halse, wie z. B. die Exstirpation des Kehlkopfes, die Oesophagotomie und Oesophagectomie ausgeübt worden sind, habe ich doch nur bis jetzt einen Fall gefunden, in welchem der Substanzverlust der Pharynxwand durch einen Ersatzlappen gedeckt wurde. Dr. Novaro[2]) exstirpirte ein Krebsrecidiv, nachdem früher der Larynx wegen derselben Krankheit fortgenommen worden war. Dabei musste auch die rechtsseitige Pharynxwand zum Theil mit entfernt werden. Den Ersatz bildete Novaro durch einen Celsus'schen Lappen mit der wunden Fläche nach aussen gerichtet. Dieser Lappen starb ab und es entstand Eiterung. Der Patient starb bald an Verblutung aus der Art. thyriod. sup. Der Nichterfolg der Plastik ist hier auf die Unzulänglichkeit des Lappens zu schieben.

Peritoneoplastik.

Selten wohl wird die Ch. Pl. bei Substanzverlusten der serösen Haut der Unterleibshöhle in Anspruch genommen werden, es sei denn, dass dieselbe mit anderen Krankheiten, namentlich mit Geschwülsten so verwachsen ist, um eine gleichzeitige Wegnahme eines Stückes der Serosa zu veranlassen. Einen solchen Fall beschreibt Mangiagalli[3]), in welchem er bei Exstirpation eines Fibro-myxo-sarcoms ein Stück des Peritoneum parietale mit entfernen musste. Zur Deckung dieses Verlustes nähte er das grosse Netz in die Ränder des Peritoneal-Defectes ein und legte dann weitere Nähte der Muskeln und Haut an. Der Operirte genas.

[1]) Archiv für klin. Chirurgie Bd. XVI. S. 681. Tab. XX. Fig. 1—4. Berlin 1874.
[2]) Giornale della R. Academia di medic.-d. Torino. 1881. I.
[3]) Gazzetta degli ospitali. 1881. 13. 14. 15.

Gastro- und Enteroplastik.

So angenehm dem Physiologen die Magenfisteln sind, weil sie ihm Gelegenheit zum Studium der Verdauung geben, mit desto grösserer Bedenklichkeit werden sie von dem Chirurgen in Angriff genommen, dem es obliegt sie zum Verschlusse zu bringen.

Ueber die Schliessung der Magenfisteln besitzen wir eine didactische Abhandlung von Prof. Middeldorpf, in welcher er nach der Aufzählung der verschiedenen Behandlungsmethoden einen Fall beschreibt und abbildet, in welchem er eine plastische Operation mittelst eines zweibrückigen Lappens nach Dieffenbach's Angabe ausführte, jedoch nicht verhindern konnte, dass trotz schneller Anheilung des verschobenen Lappens noch nach $^7/_4$ Jahren eine kleine Fistel zurückblieb, an deren Heilung denn Patientin und Aerzte verzweifelten, besonders da bei oft tagelangem Schlusse derselben Unterleibsbeschwerden eintraten, die nach dem Wiederaufbruche und nach Entleerung einer geringen Menge schaumigen Chymus verschwanden. Es war in diesem Falle die Fistel durch Eiterung von Innen heraus entstanden, nachdem der Krankheitsprocess Jahre lang sich entwickelt. Neuere Operationen sind von Professor Billroth[1]) mitgetheilt worden, welche ebenfalls die Schwierigkeit der Heilungen bestätigen. In einem Falle war eine Magenbauchfistel wieder vollständig aufgebrochen, wo dann B. durch Loslösung, Vorziehung und Nähte durch die Bauchwandungen dieselbe schloss und den Hautdefect durch einen Lappen aus der Umgebung mit vollständigem Erfolge deckte. In einem anderen Falle[2]) legte er einen Nélaton'schen Katheter in den Magen, spülte letzteren vollständig aus, excidirte die Wundränder durch elliptische Schnitte und bildete einen zweibrückigen Lappen, welchen er an dem oberen Rande des Defects annähte. Der Katheter wurde erst am vierten Tage entfernt, wonach kein Magensaft mehr ausfloss und Heilung erfolgte. — Aus anderen ähnlichen Operationen geht die grosse Schwierigkeit einer solchen Heilung hervor und ist dieselbe durch zwei Ursachen zu erklären: 1) durch die sehr häufige Verspeckung des umliegenden Hautgewebes, wodurch der transplantirende oder zu verschiebende Lappen selbst nicht mehr vollkommen gesund ist oder keinen gesunden Untergrund findet und 2) durch die Ver-

[1]) Archiv f. klin. Chirurgie Bd. XX. p. 577.
[2]) Wölfler: Wiener Med. Wochenschrift 1879 No. 16.

dauungskraft des Magensaftes, welcher auch auf die der Magenhöhle zugewandte Bindegewebsfläche zerstörend einwirkt und so den plastischen Lappen absterben macht. Wir ersehen daraus, dass eine permanente Drainirung bis zur Verwachsung des Lappens unbedingt nöthig ist, ganz abgesehen von den diätetischen und pharmaceutischen Maassregeln zur Verminderung der Säure des Magensaftes. Dieser Punkt führt auch auf die Frage, ob es nicht möglich ist, die Thiersch'sche Maxime der Lappenbildung auch auf die Magenbauchwandfistel anzuwenden, weil durch sie Epidermisschicht der Magenhöhle zugewendet werden würde.

Zuletzt will ich noch hier bemerken, dass namentlich unter den Militärärzten sich die Maxime gebildet hat: bei Magenverletzungen, welche zu Fisteln führen, mit dem operativen Verfahren sich nicht zu beeilen.

Bei weitem häufiger als die Schliessung der Magenfisteln kommen die Operationen an den Därmen vor, namentlich die Behandlung des Anus praeternaturalis, nachdem derselbe in eine Fistula intestinalis umgeformt worden ist. Collier hat 1835 die erste Hauttransplantation bei diesem Leiden gemacht, Velpeau, Dupuytren, Reybard, haben erfolgreich operirt, ebenso Wilms [1]), obgleich auch öfter kleine rebellische Fisteln zurückgeblieben sind, auch Misserfolg eintrat. Jakson deckte ebenfalls bei einem Anus praeternaturalis mit einem Lappen, dieser wurde jedoch gangränös, hatte indessen einen solchen heilsamen Reiz der Fistelränder hervorgebracht, dass nach seiner Abscedirung vollständige Heilung erfolgte [2]).

Dass der gerollte Velpeau'sche Lappen in einem solchen Falle nicht rationell ist, erklärt sich daraus, weil er das Lumen des Darmes wieder verengt, welches wir oft mit grosser Mühe und Gefahr durch die Dupuytren'sche Scheere hergestellt haben, um eben den Anus praeternaturalis in eine Fistula intestinalis umzuwandeln. Ob nicht auch hier das Verfahren von Thiersch in Anwendung gebracht werden kann, müssen weitere Versuche lehren.

Auch zur Radicalheilung der Brüche ist die Chirurgische Plastik herbeigezogen worden und auch hier hat Velpeau seinen um-

[1]) Koerte: Ueber die Behandlung des widernatürl. Afters. Berl. klin. Wochenschr. 1883. No. 51. Sep.-Abdr. S. 7. 9. 13.

[2]) Rizzoli: Clinique chirurgicale, traduit de l'Italien. Paris 1872. p. 294.

gerollten Hautlappen eingepfropft. Alle ähnlichen Versuche haben jedoch keine günstigen Resultate gehabt und sind durch die neueren Operationsmethoden z. B. von Czerny u. A., weil weit rationeller, überflüssig geworden.

Ueber

Proctoplastik

sind die Vorschriften von Dieffenbach so practisch und vollkommen zur Operation von narbigen Stricturen des Mastdarmes, dass sie kaum einer weiteren Verbesserung bedürftig erscheinen. — Nur in den Fällen gleichzeitiger Narbenbildung in der die Afteröffnung umgebenden Haut könnte die Rede von der Anwendung der Reverdin'schen anaplastischen Methode sein, wie sie z. B. Robson bei stricturirten Nasenöffnungen anwendete. In diesem Falle würde die Sicherheit der Heilung durch die Anlegung einer zeitweiligen Colonfistel garantirt werden.

Das Verfahren C. Hueter's vor der Exstirpation des krankhaften Mastdarmes einen viereckigen Hautlappen aus der umgebenden Haut concentrisch zu bilden, dessen Brücke am Kreuzbeine liegt, ist insofern plastisch, als durch spätere Narbenschrumpfung an der Stelle, an welcher die herabgezogene Mastdarmschleimhaut mit der Analöffnung des Hautlappens vernäht wurde, dieser letztere in die Mastdarmhöhle emporgezogen wird und dadurch einen gewissen Ersatz für das verloren gegangene Mastdarmstück bildet.

III. Uro-Genital-Organe.

Die Posthioplastik hat schon durch Dieffenbach eine Ausdehnung und Ausbildung erhalten, dass zur Zeit wegen Nichthäufigkeit der Fälle viel Neues nicht zu melden ist, es sei denn die Veröffentlichung von Czerny[1]) über Heilung der Penisfisteln, welche indessen nicht ganz in das Gebiet der Chirurgischen Plastik gehören. Bedeutendes ist hingegen geleistet worden in der Behandlung der angeborenen Spalten der männlichen Harnröhre, bei Epi- und Hypospadäismus. —

Posthioplastik.

Schon Dolbeau und Nélaton hatten bei ihren plastischen Operationen dieser Penisspalten die Maxime verfolgt, den fehlenden Canaltheil durch die Epidermisfläche der Haut herzustellen, und nahmen zu

[1]) Centralbl. f. Chir. 1876. S. 634.

diesem Behufe die Decklappen sowohl aus dem Scrotum als aus der Basis des Penis. Die Resultate dieser Verfahren waren jedoch so wenig schön und relativ brauchbar, dass die Operation nur wenig Nachfolger fand. Erst Thiersch war es vorbehalten, ein physiologisch-rationelles Verfahren zu erfinden und auszuführen, welches an Vollkommenheit kaum etwas zu wünschen übrig lässt. Nachdem er eine künstliche Urinfistel im Perineum angelegt, um während der Verheilung der Operationswunden durch den Urin nicht gestört zu werden, bildet er aus der Penishaut selbst zwei Lappen von der Form eines länglichen Vierecks, die Basis des einen liegt an dem Rande des Canaldefectes, die des zweiten entfernt von ihm. Das eine dieser Läppchen wird nun so über den Canal umgeschlagen, dass es mit seinem freien Rande die gegenüberliegende Canalgrenze erreicht und hier durch feine Suturen befestigt. Das zweite Läppchen wird abgelöst und mit seinem freien Rande auf der entgegengesetzten Seite des Canals ebenfalls befestigt. Auf diese Weise liegt die Epidermisfläche des unteren Läppchens in dem Lumen des so neugebildeten Canales, die Epidermisfläche des zweiten Läppchens bildet hingegen die äussere Decke und beide Läppchen liegen mit ihrer Zellgewebefläche übereinander. Diese Operation wird minutiös in mehreren Zeiten ausgeführt, bis bei weitgestreckter Epispadie die letzte Lücke durch einen Lappen aus der Schamgegend gedeckt wird. Diese Operation fand allgemeinen Beifall und Lücke[1]), Esmarch[2]) und Lossen[3]) haben dieselbe mit sehr günstigem Erfolge ausgeführt. Merkel[4]) heilte einen Defect der Harnröhre aus dem Scrottallappen, wendete keinen Weilkatheter an und bildete auch keine künstliche Urinfistel, weil er frischen Urin für vollkommen unschädlich hält; dies darf jedoch wohl nicht in allen Fällen angenommen werden, weil sowohl bei Epi- als Hypospadie sehr häufig chronischer Katarrh zugegen ist, über dessen Fortsetzung in die Harnblase, ja bis zu den Nieren wir uns erst genau durch physikalische und chemische Untersuchungen vergewissern müssen.

Duplay[5]) hat seine frühere Operationsweise mannichfach modifi-

[1]) Verhandlungen d. Ges. f. Chir. 1877, S. 142.
[2]) Ebendas. S. 145.
[3]) Zeitschrift f. Chir. Bd. X, S. 487, Taf. 12 u. 13. 1878.
[4]) Centralbl. f. Chir. 1882, S. 803.
[5]) Archives génér. d. Médecine. Paris 1880, Vol. I, p. 257, Fig.

cirt; er ist gegen die Bildung einer vorhergehenden künstlichen Urinfistel, obgleich bis jetzt nach dem Vorgange von Segalas in Frankreich dieselbe so ziemlich im Gebrauche war. Sein Operationsverfahren ist von dem Thiersch'schen darin verschieden, dass sowohl bei Hypo- als Epispadie der neue Canal vielleicht nicht ganz aus Epidermisfläche gebildet wird, eine kleine Strecke aus Zellgewebfläche der herbeigezogenen Penislappen durch eine eigenthümliche Art von Sutura clavata (Galli) vereinigt wird und über einem Katheter liegt. — Bei Epispadie liegen nach D.'s Beobachtung die beiden Corpora cavernosa weiter als normal auseinander, so dass man einen Katheter zwischen sie eindrücken kann, was durch eine feine, wenn nothwendige Nachhilfeincision noch vermehrt wird; über den Katheter werden dann die Penislappen gezogen und durch Silberdraht nach der soeben angegebenen Weise vernäht. Der Katheter lag in einem Falle längstens vier Tage. Zur Ableitung des Urines legt er in die an der Basis des Penis zurückbleibende kleine Oeffnung eine Sonde bis in die Blase; diese Oeffnung wird nach vollständiger Verwachsung der vorliegenden Theile leicht geschlossen. Die Resultate dieser mehrfach ausgeführten Operationen werden von dem Verfasser als recht befriedigend angegeben. Kleine nachbleibende Fisteln wurden leicht durch Aetzen zum Schlusse gebracht. Duplay giebt indessen den Rath solche Operationen nur bei Erwachsenen, also vernünftigen! Patienten auszuführen.

Ueber die Deckung der angeborenen Defecte der vorderen Blasenwand (Cystoplastik) ist das Thiersch'sche Verfahren bis jetzt mustergiltig, wenn es auch noch nicht den Gipfel der Vollkommenheit erreicht hat, welche man theoretisch an dieselbe stellen könnte. Die Enurese, welche bei dem männlichen Geschlechte mittelst eines Compressoriums aufgehalten werden kann, hat bei dem weiblichen Geschlechte durch ein ähnliches Instrument noch nicht zum Schweigen gebracht werden können und die Hoffnung, einst einen Sphincter vesicae herzustellen, steht auf gleicher Höhe mit derjenigen des Orbicularis oris bei Stomaplastie.

Das Bedenken, dass nach der Cystoplasie in der Pubertätszeit innerhalb des Blasenraumes sich Haare entwickeln würden, welche zu Incrustationen Veranlassung geben, ist dasselbe, wie es auch der Buccoplastie gemacht wurde, doch bis jetzt noch nicht durch Erfahrung begründet, auch nicht wahrscheinlich wegen der Veränderung der Epidermisfläche in Höhlen.

Oscheoplastik.

Ob diese Operation im strengsten Sinne des Wortes zu den plastischen Operationen gehört, kann bezweifelt werden, weil durch dieselbe ja eigentlich kein Substanzverlust gedeckt wird, sondern nur die aus der Geschwulst enucleirten Hoden und der erst wieder an das Tageslicht gebrachte Penis mit Haut umhüllt werden, welche diesen drei Organen wieder das alte Aussehen giebt. Diese Operation ist schon ziemlich alt, von Delpech ausführlich beschrieben und ausgeführt, von Clot-Bey in Aegypten durch seine Schriften in der chirurgischen Literatur sehr bekannt geworden. Von Bünger in Marburg, von Auvert in Moskau, von Salzmann[1]) in Helsingfors ist sie ebenfalls veröffentlicht, also das Gemeingut der Chirurgen im Süden und Norden. Ich will diese Operation hier auch nur erwähnen, weil der deutsche Marinearzt Königer[2]) auf den Samoa-Inseln die Elephantiasis scroti daselbst häufig beobachtet und von Turner hat operiren sehen und instructive Abbildungen darüber gegeben hat.

Turner[3]) selbst hat 148 Operationsfälle beschrieben und das ältere Verfahren dahin verändert und verbessert, dass er den abzutragenden Theil vorerst der künstlichen Blutleere unterwirft und an der Schamsymphisis eine Klammer anlegt, wodurch die Wegnahme selbst bedeutend erleichtert wird. Schliesslich kann ich dabei nicht unterlassen auf eine Abhandlung Dr. Scheube's[4]) aufmerksam zu machen, welcher die Elephantiasis in den Tropengegenden auf die Anwesenheit einer Filariaspecies (Bancroftii) zurückführt.

Perioneoplastik.

Diese Abtheilung der Plastik hat seit von Langenbeck's Perineosynthese eine solche Reihe berühmter Bearbeiter und so viele Modalitäten der Ausführung erhalten, dass die Aufzählung derselben ungefähr dieselbe Zeit in Anspruch nehmen würde, als der Bericht über die Lippen- und Gaumenspalten. Aus diesem Grunde sehe ich mich

[1]) Nord. med. Archiv Bd. XIV, Hft I, und Centralblatt für Chir. 1882 p. 661.
[2]) Archiv für kl. Chirurg. Bd. XXIII.
[3]) Glasgow med. Journ. Vol. XVII, N. 6. 1882.
[4]) Scheube: die Filariakrankheit. Sammlung klinischer Vorträge No. 232. Leipzig 1883, Serie 8, Heft 22.

genöthigt auf einen Coriphäen in unserer Gesellschaft hinzuweisen, der sich dieser Arbeit gewiss freundlich collegialisch unterziehen wird.

IV. Bewegungsorgane.

Myoplastik. Nachdem er in der neuesten Zeit von Dr. Gluck[1]) Versuche über Muskelverpflanzungen mit zufriedenstellendem Erfolge angestellt worden sind, hörten wir in dem chirurgischen Congresse von 1882 einen Vortrag von Dr. Helfrich[2]) aus München, der an einer Dame den grössten Theil des Biceps brachii wegen eines eingebetteten Fibrosarcoms exstirpirte und die Lücke zwischen den beiden Muskelenden durch ein entsprechendes Stück des Biceps femoris eines Hundes ersetzte. Die Wunde heilte, nachdem sich nach kurzer Zeit ein Fleischfetzen ausgestossen hatte. Active und passive Bewegungen gingen vor sich, elektrische Reize schienen normal, nur nicht am motorischen Punkte des N. musculo-cutaneus. Gegen dieses Experiment am lebenden Menschen sind jedoch mannichfache Bedenken erhoben worden: — ob nicht einige Fasern des B. humanus zurückgeblieben, — ob die elektrischen Reizerscheinungen nicht auf die beiden genuinen Muskelenden zurückzuführen sind und — aus was eigentlich das ausgestossene Fleischstückchen bestand? Es lässt sich also noch kein Schluss aus diesem einzelnen Falle ziehen, er fordert indessen zur Wiederholung auf.

Sehnenplastik.

Doctor Heuck[3]) berichtet aus der Czerny'schen Klinik über einen Fall von Sehnenzerreissung an der Hand, in welchem es nicht gelang die beiden auseinanderstehenden Sehnenstümpfe einander so weit zu nähern, dass eine Naht an denselben hätte angelegt werden können. Deshalb wurde von dem oberen Stumpfe durch Spaltung desselben in seiner Mitte ein hinlängliches Stück bis nahe an sein Ende abgetrennt, umgeschlagen und mittelst Naht an den unteren Stumpf befestigt. Der Erfolg war ein sehr günstiger und muss dieses geniöse Verfahren als ein Fortschritt der chirurgischen Plastik angesehen werden, welchem wir indessen sogleich noch einmal begegnen werden (Nussbaum).

[1]) Arch. f. klin. Chirurg. Bd. XXVI, I. 1881.
[2]) Verh. d. Deutschen Ges. f. Chirurg. 1882, p. 212. Abbild. T. V, f. 8. 9.
[3]) Centralblatt f. Chirurg. 1882, p. 289.

Am 15. Jan. d. J. zeigte Prof. Gluck eine Patientin, an welcher er die beiden 8 cm von einander stehenden Enden der Sehne des Extensor dig. indicis durch einen sogenannten Catgutzopf von 8 Faden vereinigt hatte. Das Catgut wurde nicht resorbirt und vermittelt eine beinahe vollkommene Function. Dieses anaplastische Material bildet den Uebergang zur Prothese.

Osteoplastik.

Die physiologischen Versuche, welche über die Anheilungsfähigkeit anaplastisch eingesetzter Knochenstücke in das Knochengewebe gemacht worden sind, haben in vielen Fällen die Möglichkeit einer solchen vollkommenen Verwachsung der Knochenflächen, besonders mit Hülfe des Periostes ergeben, sind jedoch practisch am Menschen noch wenig zur Anwendung gekommen. Den Stand dieser Frage hat Julius Wolff[1]) erschöpfend auseinandergesetzt und dadurch allgemeine Anregung zu weiteren Arbeiten gegeben. Jakimowitsch[2]) hat sich neuerdings ebenfalls mit diesem Gegenstande beschäftigt und bewiesen' dass auch periostlose Knochenstücke einheilen, und Becker[3]), dass anaplastische Periostlappen aus amputirten Gliedern ebenfalls Knochengewebe erzeugen. Einen weiteren Schritt hat dieses Heilverfahren durch Paul Bruns[4]) und Koelliker's Transplantation des Knochenmarkes vorwärts gethan, indem sie bewiesen, dass das Knochenmark osteoblastenhaltig ist und in verschiedenen Höhlen des Körpers Knochen zu produciren vermag, jedoch ist diese Eigenschaft meines Wissens bis jetzt noch nicht als Heilmittel bei dem Menschen verwendet worden.

Eine practische Anwendung der Knochenproduction auf anaplastischem Wege machte Mac' Even[5]) dadurch, dass er bei dem Substanzverluste eines Humerus eine Zahl menschlicher Knochenkeile nebst ihrem Perioste in den Substanzverlust einlegte und mit Nachhülfe von Langenbeck'schen Stiften den Humerus restaurirte.

[1]) Langenbeck's Arch. Bd. IV, 1863.
[2]) Zur Frage von der Anheilung abgelöster Knochenstücke der grossen Röhrenknochen. Centralbl. f. Chirurgie 1880, VII, p. 715. Wratsch 1880, No. 29.
[3]) Ueber Periosttransplantationen. Berlin 1881. Dissertation.
[4]) Verhandl. d. deutschen Gesellsch. f. Chir. 1881. I. p. 51, II. p. 17.
[5]) Gazette Médicale de Paris 1881. Centralbl. f. Chir. 1881. p. 500.

Dr. Julius Wolff[1]) hatte in seinen Versuchen an einer Taube ein Stück Röhrenknochen ausgeschnitten und die von einanderstehenden Stümpfe desselben durch eine Scheibe, welche er dem einen Stumpfe bis zu dem Perioste entnahm, umschlug und autoplastisch vereinigte. Der Versuch gelang wegen äusserer Ungunst nicht, hat jedoch Oberstabsarzt Baum[2]) in Danzig Veranlassung gegeben, zur Heilung eines widernatürlichen Gelenkes der Tibia dieses Verfahren und zwar mit vollkommenem Erfolge anzuwenden.

Schon früher als Baum hatte indessen Nussbaum[3]) wegen eines widernatürlichen Gelenkes der Ulna nach Schussfractur ein Verfahren angewendet, welches darin bestand, dass er aus dem oberen Röhrenstumpfe ein Stück von der Länge des Substanzverlustes bis auf eine Wenigkeit Periost, durch das es verbunden blieb, aussägte, dasselbe umklappte und mit dem unteren Röhrenstumpfe vernähte. Der Erfolg war ebenfalls ein sehr günstiger.

In Bezug der plastischen Verfahren verwachsener Finger und Zehen ist nach meinem Wissen keine Veränderung eingetreten.

Als Anhang dieser plastischen Knochenoperationen erlaube ich mir Sie noch auf ein Verfahren aufmerksam zu machen, welches eigentlich das Gegentheil von dem bezweckt, was der Zweck der plastischen Chirurgie ist, nämlich getrennte Knochentheile an ihrem Wiederverwachsen zu verhindern, ähnlich wie wir dies bei der Stomapoesis thun, wenn wir zur Vervollkommnung der neugebildeten Mundöffnung Schleimhaut überziehen, um einer Wiederverwachsung vorzubeugen. Professor Bassini[4]) in Padua resecirte ein Stück aus dem Unterkiefer, nachdem er das Zahnfleisch sowohl auf der vorderen als hinteren Seite desselben zurückgeschlagen hatte und umkleidete mit den so gewonnenen beiden Schleimhautperiostläppchen die beiden Sägeflächen des Knochens. Auf diese Weise wurde der Zweck des künstlichen Kiefergelenkes bei narbiger Kieferklemme vollständig erreicht. Dieses eclatante Resultat an Hunden fordert zu ähnlichem Verfahren bei Menschen auf.

[1]) Langenbeck's Archiv. Bd. IV, Tafel II. Fig. VIII.
[2]) Verh. d. Ges. f. Chirurg. 1881. Bd. X. I. S. 51.
[3]) Ueber die Behandlung unglücklicher Vorkommnisse nach einfachen und complicirten Beinbrüchen, insbesondere über Knochen-Transplantation. München 1875. Abb.
[4]) A. W. S. 139. Tab. V. Fig. 33. 34.

V. Nervensystem und Sinnesorgane.

Neuroplastik. Die Restituirung zerstörter Nervenstücke ist sowohl auf autoplastischem als auf anaplastischem Wege versucht worden. In ersterer Beziehung ist Letiévant's Autoplastie nerveuse à lambeaux auszuführen, ähnlich der Sehnenplastik, welche indessen von Professor Gluck abfällig beurtheilt wird, weil nur ein geringer Theil von Nervenfasern in dem Läppchen enthalten ist. — Gluck[1]) selbst hat auf anaplastische Weise an verschiedenen Thieren operirt und die Resultate seiner Versuche dem IX. Chirurgen-Congresse vorgestellt[2]). Gleich gute Folgen hat indessen Johnson in Stockholm[3]) nicht gefunden, seine implantirten Nervenstücke waren degenerirt. Es sind mithin die Resultate des physiologischen Experimentes noch nicht zu der allgemein gültigen Sicherheit gelangt, als dass wir dieselben schon am Menschen verwerthen dürften. Prof. Gluck hat auch auseinanderstehende Nervenenden durch einen Catgutzopf vereinigt und dadurch die Continuität des Stranges hergestellt, nicht aber die Functionen.

Ophthalmoplastik.

Die Domäne der plastischen Chirurgie hat sich an dem Auge in der letzten Zeit bedeutend erweitert. Die Blepharoplastik auf autoplastischem Wege sowohl mit gestielten als seitlich verschobenen Lappen ist zu einer Vervollkommnung gediehen, dass nur in einzelnen Fällen noch Modificationen der stabilirten Verfahrungsweisen auftreten. Der anaplastische Weg hat sich seit mehr denn zehn Jahren zur Heilung des Ectropium cicatricosum verallgemeinert. In den Jahren 1870 bis 1872 hat Le Fort und 1875 Sichel Transplantationen mit mehreren kleinen Läppchen auf das vorbereitete ectropirte Augenlid gemacht und ebenso Lawson[4]) mit zwei Läppchen. In den meisten Fällen musste aber die gleichzeitig ausgeführte blutige Occlusion der beiden Augenlider lange, bis zur vollständigen Vernarbung der Wundfläche beibehalten werden. Diese Operation, wenn auch grösstentheils zur Zufriedenheit gelungen, trat in eine neue Phase durch den Wolfe'schen[5]) Versuch (Hauff'sches Verfahren): einen grösseren Lappen

[1]) Centralbl. f. Chir. 1880.
[2]) Verhandl. d. d. Ges. f. Chir. 1880. Berlin 1881. S. 22.
[3]) Nord. med. Ark. Bd. XIV. No. 27. Centralbl. f. Chir. 1883. No. 10.
[4]) Klinische Wochenschrift 1871, S. 23.
[5]) S. S. 7, Anm. 8.

zur Deckung des getrennten Narbenlides zu verwenden. Sie wurde in dem Congresse der deutschen Chirurgen im Jahre 1877 von Professor von Zehender [Rostock][1]) in einem gelungenen Exemplare vorgestellt und dann mit eben so guten Erfolgen von Robson und Simeon Snell[2]) u. A. ausgeführt. Robson giebt als Haupterforderniss des Gelingens an, dass der zu implantirende Lappen vollständig von seinem Bindegewebe durch Abschaben befreit und während dessen durch Aufenthalt in feuchtwarmen Lappen in einer nicht zu tiefen Temperatur erhalten wird. Snell reducirte die früheren vielfachen Nähte auf zwei. Auf diese Weise wird die Nachbehandlung bedeutend verkürzt. Wicherkiewicz[3]) modificirte das übliche Verfahren dahin, dass er den Lappen erst auf die granulirende Fläche befestigte, wodurch derselbe weniger schrumpfen soll.

Das anaplastische Verfahren ist von Professor Schöler[4]) auf die Behandlung des Symblepharon angewendet worden, indem er ein Stück Kaninchenconjunctiva auf das vorher getrennte symblepharetische Augenlid auflegte und anheilte. Wolfe hatte dieselbe Operation mit Kaninchenconjunctiva bereits 1873 gemacht. — Die Schrumpfung der Conjunctiva des Kaninchens und Meerschweinchens ist jedoch so bedeutend, dass manche Ophthalmologen die Schleimhaut des menschlichen Mundes und der Vagina vorziehen [Hirschberg, Stellwag][5]).

Professor Schöler[6]) verdanken wir ausserdem die Benutzung der Conjunctiva bulbi auf autoplastischem Wege zur Heilung von geschwürigen Processen des Bulbus selbst — und hat er auf diesem Wege versucht, dieses Verfahren, welches er Conjunctivaldeckung nennt, bei drohendem Durchbruche der Cornea, bei schon vollendetem Durchbruche derselben, bei klaffenden Risswunden der Hornhaut mit oder ohne Irisvorfall, bei Hornhautfisteln (nach ausgeführter Anfrischung der Fistelränder), nach Abtragung sowohl partieller als totaler

[1]) Verhandl. der Deutschen Ges. f. Chirurgie. Bd. VI. Berlin 1877. I. S. 75.
[2]) Lancet 1882, II. S. 102. Fig.
[3]) Klinische Monatsblätter f. Augenheilk. 1882. Decemb.
[4]) Jahresbericht über die Wirksamkeit der Augenklinik. 1875. Berlin 1876, S. 32.
[5]) Bock E. Die Pfropfung von Haut und Schleimhaut auf oculistischem Gebiete. Wien 1884 (Reiche Literatur der ophthalmologischen Anaplastie).
[6]) Jahresbericht f. 1876. Berlin 1877, S. 15. 49.

Staphylome, bei perforirenden Scleralwunden[1]) und Geschwüren und nach cystoider Vernarbung anzuwenden, wovon er eine Reihe von Krankheitsgeschichten anführt.

Auch einen neuen Weg der Keratoplastik[2]) hat derselbe Operateur vorbereitet, indem er einem Patienten die Cornea eines Pudels einlegte und dieselbe durch seine gewöhnlichen Conjunctivaläppchen in ihrer Lage befestigte. Das Resultat dieser ana-autoplastischen Operation könnte uns auffordern, in geeigneten Fällen dieselbe zu wiederholen. Prof. Hirschberg heilt Symblepharon autoplastisch durch einen zweibrückigen Lappen aus der Conjunctiva des oberen Segmentes der Sclera.

Die Canthoplastik ist eine Operation, so vielfach angewendet, dass bei der kleinen Ausdehnung der Operationsfläche kaum noch weitere Verfahren werden erfunden werden. Die Schleimhautstücke, welche zu dem Ueberzuge der gebildeten Wundränder verwendet werden können, stammen entweder aus der Conjunctiva palpebrarum, namentlich in denjenigen Fällen, in welchen das Ankyloblepharon partiale durch einen entzündlichen Process der Augenlidränder entstand, oder aus der Conjunctiva bulbi in denjenigen Fällen von Blepharophimosis, welche die Folge von Rückbildung, d. h. Narbenschrumpfung des trachomatösen Processes ist. In diesem letzteren Falle ist es gerathen, den Canthus sehr weit und tief zu verlängern, weil auch bei vollständiger Einheilung des in den Spalt verzogenen und an seinen Rändern eingenähten Lappens derselbe sich häufig zurückzieht, oder aber durch fernere Schrumpfung die Augenlidspalte wieder kleiner wird als erwünscht ist. Selbstverständlich wird man nie die beiden entsprechenden Canthi zu gleicher Zeit operiren und als Nachcur einige Tage beide Augen durch Verband verschliessen, um die Bewegung der Augäpfel ad minimum zu reduciren[3]).

Die

Otoplastik.

ist ebenfalls keiner sehr grossen Veränderung und Ausdehnung mehr fähig, weil, wenn auch die bindegewebreicheren Theile des Ohres be-

[1]) Jahresbericht f. 1877—f. 1878, S. 31.

[2]) Jahresbericht f. 1877, S. 5.

[3]) Adelmann. Aus dem chirurg. Klinikum der Kaiserl. Universität zu Dorpat. Erlangen 1845. Organoplastische Versuche S. 258. — Med. Zeitung Russlands 1846 No. 49.

kanntlich sehr geneigt zu schneller Verheilung von Wunden sind, die knorpeligen Theile hingegen solchen Verheilungen sehr ungünstig gegenüber stehen. Wir haben daher ausser den Erfahrungen von Dieffenbach, O. Weber noch einen Fall von Lang[1]) in Innsbruck zu verzeichnen, in welchem letzteren das Ohr durch einen Biss verstümmelt worden war und durch den Operateur wieder mühsam restaurirt wurde. Bestimmte Verfahren lassen sich für die verschiedenartigen Fälle von Substanzverlusten an den Ohren kaum angeben.

Haben wir bis jetzt die plastischen Operationen an den verschiedenen Organen und anatomischen Geweben angegeben, so gelangen wir zum Schlusse zu einer Reihe pathologischer Bildungen, welche an allen Theilen des menschlichen Körpers vorkommen können und sich daher unter die früheren Abtheilungen nicht einordnen liessen.

Die erste Art dieser Processe bilden die Geschwüre

Helkoplastik,

welche von jeher das Crux chirurgorum abgegeben haben und eine Reihe von Heilungsverfahren hervorriefen, welche von den Erfindern überschwänglich gelobt, von der Mehrzahl der Wundärzte als nicht allen Anordnungen entsprechend wieder verlassen worden sind, um neuen ebenso ephemeren Versuchen Platz zu machen. Ich erinnere nur an die Behandlung der Geschwüre der unteren Extremitäten durch die Baynton'schen Heftpflasterstreifen, nach zwanzig Jahren modificirt von Boyer, die Martin'schen Gummibinden; an die Luftstromtherapie von Bouisson mittelst eines Blasebalges, an die Parallelschnitte längs des Geschwüres (Gay), welche aber häufig zu neuen Geschwüren Veranlassung gaben, an die Longitudinalresection der den Geschwüren unterlegenen Knochen, an die beiden seitlichen Lappen nach Art der Uranoplastik von Schneider[2]) und an den Circulärschnitt von Nussbaum[3]), welcher letzterer ein sehr rationelles Verfahren ist, wenn es auf nur einigermaassen gesundem Darme ausgeführt wird. In diesen Wettkampf der Geschwürtherapie hat sich also auch die chirurgische Autoplastik gemischt. Da von vornherein zu fürchten war, dass aus der Nähe des Geschwüres ein Lappen zur

[1]) Archiv f. klin. Chirurgie, Bd. XIV, S. 406. Berlin 1872.
[2]) Archiv f. Chirurgie Bd. IX, p. 919. 1868.
[3]) Bayer. Aerztliches Intelligenzblatt 1853. No. 14.

Deckung desselben nicht möglich sei, so versuchte man die Haut der anderen Extremität zu dem autoplastischen Verfahren zu verwenden, ja man verstieg sich sogar ein Bein einer zweiten Person für kurze Zeit leihweise zu gebrauchen: wir kennen die dahin einschlagenden Versuche von Wutzer, von Billroth[1]), Szymanowsky, Hamilton[2]) und Lexte, welche jedoch den gehegten Erwartungen kaum entsprochen haben und daher eigentlich grösstentheils geschichtlich geworden sind[3]).

Einer bei weitem grösseren Zustimmung erfreut sich hingegen die anaplastische, respective Reverdin'sche Methode der Einpflanzung von kleinen Haut-, ja sogar Epidermisstückchen und wird dieselbe zur Zeit so häufig in allen Hospitälern angewendet, dass es keiner weiteren Ausführung über dieselbe bedarf. Ob aber die Heilungen durch dieses Verfahren von längerer Dauer sind, ist bei der pathologischen Beschaffenheit der die Geschwüre tragenden Gewebe auch nicht sicher zu erwarten. Nussbaum behauptet, dass Geschwürrecidive nur an denjenigen Stellen stattfinden, wo Läppchen nicht eingeheilt waren. Ausser den schon früher angegebenen Monod'schen Cautelen säe man die Hautstückchen nicht zu dicht, weil sonst viele zu Grunde gehen. Dies hindert jedoch nicht bei ausgedehnten Granulationsflächen in Zeiträumen bis zu 795 Stückchen von verschiedenen Personen entnommen bis zur vollständigen Heilung zu überpflanzen [Bradley][4]).

Nahe verwandt mit der Helkoplastik ist das Verfahren bei prominirenden Amputationsstümpfen, nach Exarticulationen der Zehen oder Finger, bei den Erfrierungen, durch welche dieselben von selbst abscedirten, Hautdecken zu schaffen, um weitere Knochenresectionen zu vermeiden. Zeis war meines Wissens der erste, welcher bei zu kurzem Lappen nach einer Amputation ein plastisches Verfahren anwandte, welches jedoch wegen seiner Complicirtheit keinen Eingang fand. Dieffenbach hat dafür weit practischere Verfahren angegeben, welche in der Ueberdeckung der sogenannten Ulcera prominentia durch einen zweibrückigen Lappen mit Verschiebung auf die Wund- und

[1]) Deutsche Med. Wochenschr. 1875 (Frese).
[2]) New-York Journ. 1855. Sept.
[3]) Annales et Bulletin d. l. Soc. de Méd. de Gand. 1841. Mai.
[4]) New-York Med. Record 1881. Febr. 26. p. 231.

Geschwürfläche bestehen. Ich habe ebenfalls bei Stumpfprominenz von beiden Seiten des Gliedes zwei Lappen gelöst und dieselben durch Verschiebung in der Mitte des Substanzverlustes mit Erfolg vernäht. Berger[1]) bildete aus dem linken Unterschenkel einen Lappen für den Amputationsstumpf des rechten Beines. Nach dreiundzwanzig Tagen erfolgte die Trennung des eingeheilten Lappens, aber die Wunde des linken Schenkels verheilte so langsam, dass der Operateur das Reverdin'sche Verfahren bei ihr in Anwendung brachte. Diesem Verfahren reiht sich der Vorschlag von v. Bergmann an: bei grossen Substanzverlusten der Weichtheile des Schädels und selbst der Knochen sofort zu einer plastischen Deckung durch Transplantation zu schreiten.

Vor wenigen Jahren hat Hamilton[2]) (Aberdeen) versucht, entkalkte oder mit Carbol präparirte Badeschwammstücke in fistulöse Geschwüre einzupflanzen (Implantation). In manchen dieser Fälle entwickelte sich Erysipel, in anderen wurde das Schwammstück ausgestossen und wieder in anderen vollständig eingeheilt. Aus den bis jetzt vorliegenden Fällen geht also hervor, dass, wenn ein Eiter producirender Herd das fistulöse Geschwür unterhält, dasselbe wenigstens zuerst vollkommen aseptisch gemacht werden müsste, wenn man nicht die Erscheinungen des gehinderten Ausflusses des Eiters gewärtigen will, z. B. wenn der fistulöse Gang durch Caries eines Knochens verursacht wird. Fergusson muss zu ähnlichen Bedenken gekommen sein, da er die Schwammimplantation nur als temporäres Mittel anwendete, vielleicht als Reiz zu einer schnelleren Verheilung, wie wir dies in der Enteroplastie durch einen Fall angedeutet haben. Fernere Versuche werden die Modalitäten noch finden lassen, unter welchen eine solche Syringoplastik Nutzen verspricht.

Die zweite pathologische Bildung geben die Narben ab, welche in die Domäne der chirurgischen Plastik fallen

Keliplastik.

Als erster Grundsatz muss dabei aufgestellt werden, dass je langwieriger die Verheilung von Wunden, Geschwüren, desto grösser die Narbencontractur wird, dass also so bald als möglich operirt werden sollte. Der zweite Grundsatz ist: Nachbehandlung womöglich durch Extension längere Zeit fortgesetzt. Belehrende Beispiele giebt Gussen-

[1]) Bulletin d. la Soc. d. Chir. 1882. févr. Paris.
[2]) Edinburg. Med. Journ. 1881. Novbr. p. 385.

bauer über eine plastische Operation bei Achselnarbe, Fabrizi[1]) durch Wiederersatz der inneren Handfläche aus der Brusthaut, Wood[2]) durch Autoplastie bei einer Verbrennungswunde des Daumens, v. Langenbeck bei Narben der Mundgegend, welche alle einen erwünschten Erfolg hatten. Girdner[3]) behandelte eine Brandwunde des Oberarmes und der Scapulargegend durch anaplastische Transplantation von Hautstückchen aus einer sechs Stunden alten Leiche; drei Viertel derselben heilten an.

Meine Herren! In fliegender Eile haben wir nun dreissig Stationen in der Domäne der chirurgischen Plastik durchmessen, an manchen Stationen uns länger, an anderen uns kürzere Zeit aufgehalten, wieder andere ohne Rast durchsaust. Mögen Sie aus dieser chirurgischen Reise die Ueberzeugung gewonnen haben, dass die chirurgische Plastik, wenn sie auch Todesgefahr nicht abwendet, doch aber das Leben verlängert und verschönert.

[1]) Schmidt's Jahrbücher 1844. X. 68.
[2]) Medical Times and Gaz. 1864. Oct.
[3]) The Medical Record 1881. Centralbl. f. Chir. 1881. p. 656.

IV.

Ueber adenoide Vegetationen

von

B. Fränkel.

(Sitzung der Gesellschaft für Heilkunde zu Berlin am 25. Februar 1884.)

Der Cyclus von Vorträgen, der in diesem Kreise gehalten wird, hat, wenn ich dies richtig auffasse, den Zweck eine, wenn auch auf eigene Erfahrung gestützte, so doch wesentlich referirende Uebersicht über den gegenwärtigen Stand unseres Wissens in einer allgemeines Interesse bietenden Frage zu geben. Von diesem Gesichtspunkte aus habe ich mir zum Thema die adenoiden Vegetationen des Nasenrachenraums gewählt. Denn einerseits ist die Kenntniss dieser Affection weit genug vorgeschritten, um ihre lehrbuchmässige Darstellung zu gestatten, andererseits aber ist dieselbe bisher nicht in dem Grade Gemeingut des grossen ärztlichen Publicums geworden, als es die Häufigkeit und Wichtigkeit der Erkrankung wünschenswerth machen.

Wer die Krankheiten des Nasenrachenraums unterrichtet, kann sich der Nothwendigkeit nicht entziehen, mit der Darstellung der normalen Anatomie dieser Höhle zu beginnen. Denn die retronasale Gegend ist vielleicht derjenige Körpertheil, der sowohl im anatomischen, wie im klinischen Secirsaal am seltensten zur Anschauung gelangt. Gestatten Sie mir deshalb auch hier an der Hand der ausgezeichneten Arbeiten Luschka's[1]) und Ganghofner's[2]) Ihnen diejenigen anatomischen Thatsachen ins Gedächtniss zurück zu rufen, die zum Verständniss der zu besprechenden pathologischen Verhältnisse nothwendig sind.

Das Cavum pharyngonasale ist eine verhältnissmässig enge Höhle. Ihre Grösse unterliegt individuellen Schwankungen, doch füllt eine grosse Wallnuss, wenn das Gaumensegel erhoben wird, sie auch beim Erwachsenen wohl immer aus. Sie gleicht in ihrer Form einem Würfel mit namentlich hinten und oben so abgerundeten Kanten, dass man hier von einem Gewölbe sprechen kann. Uns interessirt besonders die obere und hintere Wand, welche beide ohne scharfe Grenze in einander übergehen. Sie erstrecken sich in der Medianlinie vom oberen hinteren Ende der Nasenscheidewand bis zum oberen Rande des Arcus Atlantis herab. Beiderseits bilden sie mit der lateralen Wand des Nasenrachenraums einen Recessus, die Rosenmüller'sche Grube und spannen sich vor den betreffenden Knochen, der Fibrocartilago basilaris und dem Bandapparate aus, der zwischen dem vorderen Rande des Foramen occipitale magnum und dem Atlas ausgebreitet ist. Nur seitlich schieben sich zwischen die Schleimhaut und ihre knöchernen oder fibrösen Unterlagen Muskeln, nämlich die Musculi capitis longi ein.

Die Schleimhaut, welche den Raum zwischen den Rosenmüller'schen Gruben austapezirt, zeigt nicht das glatte Aussehen ihrer Nachbarschaft, welche die Pars oralis pharyngis bekleidet; sie ist vielmehr immer mehr oder minder tief und deutlich durch der Länge oder der Quere nach verlaufende Furchen in Leisten oder kleinere Hügel getheilt. Meist verlaufen die Furchen der Länge nach, und Ganghofner giebt an, dass dies bei Neugeborenen die Regel sei. Bei ihnen zeigen sich 6 bis 7 longitudinale Leisten, von denen die beiden mittleren nahezu parallel verlaufen, während die lateralwärts gelegenen je weiter lateral, desto mehr gekrümmte Bogenlinien beschreiben. Diese regelmässige Längsfurchung erhält sich gewöhnlich nur bis zur Pubertätszeit. Dann stellt sich in Folge einer natür-

[1]) H. v. Luschka: Der Schlundkopf. Tübingen 1868.
[2]) Fr. Ganghofner: Ueber die Tonsilla und Bursa pharyngea. Sitzb. d. k. Akad. d. Wissensch. LXXVIII B. III. Abth. Oct.-Heft. Jahrg. 1878.

lichen Rückbildung, die in den späteren Jahren der Kindheit hier statthat, und vielleicht unterstützt durch die vielen sich im Nasenrachenraum abspielenden entzündlichen Krankheiten jene unregelmässig zerklüftete, flachhügelige, grubige und sinuöse Beschaffenheit der Oberfläche ein, welche hier beim Erwachsenen gewöhnlich gefunden wird.

Die Membrana propria der Schleimhaut besteht in ihrer ganzen, an gewissen Stellen erheblich (bis 7 mm) vermehrten Dicke aus einem fortlaufenden Reticulum, dessen Maschenräume dicht von Lymphkörperchen erfüllt sind, also aus einem Gewebe, welches wir mit His „adenoid“ oder mit Henle „conglobirte Drüsensubstanz“ gennen. In diesem Gewebe sind nach Ganghofner — nicht bei Neuueborenen, wohl aber vor Vollendung des ersten Lebensjahres — zahlreiche echte Follikel eingelagert, welche man häufig als kleine Erhabenheiten makroskopisch wahrnehmen kann.

Die so aus adenoidem Gewebe und echten Follikeln bestehende Schleimhaut zeigt nur andeutungsweise Papillen und wird von der Nase her zum grösseren Theil von einem mehrschichtigen Flimmerepitel, stellenweise von Pflasterepitel überzogen. In der unmittelbar in die Fibrocartilago übergehenden Submucosa liegen zahlreiche, mit weitem Ausführungsgang die Schleimhaut durchbrechende Schleimdrüsen. Eine grössere immer vorhandene Grube, die Bursa pharyngea, um deren Bedeutung reiche Sage rankt, stellt nach Ganghofner eine mehr oder minder tiefe Einziehung oder Ausbuchtung der Schleimhaut des Rachendachs vor, und wird von ihm als Recessus pharyngis medius bezeichnet. Die Faltungen der Schleimhaut geben zu Buchtungen und Krypten-ähnlichen Bildungen Veranlassung, die eine Vermehrung der Oberfläche der Schleimhaut darstellen. Gerade in solchen Krypten treten die adenoide Substanz und die Follikel, nur von dünnem Epitel bedeckt, in besonderer Mächtigkeit auf.

Die Aehnlichkeit des anatomischen Baues dieser Gegend mit dem der Gaumentonsille, welche schon Santorini hervorhebt, hat Luschka veranlasst, ihr den Namen Tonsilla pharyngea zu geben, eine Bezeichnung, die allgemein Anklang gefunden hat. Uebrigens findet sich adenoides Gewebe im retronasalen Raum nicht nur an der eigentlichen Rachenmandel sondern auch, wenn auch weniger dicht, in den Rosenmüller'schen Gruben. An den Tubenwülsten ist es so dicht, dass einige Autoren von einer Tonsilla tubaria sprechen. Alle diese

Anhäufungen lymphatischer Substanz bilden den oberen Bogen des den Pharynx umspinnenden lymphatischen Ringes. (Waldeyer).

Das ist nun der Boden, auf dem die adenoiden Vegetationen wachsen.

Die Geschichte dieser Bildungen zeigt in eclatanter Weise, wie vernachlässigt der Nasenrachenraum von Seiten der Anatomen gewesen ist. Denn diese in so hohem Grade dem unbewaffneten Auge auffallenden Geschwülste sind zuerst am Lebenden gesehen worden, nachdem Czermak's Erfindung der Rhinoskopie Licht in diese bis dahin dunkelste Körperhöhle gebracht hatte. Auch ist Czermak[1]) der erste gewesen, der im retronasalen Raum „Hahnenkammartige Wülste“ gesehen hat und beschreibt. Die Skizze aber, die er von dem betreffenden Falle giebt, ist so wenig ausgeführt, dass ohne seine Beschreibung Zweifel erhoben werden könnten, ob es sich dabei in der That um adenoide Vegetationen gehandelt habe. Solche Zweifel macht Voltolini geltend[2]), um für sich die Priorität auch in Bezug auf diese Vegetationen in Anspruch zu nehmen, weil er im Jahre 65 in No. 33 der allgemeinen Wiener Medic. Zeitung unzweifelhafte Fälle dieser Geschwülste beschrieben und — wobei er jedenfalls der Erste war — auch mit Erfolg und zwar galvanokaustisch operirt hat. Wollen wir neben diesen beiden um die Rhinoskopie so hochverdienten Männern die andern nennen, die Einzelbeobachtungen veröffentlicht haben, so ist es zweifelhaft ob Türck und Semeleder zu erwähnen sind, doch kann B. Löwenberg mit Voltolini hier um die Priorität streiten, da er ebenfalls im Jahre 1865 Beobachtungen von adenoiden Vegetationen veröffentlicht hat, die in den Jahren 1863 und 64 angestellt worden waren[3]). Ohne ein „Claqueur des Archivs für Ohrenheilkunde“ zu sein, und in dem Bewusstsein, dass Herrn Voltolini ein beneidenswerther Strauss schönster Entdeckungen übrig bleibt, welchen er sich auf dem Gebiete der Rhinoskopie gepflückt hat, bin ich doch ausser

[1]) Czermak, Wiener Med. Wochenschrift 1860 N. 17. Der Kehlkopfspiegel II. Aufl. Leip. 63. pag. 124.

[2]) Voltolini die Rhinoskopie. Breslau 1879. p. 157.

[3]) B. Löwenberg. Les Tumeurs adénoides du pharynx nasal. Paris 79. p. 3. In Morell Mackenzie's Lehrbuch (Theil II. p. 702 der deutschen Ausgabe) wird erwähnt, dass Andrew Clark bereits im Jahre 1864 (London Hospit. Reports Vol. 1 p. 211) in einem Aufsatz über Nasopalatine Gland Disease Fälle beschrieben hat, die mit den adenoiden Vegetationen identisch sind.

Stande, einem dieser Männer die Entdeckung der adenoiden Vegetationen in des Wortes schönem Sinne zuschreiben zu können. Derjenige der sie aus dem Bereiche interressanter Einzelbeobachtungen herausgehoben und in das Bewusstsein der Aerzte als eine häufig vorkommende, in sich abgeschlossene pathologische Species eingeführt hat, ist Wilhelm Meyer in Kopenhagen. Seine Arbeiten sind es, die diese Geschwülste als eine besondere Krankheitsform zum gesicherten Besitz der medicinischen Wissenschaften machten. Von ihm rühren die ersten mikroskopischen Untersuchungen und auf diese gestützt, auch der jetzt allgemein gebräuchliche Name der adenoiden Vegetationen her. Wenn es verhältnissmässig sehr lange gedauert hat bis das von Meyer der Wissenschaft erschlossene neue Gebiet allgemein bekannt wurde, so liegt dies zum Theil daran, dass seine Arbeiten durch ihr Erscheinen in einem otologischen Special-Archiv[1]) für das grosse ärztliche Publikum gleichsam secretirt wurden.

Die Mehrzahl der Patienten, die mit adenoiden Vegetationen in unsere Behandlung kommen, gehört dem schulpflichtigen Alter an. Die Anamnese aber macht es wahrscheinlich und die anatomischen Untersuchungen E. Fränkel's[2]) bestätigen dies, dass die erste Entwickelung des Leidens mehrfach angeboren ist und meist in die früheste Kindheit zurück reicht. Fälle vor dem 7. Jahre sind desshalb nicht selten. Nach der Pubertät scheint eine Art von Spontanheilung einzutreten, wie man daraus erschliessen kann, dass die adenoiden Vegetationen nach dem 15. Jahre immer weniger häufig vorkommen und bei Leuten über 30 Jahren in der That eine Seltenheit sind. Es beruht dieser Umstand nicht darauf, dass die Vegetationen im Wachsthum stehen bleibend in der grösseren Nasenrachenhöhle des Erwachsenen geringere Erscheinungen machen, also nur relativ kleiner werden. Wer viel rhinoskopirt, wird vielmehr zugeben müssen, dass ähnlich der physiologischen Rückbildung dieser Gegend in der That eine Involution auch der Vegetationen nach der Pubertät statthaben muss.

Eine gewisse erbliche Disposition lässt sich bei unserer Krankheit nicht in Abrede stellen. Löwenberg[3]) berichtet über eine Familie, in welcher die Mutter und sämmtliche 4 Kinder adenoide

[1]) Archiv für Ohrenheilkunde. Neue Folge 1873 I. B. p. 241 — 254 und 1874 II. B. p. 129 — 137 sowie 241—274.

[2]) Verhandlungen des internationalen Congresses in London III p. 300.

[3]) l. c. p. 13.

Vegetationen zeigten. Aehnliche Fälle berichtet Felix Semon[1]). Es gelingt selten bei Eltern, deren Kinder adenoide Vegetationen haben, ebenfalls solche nachzuweisen, eine Thatsache, für welche die schon erwähnte, nach der Pubertät häufig eintretende spontane Rückbildung derselben eine ausreichende Erklärung abgiebt. Dagegen ist es etwas Gewöhnliches, dass mehrere Kinder derselben Ehe von dieser Affection befallen sind. Diese Beobachtung giebt den Grund ab, weshalb wir eine ererbte Disposition annehmen.

Worauf diese erbliche Disposition beruht, ist schwer zu sagen. Syphilis ist es nicht. Ich habe eine Reihe von Fällen beobachtet, in denen adenoide Vegetationen bei mehreren Kindern einer Ehe vorhanden waren, und bei denen die mir seit Jahren bekannten Eltern nie syphilitisch gewesen sind. Ebenso ist es nicht Armuth und Elend. Denn die adenoiden Vegetationen kommen ebensowohl in wohlsituirten Familien wie bei solchen vor, deren Kinder schlecht genährt und schlecht gekleidet sind und in schlechten Wohnungen wohnen. Wie bei der Scrofulose ist es vielmehr eine gewisse Schwäche der Eltern, die, wenn — was nicht immer gelingt — überhaupt ein bestimmtes, die Heredität belastendes Moment in dem einzelnen Falle aufgefunden werden kann, auch hier angeschuldigt werden muss. Der Entwickelung des Menschengeschlechts durch bewusste Zuchtwahl steht der Umstand hindernd entgegen, dass jeder Mensch, wenn auch sein Körper noch so dürftig angelegt und entwickelt ist, sich für berechtigt hält, seine Individualität fortzupflanzen. Menschen von einer Constitution, wie sie bei Thieren die Benutzung derselben zur Zucht durchaus ausschliessen würde, erzeugen Kinder, und unter den Krankheiten, die solchen Kindern angeboren sind, müssen dann auch die adenoiden Vegetationen genannt werden. Häufig aber ergiebt die Anamnese, dass über die allgemeine Schwäche hinaus, solche Eltern auch an „Stockschnupfen“ und ähnlichen Affectionen in ihrer Jugend gelitten haben, und eine Schwäche der besonderen Organe, die hier in Frage kommen, bei ihnen noch vorhanden oder vorhanden gewesen ist.

In Bezug auf dieses ätiologische Moment haben die adenoiden Vegetationen eine gewisse Aehnlichkeit mit der Scrofulose. Sie stehen zu dieser Krankheit in demselben Verhältniss wie die Hyper-

[1]) Morell Mackenzie, Krankh. des Halses etc. Berlin 84. II. B. p. 707 Anm. 3.

plasie der Gaumenmandeln. Es lässt sich nicht verkennen, dass ein gewisser Theil der Kinder, die an diesen Affectionen leiden, in der That scrofulös ist. Andere scheinen blos scrofulös zu sein, da die adenoiden Vegetationen Erscheinungen hervorrufen können, die der Scrofulose ähnlich sind, die aber lediglich von ihnen abhängen und mit ihrer Entfernung verschwinden. In einer gewissen Reihe von Fällen aber kommen die Vegetationen bei Kindern vor, die in keiner Weise als scrofulös betrachtet werden können, bei denen sich also keine Affectionen der Lymphdrüsen, keine scrofulösen Katarrhe oder Eczeme etc. finden. Auch zeigen die adenoiden Vegetationen selbst keine Neigung zu verkäsen. Trotz der Berührungspunkte, die beide Affectionen haben, dürfen deshalb die adenoiden Vegetationen nicht in dem Bilde der Scrofulose aufgehen, sie müssen vielmehr als eine besondere Krankheit betrachtet werden. Jeden Falls giebt das Vorhandensein von adenoiden Vegetationen an und für sich keinen Beweis dafür ab, dass das betreffende Individuum scrofulös sei.

Eine besondere Erwähnung verdient die geographische Verbreitung unserer Affection. Als W. Meyer seine Beobachtungen veröffentlichte, imponirte die von ihm gesehene Anzahl der mit adenoiden Vegetationen behafteten Patienten so sehr, dass man eine besondere Häufigkeit derselben in Kopenhagen annehmen zu müssen glaubte. Es wurde nun das nordische Seeklima als ein begünstigendes Moment beschuldigt. Es hat sich inzwischen herausgestellt, dass auch hier, wie immer, die Erscheinung wiederkehrt, dass die Kenntniss einer Affection und die darauf gerichtete Aufmerksamkeit ihre Häufigkeit zu vermehren scheinen. Denn es ist nicht das Seeklima, welches die adenoiden Vegetationen in Kopenhagen so häufig machte, sondern die Aufmerksamkeit des Arztes, der den Symptomen-Complex auf seine Ursache zurückführte. Auf dem internationalen Congress in London führte W. Meyer an, dass er bei Untersuchung von Schulkindern auf diese Affection in Kopenhagen unter 2000 1 Proc., in England 2 Proc. fand, während Doyer in Leyden unter 4000 5 Proc. und A. Meyer in Florenz unter 700 Kindern 7 Proc. gefunden haben, welche adenoide Vegetationen zeigten. Für Berlin besitzen wir keine statistischen Angaben. Es kommen aber mir und, wie ich weiss, auch den anderen Collegen so zahlreiche Fälle von adenoiden Vegetationen in Behandlung, dass ich an ihrer Häufigkeit nicht zweifle. Dasselbe gilt für

Cöln und andre Orte Deutschlands. In Schlesien dagegen scheinen sie seltener vorzukommen.

Von einigen Autoren wird angegeben, dass Gaumenspalten eine Prädisposition zu adenoiden Affectionen abgäben. Ich selbst habe in dieser Beziehung keine grosse Erfahrung. Die 5 Fälle von Gaumenspalten, die ich in den letzten Jahren gesehen habe, zeigten jedoch sämmtlich keine adenoiden Vegetationen.

Fügen wir diesen Bemerkungen noch die Beobachtung hinzu, dass gewisse acut entzündliche Affectionen des Nasenrachenraums, insbesondere solche, wie sie durch acute Exantheme und namentlich Masern hervorgerufen werden, das Wachsthum der Vegetationen begünstigen oder sie erst in die Erscheinung eintreten lassen, so haben wir über die Aetiologie unserer Affection nicht sehr viel ausgesagt, aber Alles zusammengetragen, was darüber bekannt ist.

Was die pathologische Anatomie anlangt, so treten uns makroskopisch zwei Gruppen entgegen. Ein Theil der Vegetationen sitzt isolirt auf. In ausgesprochenen Fällen finden wir dann gestielte, cylindrische oder kolbenförmige Geschwülste, die ein bis zwei Centimeter lang in den Nasenrachenraum herabhängen. Von diesen Formen finden sich alle Uebergänge bis zu Bildungen, die den Granulis der Pars oralis pharyngis gleichen. Diese gestielten Geschwülste können sich überall in der retronasalen Gegend etabliren, wo sich adenoides Gewebe findet, am Dach, in der Nähe der Choanen, an den Tubenwülsten und in den Rosenmüller'schen Gruben.

Die andere Gruppe der adenoiden Vegetationen sitzt mit breiter Basis auf und findet sich vorwiegend in der Gegend der Tonsilla pharyngea. Je nachdem die Oberfläche dieser Art von Geschwülsten eben oder uneben ist, zeigen sie ein sehr verschiedenes Aussehen. Ist die Oberfläche eben, so stellen sie halbkugelförmige Erhabenheiten dar und ähneln dann der Hyperplasie der Gaumenmandel. Man kann dann weniger von Vegetationen als von einer Hyperplasie der Rachenmandel reden. Es ist dies jedoch soviel ich gesehen habe, immer nur nach der Pubertät der Fall, also zu einer Zeit, wo schon eine Rückbildung stattgefunden hat. Meist ist die Oberfläche uneben, und zwar einmal dadurch, dass auf derselben den isolirten Vegetationen ähnliche Protuberanzen aufschiessen, dann aber besonders dadurch, dass tiefe Risse und Furchen dieselbe durchziehen. So entstehen Geschwülste, bei denen viele Blätter dicht neben einander liegen und die man abblättern kann, wie ein Buch. Die Richtung dieser Blätter ist der ursprünglichen Furchung dieser Gegend entsprechend meist eine longitudinale. Doch werden die Längsfurchen meist durch quere kleinere Einschnitte in Unterabtheilungen zerlegt. So entstehen die Bildungen, die man mit den Hahnenkämmen vergleicht.

Die mikroskopische Untersuchung, die ich bisher nur an dem Lebenden entnommenen Vegetationen habe vornehmen können, bieten insofern einige Schwierigkeiten, als es mit Ausnahme der halbkugeligen Formen selten gelingt, grössere Partien im Zusammenhange mit ihrer Unterlage zu erhalten. Ich habe die Stücke in Müllerscher Flüssigkeit leicht gehärtet, auf dem Gefrier-Mikrotom geschnitten und mit Picrocarmin gefärbt. In allen Fällen, sowohl bei den isolirten Vegetationen, wie bei den hahnenkammförmigen und den halbkugeligen Bildungen habe ich im Wesentlichen dasselbe Bild gesehen: die Geschwülste bestehen zum grösseren Theil aus adenoidem Gewebe, in welchem stellenweise Follikel und traubenförmige Drüsen eingelagert sind. Die Follikel sind häufig aus dem Schnitt ausgefallen und stellen dann rundliche Löcher dar. Zuweilen hat sich in diesen das bindegewebige Netz erhalten, während die Lymphzellen verloren gegangen sind. In älteren Fällen tritt das bindegewebige Stroma als gelbe Züge auch in ungepinselten Schnitten deutlicher in die Erscheinung. Zahlreiche Gefässe mit stellenweise prägnant ausgebildeten Venenplexus durchziehen die Bilder. Hier und da strahlen die Gefässe fächerförmig aus und geben den Bildungen ein papilläres Ansehen. Es ist aber kaum möglich, auch in solchen Fällen, diese Bildungen für Papillome zu halten, da überall das adenoide Gewebe den anderen an Mächtigkeit der Entwickelung überlegen ist. So viel ich sehen konnte, überzieht diese Geschwülste durchgehends ein mehrschichtiges Cylinderepithel. Flimmerhaare, welche von anderen Autoren erwähnt werden, habe ich daran nicht warnehmen können.

So stellen also diese Bildungen Hyperplasien der präformirten Gewebe dar. Sie sind nicht heteroplastisch und greifen niemals auf andere Gewebe über. Schon ihr anatomischer Bau kennzeichnet sie demnach als gutartige Geschwülste. Sie haben ihren Sitz in Organen, die dem Lymphsystem angehören, ein Umstand, der eine weitere Verwandtschaft mit den Vorgängen darstellt, die wir als Skrofulose bezeichnen.

Die Symptome des Leidens zerfallen in zwei Gruppen, je nachdem die Vegetationen durch ihr Volumen eine Stenose des Nasenrachenraums bedingen, oder klein genug bleiben, um die Function des retronasalen Raumes als einer luftführenden Höhle nicht zu beeinträchtigen. Ich wende mich zunächst der ersten Gruppe von Symptomen zu, indem ich annehme, die Grösse der Vegetationen sei mächtig genug, um den Nasenrachenraum auszufüllen oder ihn als Luftweg inpracticabel zu machen. Es reicht hierzu bei Kindern ein verhältnissmässig geringer Umfang der Geschwülste aus. Vegetationen, die zusammen das Volumen einer Haselnuss haben, füllen den retronasalen Raum eines 6 bis 7jährigen Kindes.

In allen Fällen, in denen der Nasenrachenraum als Luftweg verlegt oder hinreichend verengt wird, sind die betreffenden Patienten genöthigt, statt durch die Nase, durch den Mund zu athmen. Betrachten wir die Folgen, die diese Veränderung des Weges, auf dem das respiratorische Bedürfniss befriedigt wird, nach sich zieht.

In dieser Beziehung glaube ich in diesem Kreise es nicht weiter begründen zu müssen, dass die Luft beim Athmen durch den Mund den tieferen Respirations-Organen kälter, unreiner und trockner zugeführt wird, als wenn sie erst an der feuchten, in ihrer Oberfläche durch die Muscheln vermehrten Schleimhaut der Nase vorbei und in ihrer Richtung winkelig gebrochen in die Pars oralis des Pharynx gelangt. Ebenso glaube ich, genügt diese Andeutung, um darzuthun, dass hierdurch ein nachtheiliger Einfluss auf den respiratorischen Gasumtausch und die eigentlichen Respirations-Organe ausgeübt werden muss.

Das permanente Offenhalten des Mundes giebt dem Gesicht einen nichts weniger als intelligenten Ausdruck. In der Normalität wird der Unterkiefer nicht durch Muskelaction, sondern durch Luftdruck gegen den Oberkiefer gehalten. Nach den Untersuchungen von Donders und Metzger wird vermittelst der gegen den Gaumen oder den Processus alveolaris angelegten Zunge bei Lippenschluss ein Saugraum gebildet, der ausreicht, um das Herabsinken des Unterkiefers zu verhindern. Tritt nun die Nothwendigkeit ein, immerfort durch den Mund zu athmen, so ist es unmöglich, diesen Saugraum zu bilden, der Unterkiefer folgt, soweit er nicht durch Muskelarbeit daran verhindert wird, seiner Schwere und sinkt nach unten. So kommt es, dass die Nasolabialfalten der an Stenose des Nasenrachenraums Leidenden allmählich verstreichen und nach unten und hinten gezogen werden, ja, dass in langdauernden Fällen, selbst der äussere Augenwinkel nach unten sinkt. Es sind diese weiteren Veränderungen des Gesichts, die das Athmen mit offenem Munde nach sich zieht, nur geeignet, den dämlichen Ausdruck desselben zu vermehren.

Eine fernere wichtigere Veränderung zeigt der Schlaf in Folge der Aufhebung des den Unterkiefer tragenden Saugraums. Alle Patienten mit stenosirenden adenoiden Vegetationen schnarchen beim Schlaf, namentlich in der Rückenlage, und zwar ist dies, so weit ich das bisher habe beobachten können, ein Schnarchen, welches nicht durch das Velum palatinum sondern durch den Zungengrund und die Epiglottis bedingt wird. Bei herabsinkendem Unterkiefer tritt der Zustand ein, der bei der Chloroformnarcose so häufig Asphyxie bedingt, und den wir als Verschlucken der Zunge bezeichnen. Es ist bekannt, dass es dabei genügt, den Unterkiefer nach vorn zu ziehen, um dies Athemhinderniss sofort zu beseitigen. Dieses Verschlucken der Zunge tritt nun auch bei Patienten mit den Rachenraum stonosirenden adenoiden Vegetationen ein, sobald sie in tiefen Schlaf verfallen. Ihr Schnarchen entspricht dem Stridor der Chloroformirten. Denn bei herabhängendem Unterkiefer und aufgehobenem Einfluss des wachen Willens sinken das Zungenbein und die Zunge nach hinten und unten, und letztere drückt gleichzeitig die Epiglottis gegen den Aditus laryngis. Auf diese Weise bewirkt der tiefe Schlaf bei solchen Patienten zwischen Zungengrund und Epiglottis einerseits und der hinteren Pharynxwand andererseits eine Stenose der oberen Luftwege. Hat das Athemhinderniss eine Zeit lang gedauert, so werden die Patienten unruhig, die Tiefe des Schlafes verflacht sich, und ohne vollkommen zu erwachen, heben sie, zuweilen mit einer Schluckbewegung, ihre Zunge wieder hoch. Dann hört das Schnarchen und das Athmungshinderniss auf. Nach einer kurzen Weile verfallen die Patienten wieder in tieferen Schlaf, der Unterkiefer und die Zunge sinken nach unten, und damit treten die stenotischen Erscheinungen auf's Neue auf, bis das Athembedürfniss die Patienten aus dem festen Schlaf dem Wachen annähert, und der Wille durch Hebung der Zunge die oberen Luftwege wieder hinlänglich wegsam macht. Wer sich an das Bett eines mit adenoiden Vegetationen behafteten schlafenden Kindes setzt, kann den Turnus dieser Erscheinungen in regelmässiger Folge auf's Leichteste beobachten.

Zwei schwerwiegende Folgen knüpfen sich an diese Veränderungen. Einmal gelangen die Patienten eigentlich niemals zu einem erquickenden tiefen Schlaf. Sie wachen des Morgens träge und müde auf und zeigen häufig den Tag über ein träumerisches, schlaffes, müdes und träges Wesen. Dass gleichzeitig die allgemeine Ernährung dadurch leidet, ist selbstverständlich. Dann aber bildet sich zweitens hierdurch eine Veränderung der Thoraxform aus, wie man eine solche bei allen Krankheiten, die mit einer Stenose der oberen Luftwege einhergehen, findet. Ein hoher Grad dieser Thoraxform, und zwar einer solchen, die sich in acuter Weise ausbildet, zeigt sich beim Croup. Die oberen Theile des Thorax, an welche sich die grossen auxiliären Inspirationsmuskeln inseriren, werden durch die forcirte Einathmung übermässig erweitert, während die unteren Partien in Folge der Steigerung des negativen intrathoracischen Druckes theilweise durch das nach oben angesaugte Zwerchfell, theilweise durch Verengerung der unteren Rippenbogen comprimirt werden. Dieser Thoraxform entsprechen an den Lungen in den oberen und namentlich vorderen Partien emphysemähnliche Erweiterung und unten der Atelectase sich annähernde Erscheinungen. In Verbindung mit der Veränderung der Athemluft an sich, die, wie schon erwähnt, das Athmen durch den Mund mit sich bringt, treten hierdurch wesentliche Beeinträchtigungen des Gaswechsels in den Lungen ein, und abgesehen von acuten und chronischen Bronchitiden, die die Vegetationen häufig compliciren, wird hierdurch ein ferneres Moment gesetzt, welches die allgemeine Ernährung solcher Patienten wesentlich beeinträchtigt.

Die Aufhebung der Respiration durch die Nase bringt vielfach eine Verringerung der Geruchsempfindung mit sich, häufiger noch scheint sich eine Verminderung des Geschmacks einzufinden, indem der Wohlgeschmack verloren geht, und nur noch die Kategorien süss, salzig, sauer und bitter wahrgenommen werden.

Eine weitere Folge der stenosirenden Vegetationen zeigt sich an der Sprache. In dieser Beziehung ist zunächst zu bemerken, dass

Vegetationen, die bereits die charakteristische Veränderung der Sprache bedingen, nicht nothwendig auch eine Stenose des Nasenrachenraums nach sich ziehen, die diesen als Aëris via unbrauchbar macht. Denn die Athmung durch die Nase erfolgt bei ruhendem Velum, während das Sprechen bei erhobenem Gaumensegel vor sich geht. Es reicht deshalb ein kleineres Volumen der Vegetationen aus, um den Nasenrachenraum während der Phonation zu füllen, als um ihn bei ruhiger Athmung für die Luft zu verlegen.

Wenn ich die Veränderung der Sprache charakteristisch nenne, so stimme ich darin mit allen Autoren überein; die Anfüllung des Nasenrachenraums durch adenoide Vegetationen giebt in der That der Sprache ein ungemein charakteristisches Gepräge. Es giebt Fälle, in denen das Ohr des Arztes, der die Patienten sprechen hört, ausreicht, um die Diagnose mit grosser Wahrscheinlichkeit zu stellen.

Die Kranken zeigen ein klangloses Timbre, eine Sprache die Mayer eine todte genannt hat. Dann aber sind sie ausser Stande, nasalirte Vocale zu sprechen, oder die Resonantes nasales m und n deutlich zu pronunciren.

Suchen wir uns diese durch die Vegetationen bedingte Veränderung der Sprache zu erklären, so kommen wir dabei an die Frage, ob bei der gewöhnlichen, nicht nasalirten Phonation durch das gehobene Velum der Isthmus pharyngonasalis luftdicht verschlossen wird, oder nicht. Es wird diese Frage von verschiedenen Autoren verschieden beantwortet, in neuerer Zeit aber bricht sich die Meinung immer mehr Bahn, dass kein luftdichter Abschluss des Isthmus bei der Phonation stattfinde, dass vielmehr auch bei nicht nasalen Sprachlauten eine Continuität der Luftsäule im Mundtheile und im Nasentheile des Pharynx statthabe. Es ist hier nicht der Ort auf diese Frage näher einzugehen. Ich habe neulich in der physiologischen Gesellschaft über dieselbe einen Vortrag gehalten, den ich binnen Kurzem dem Druck übergeben werde. Ich glaube, dass ich in demselben den Beweis erbracht habe, dass auch bei maximaler Hebung des Velums, so weit sie bei der Phonation stattfindet, der Isthmus pharyngonasalis nicht vollkommen verschlossen wird, vielmehr namentlich seitlich das Velum der Rachenwand nicht anliegt, so dass hier die Luft im Nasenrachenraum mit der unterhalb des Velums befindlichen unmittelbar communicirt. Hierdurch wird die Nasenhöhle zu einem Resonator mit zwei hinteren schmalen Oeffnungen zu beiden Seiten des Velums und zwei vorderen, nämlich den Nasenlöchern. Einen Theil ihres Wohlklanges erhält die menschliche Sprache erst durch die Resonanz in der Nasenhöhle.

Es ist leicht ersichtlich, dass diese Auffassung für die Erklärung der todten Sprache von Wichtigkeit ist. Sie ist nur bei der Annahme möglich, dass der Isthmus pharyngonasalis sich bei der Phonation nicht schliesst; ich muss aber sagen, dass wenn sich diese Annahme nicht anderweitig als richtig beweisen liesse, sie durch die bei adenoiden Vegetationen auftretenden Erscheinungen sehr warscheinlich würde. Denn der Sprache der an diesen Leidenden fehlt der Wohlklang, obgleich die Nasenhöhle Luft führt, also resoniren könnte, wenn in der That das Velum oder das Palatum und nicht unmittelbar die Luft die Wellen des Tons leiteten. Der Verlust des Wohlklangs kommt vielmehr dadurch zu Stande, dass die Schallwellen im Nasenrachenraum, statt in einen wohl eingerichteten Resonator zu gelangen, gegen weiche feste Massen mit vollkommen unregelmässiger Oberfläche andringen. Dies ist der Umstand, der die todte Sprache zu Wege bringt.

Neben dem Timbre der Sprache treten dann noch Veränderungen von einzelnen Consonanten und den nasalirten Vocalen auf, und wird hierdurch die Sprache der an Vegetationen im Nasenrachenraum Leidenden in die grosse Rubrik der mit dem unpassenden Namen der nasalen Sprache belegten Sprachweise eingeschlossen. Ich glaube es lassen sich im Allgemeinen drei Gruppen des „durch die Nase Sprechens“ unterscheiden. Die erste und häufigste ist diejenige, die man nachmachen kann, wenn man sich die vorderen Nasenlöcher zuhält, die also bei Stenose der vorderen Partien der Nase entsteht. Wie man sich leicht überzeugen kann, erhält dadurch die Sprache im Allgemeinen keine Veränderung ihres Wohlklangs. Es tritt aber vermehrte, trompetenähnliche Resonanz ein, wenn ein nasalirter Vocal oder die nasalen m und n gesprochen werden.

Im Gegensatz zu dieser Sprache steht die Art des durch die Nasesprechens, die sich bei unzureichender Verengerung des Isthmus pharyngonasalis, also z. B. bei Lähmung oder Perforation des Velums findet. In diesem Falle erhalten Vocale und Consonanten, die nicht nasalirt gesprochen werden sollen, nasalen Beiklang, einige Explosiva sind gar nicht oder nur undeutlich zu bilden und es findet eine phonatorische Luftverschwendung statt. In beiden Fällen aber entsteht nicht die todte Sprache. Diese findet sich vielmehr nur bei Verlegung des Nasenrachenraums und ebenso wird nur in diesem Falle die Aussprache von m und n durch andere Laute ersetzt. Auch l und nach Fel. Semon das englische th werden in ihrem acustischen Charakter verändert. Ich muss mich bei dieser Gelegenheit auf diese wenigen Andeutungen über diesen interessanten Gegenstand beschränken, da es hier nur meine Aufgabe sein kann, die todte Sprache zu präcisiren nnd zu erklären.

Abgesehen von dieser, ich möchte sagen physiologischen Veränderung der Sprache fällt Kindern mit stenosirenden Vegetationen das Sprechen überhaupt schwer und es finden sich in einer gewissen Reihe von Fällen anderweitige Sprachfehler, Stottern und dergleichen. Da den betr. Patienten nur der Mund zur Respiration zur Disposition steht, müssen sie überdies bei jeder Inspiration eine längere Pause im Sprechen machen.

In einem hohen Procentsatz dieser Fälle gesellt sich zu den adenoiden Vegetationen Schwerhörigkeit hinzu. So kam es, dass ein Ohrenarzt diese Krankheit zuerst beschrieb. Die Schwerhörigkeit entsteht entweder durch Abschluss des Orificium pharyngeum Tubae oder durch fortgeleitete entzündliche Processe. Ich begnüge mich diese Complication lediglich anzuführen, ohne auf eine Erklärung ihres Zusammenhanges mit den Vegetationen des Weiteren einzugehen. Es spielt aber die Schwerhörigkeit in Bezug auf das allgemeine Verhalten der Patienten eine keineswegs untergeordnete Rolle. Ich habe schon angeführt, dass ihr Gesichtsausdruck ein dummer ist, dass sie namentlich in Folge der Behinderung des Schlafes ein müdes und träumerisches Wesen zeigen, sowie dass ihre Sprache gestört ist. Gesellt sich hierzu noch Schwerhörigkeit, so machen die Kinder zuweilen durchaus den Eindruck eines Idioten, und zwar machen sie nicht nur einen solchen Eindruck, sondern es ist in der That ihr geistiges Vermögen geschwächt und ihr Charakter verändert. Sie kommen in der Schule nicht weiter, sitzen meistens unten und verbringen in jeder Classe mehr Zeit, als planmässig dafür in Aussicht genommen ist. Die Schwerhörigkeit spielt sicher hierbei eine gewichtige Rolle, sie ist es aber nicht allein, was diese auffallende, die Eltern mit der grössten

Sorge erfüllende Erscheinung bedingt. Ich habe Kinder beobachtet, die ohne schwerhörig zu sein, hohe Benommenheit des Denkvermögens und auffallende Flüchtigkeit und Trägheit zeigten. Dass aber die Verringerung der Kraft des Verstandes und der ausgesprochene Mangel an Energie, die sich, wie gesagt, nicht nur im Gesichtsausdruck, sondern in Wirklichkeit bei solchen Kindern finden, in der That ausschliesslich von den adenoiden Vegetationen abhängen, ergiebt die Beobachtung derselben Kinder, nachdem die betr. Geschwülste entfernt sind. Zur grössten Freude ihrer Eltern sehen ihre Lehrer staunend die rapiden Fortschritte, die solche bis dahin trägen und schwer begreifenden Kinder nunmehr machen und ihre Schulkameraden hören auf, sie zu hänseln. Es ist, als wären sie durch Entfernung der den Nasenrachenraum stenosirenden Vegetationen durchaus andere Menschen geworden! Wir haben schon gesehen, dass die Behinderung des Schlafs und andere Einflüsse das Allgemeinbefinden wesentlich beeinträchtigen; und werde ich weiterhin noch davon zu sprechen haben, dass adenoide Vegetationen, auch ohne zur Stenose zu führen, das Gefühl des eingenommenen Kopfes und wirkliche Kopfschmerzen veranlassen können. Alles dieses muss neben der Schwerhörigkeit in Betracht gezogen werden, um die im höchsten Maasse auffallende Veränderung des Wesens und Könnens der Kinder, die unsere Affection nur zu häufig im Gefolge hat, erklären zu können.

Diese Uebersicht der bei stenosirenden Vegetationen auftretenden Erscheinungen zeigt, dass wir es hier mit einem Leiden zu thun haben, dem eine erhebliche und eine mehr wie locale Bedeutung zukommt. Es ist eine Krankheit, die nicht nur die Specialisten, sondern jeden Arzt in hohem Grade interessiren muss!

Nicht ganz so wichtig, aber immerhin noch wichtig genug, sind die adenoiden Vegetationen dann, wenn sie weder bei der Phonation, noch bei der Athmung eine Stenose des Nasenrachenraums bedingen, wenn sie also vorhanden, aber nicht gross genug sind, um, wie wir bisher angenommen haben, schon durch ihr Volumen pathologische Erscheinungen auszulösen. Wenn ich mich jetzt dazu wende, die Erscheinungen, die solche Vegetationen hervorrufen, zu betrachten, brauche ich wohl kaum zu erwähnen, dass dieselben ebenso und vielleicht noch in gesteigertem Maasse bei stenosirenden Vegetationen vorhanden sind; die Symptome, die die Stenose setzt, treten nur zu denjenigen hinzu, die die Vegetationen im Allgémeinen bedingen.

Unter diesen Symptomen muss zunächst eine recht erhebliche Absonderung von zähem, wolkenbildendem, schleimigem Secret erwähnt werden, welche bei vorhandenen Vegetationen nie zu fehlen scheint. Dasselbe fliesst entweder in den Rachen herab, oder wird durch die Nase entleert, hat aber eine grosse Neigung an dem Orte seiner Bildung zu verharren und sich anzusammeln, so dass oft, namentlich nach Einspritzungen in die Nase, eine sehr erhebliche Menge auf einmal zu Tage gefördert wird.

Eine grosse Anzahl der Patienten scheint in Folge der adenoiden Vegetationen das Gefühl eines Fremdkörpers hinter dem Velum palatinum zu haben. Wenigstens deuten darauf die vielen complicirten exspiratorischen Bewegungen, die sie machen, und die den Zweck haben, etwas hinten aus dem oberen Theile des Schlundes heraus zu bringen, was da nicht hingehört. Manchmal räuspern sich die Patienten fast ununterbrochen, manchmal krächzen sie fortwährend, zuweilen machen sie hierher gehörige Manöver, für die das sie bezeichnende Wort fehlt. Die Umgebung betrachtet sie dann meist als „verschleimt". Zuweilen glaubt man aber es sei lediglich eine üble Angewohnheit und sucht durch erziehliche Einwirkung, das Niemandem angenehme Gebahren zu beseitigen. Die pädagogischen Versuche führen jedoch fast nie zu einem Erfolge, während sie den betreffenden Patienten nicht zu unterschätzende Qualen verursachen.

Sodann besteht in der überwiegenden Mehrzahl der Fälle eine Neigung zu acuten und subacuten Entzündungen der Schleimhaut des retronasalen Raumes. Bei solchen acuten Schüben kommt es in Folge der Anschwellung der Vegetationen und der Schleimhaut zuweilen zu vorübergehender Stenose. Auch kommen Tuba-Katarrhe, Otitis media und deren Folgen, sowie überhaupt katarrhalische Entzündungen der benachbarten Schleimhäute vor. Zudem localisiren sich anderweitige Processe bei vorhandenen Vegetationen gern im Nasenrachenraum. Ich glaube, dass es nicht Zufall ist, wenn ich bei mit Vegetationen behafteten Kindern die Diphtherie mehrfach im Nasenrachenraum beginnen sah und steht es durch zahlreiche Beobachtungen fest, dass die Diphtherie leichter in den Nasenrachenraum hinauf steigt, wenn hier Vegetationen vorhanden sind. Masern, Scharlach und andere acute Infections-Krankheiten rufen bei Vegetationen gern erhebliche Erscheinungen im Nasenrachenraum hervor.

Eine fernere Reihe von Symptomen wird durch die Neigung mancher Fälle von adenoiden Vegetationen zu spontanen Blutungen hervorgerufen. Es erfolgen entweder heftigere Hämorrhagien aus der Nase, oder ein langsames, meist sehr lange dauerndes tropfenweises Absickern von Blut. Im letzteren Falle wird das Blut weniger durch die Nase, als durch den Mund zu Tage gefördert. Es gehört nicht zu den Seltenheiten, dass lange Zeit hindurch Blut ausgeworfen wird, welches den adenoiden Vegetationen entstammt. Ich habe Fälle gesehen, in denen hierdurch der Verdacht der Phthise angeregt worden war. Sowohl durch das langsame Absickern, wie durch die heftigeren Hämorrhagien können anämische Zustände gesetzt werden.

Eine sehr wichtige Sache sind die durch adenoide Vegetationen hervorgerufenen nervösen Erscheinungen. Erwachsene mit dieser Affection klagen meist über abnorme Sensationen, die sie in den Kopf verlegen, über ein unbestimmtes Gefühl von Druck und Schwere in den oberen und hinteren Theilen des Schädels. In seltenen Fällen wird den Patienten dieses Gefühl so zur Beschwerde, dass sie in eine hypochondrische oder gar melancholische Gemüthsstimmung gerathen. Ab und zu, anscheinend bei acuten Schüben des complicirenden Katarrhs haben sie intensiven Kopfschmerz. Bei Kindern kommen diese Empfindungen nicht in gleichem Maasse zum klaren Bewusstsein. Sie sind aber sicher vorhanden und tragen wahrscheinlich mit dazu bei, um das träumerische und unaufmerksame Wesen der kleinen Patienten hervorzurufen. In manchen Fällen treten aber die Kopfschmerzen in migräneartigen Anfällen auf. Die Kinder kommen bleich und über Kopfschmerzen klagend aus der Schule, haben das Bedürfniss sich niederzulegen, erbrechen zuweilen, sind aber häufig schon am andern Tage wieder so weit wohl, dass sie wieder in die Schule gehen können. Zuweilen ist bei diesen Anfällen leichtes Fieber vorhanden. In vielen Fällen begnügen sich diesen häufig wiederkehrenden Anfällen gegenüber die Eltern und auch die Aerzte mit der Diagnose: Migräne. Die Kinder verbringen die Ferien auf dem Lande oder in Bädern, wo sie meist keine solche Anfälle bekommen, nach Hause zurückgekehrt bringen sie ihr altes Uebel wieder mit. Dann heisst es, „das Kind kann die Schulluft nicht vertragen“. Bis schliesslich die adenoiden Vegetationen gefunden und entfernt werden, und das Kind vollkommen gesundet. Es sollte deshalb in solchen Fällen die Untersuchung des Nasenrachenraums nicht unterlassen werden!

In einer anderen Reihe von Fällen stellen sich von den adenoiden Vegetationen aus Reflexneurosen ein; Lähmungen der Stimmbänder, Asthma und ähnliches sind als von den adenoiden Vegetationen ausgelöste Reflexe geheilt und beschrieben worden.

Was nun die objective Untersuchung anlangt, so ergiebt bei stenosirenden Vegetationen der Gesichtsausdruck wie die Sprache des Patienten Zeichen, die die Diagnose von vorn herein wahrscheinlich machen. Blickt man solchen Patienten in den Mund, so bemerkt man, dass das Velum viel weiter als normal nach vorn und unten in die Mundhöhle hinein vortritt. Die Entfernung der Uvula von der hinteren Pharynxwand beträgt bei ihnen 1 bis $1\frac{1}{2}$ Centimeter und darüber und in manchen Fällen legt sich auch bei der Phonation das Velum gar nicht an die hintere Pharynxwand an. Es macht den Eindruck, als wäre der Pharynx zu weit und das Velum zu kurz.

Versucht man solchen Patienten eine Einspritzung in die Nase zu machen, so fühlt man, dass sich dem Vordringen der Flüssigkeit ein Widerstand entgegenstellt. Es gelingt also nicht, oder wenigstens nicht so glatt, wie sonst, die in ein Nasenloch eingespritzte Flüssigkeit aus dem anderen abfliessen zu machen. Es ist in solchen Fällen ein Fehler dies forciren zu wollen, denn wenn auch meist die Tubenöffnung durch die Vegetationen verlegt wird, giebt es doch Fälle, in denen dies nicht stattfindet, und die mit Gewalt durch die Choanen vortretende und hier gestaute Flüssigkeit durch die Tuba in das Mittelohr eindringt, um eine Otitis media hervorzurufen. Fühlen wir vielmehr bei dem Versuch, die Nase auszuspritzen, ein auch nur leichtes Hinderniss, so haben wir ein weiteres Zeichen für eine Stenose des Nasenrachenraumes gewonnen. Hören wir auf zu spritzen, so fliesst die Flüssigkeit langsamer, als wenn sie die Exspirationsluft vortreibt, und nur ihrer Schwere folgend, zum grösseren Theil nach vorne ab. Ein kleiner Theil gelangt in den Rachen. Führen wir durch die Nase die Sonde ein, so können wir uns direct davon überzeugen, dass der retronasale Raum nicht frei ist; die Sonde stösst vielmehr vorzeitig auf ein Hinderniss, welches sich als von weicher Consistenz erweist.

Lassen wir solche Patienten m oder n sagen, und legen ihnen dabei unsern Zeigefinger gegen die Haut der Nasenflügel, so fühlen wir den Fremitus der Stimme, weniger deutlich, als dies in der Normalität der Fall ist.

Alle diese Zeichen zusammen aber liefern nur den Beweis, dass eine Anfüllung des Nasenrachenraums vorhanden ist. Die gewöhnlichste Ursache einer solchen sind nun die adenoiden Vegetationen. Um aber über diese hohe Wahrscheinlichkeit hinaus, eine sichere differentielle Diagnose, z. B. gegenüber Nasenrachenpolypen, angeborenem Verschluss der Choanen und ähnlichen Affectionen stellen zu können, dazu ist es nöthig diejenigen Untersuchungsmethoden anzuwenden, die uns die Vegetationen auch dann zeigen, wenn sie keine Stenose bedingen; nämlich die Rhinoskopie und die Palpation.

Die Rhinoscopia anterior ist häufiger ausführbar, als dies a priori angenommen wird. Die Verlegung des Nasenrachenraums setzt die Nase ausser Function. In manchen Fällen macht sich dies schon äusserlich bemerklich; die Nase erscheint spitz, die Flügel eingesunken. Diese Ausserdienststellung ist wohl auch der Grund, wesshalb verhältnissmässig häufig, wenn auch durchaus nicht regelmässig, die Muscheln klein und die Schleimhaut dünn ist, so dass die Rhinoscopia anterior leicht gelingt. Sie zeigt uns Geschwülste im Nasenrachenraum, die sich bei der Phonation bewegen. Sässen sie in der Nase, so würde das nicht der Fall sein. Die Vegetationen bewegen sich aber einmal, ebenso wie die Nasenrachenpolypen, passiv lediglich mitgehoben durch das in die Höhe steigende Velum. Dann aber sitzen sie auf einer Schleimhaut, die bei der Phonation durch die in ihr liegenden Muskeln verschoben wird. Aus dem letzteren Grunde zeigen auch kleine Vegetationen, die vom Velum nicht berührt werden, beim Sprechen eine Bewegung. Man nimmt selbst geringe Bewegungen an der Verschiebung der Lichtreflexe wahr.

Auch die Rhinoscopia posterior ist in Folge der erwähnten Stellung des Velums häufiger und leichter ausführbar, als dies sonst im kindlichen Alter der Fall ist. Sie zeigt uns entweder die einzelnen kolbigen Vegetationen, oder Hahnenkamm - ähnliche Bildungen oder aber nur, dass der Nasenrachenraum hinten oben von einer mit Schleimhaut überzogenen Masse ausgefüllt ist, deren Anblick uns die oberen Theile des Septum narium und der Choanen entzieht. Die Schleimhaut selbst über den Geschwülsten ist selten lebhafter geröthet, meist hat sie kaum die Farbe der übrigen Schleimhaut und erscheint namentlich bei Anämischen auffallend bleich. Die Rhinoskopie ist unter allen Untersuchungs-Methoden diejenige, die uns den sichersten Aufschluss giebt. Denn sie zeigt uns die Form und den Sitz der Vegetationen am genauesten. Es ist deshalb zu bedauern, dass sie nur in einem Bruchtheil der Fälle ausführbar ist. Bei Kindern bin ich aber mit der gewöhnlichen Methode der Rhinoskopie meist am weitesten gekommen. Es handelt sich darum mit Geduld und Ruhe die Kinder zu gewöhnen, diese Untersuchung ertragen zu lernen. Die Anlegung des Gaumenhakens hat mich bei Kindern nur selten gefördert. Zuweilen gelang es, bei vorgestreckter Zunge zu rhinoskopiren, während dies nicht möglich war, so lange die Zunge hinter den Schneidezähnen gehalten wurde.

Gelingt die Rhinoskopie nicht, so muss das Auge durch den palpirenden Finger ersetzt werden. Wir gehen in der bekannten, zuerst von W. Meyer methodisch ausgeführten Weise mit dem Zeigefinger hinter das Velum und palpiren den Nasenrachenraum. Um nicht gebissen zu werden, ziehe ich es bei der Palpation vor, mit der untersuchenden oder der freien Hand die Unterlippe des Patienten über die Zähne hinweg mit in den Mund hineinzunehmen oder von einem Assistenten hinüberlegen zu lassen, als einen metalleuen Ring über den untersuchenden Finger zu ziehen. Denn letzterer hindert die Beweglichkeit und erschwert dadurch die Palpation namentlich der seitlichen Partien des Schlundkopfgewölbes. Der Untersuchung folgt meistens eine geringe Blutung, deren Menge übrigens mit der Schärfe des Nagels des untersuchenden Fingers in einem graden Verhältniss steht. Stenosirende Vegetationen machen sich als weiche unebene Massen dem in den Nasenrachenraum vordringenden Finger auf's deutlichste bemerklich. Auch einzelne Vegetationen kann man mit dem Gefühl wahrnehmen und ihren Sitz — wenn auch nur im Allgemeinen — erkennen, denn wir fühlen nur, ob sie vorn oder hinten, oder seitlich, oben oder unten sitzen. Dass man die Tubenwülste oder die unteren Muscheln nicht für Vegetationen halten darf, braucht nur angedeutet zu werden.

So gestatten es also unsere Untersuchungsmethoden, die Vegetationen in allen Fällen diagnosticiren zu können. Wir haben ein Leiden vor uns, welches, wie wir gesehen haben, sehr wichtige Erscheinungen bedingt, aber der ärztlichen Kunst durchaus unterworfen ist. Denn auch in Bezug auf die Therapie gehören die Vegetationen zu den dankbarsten Objecten, die unserer Behandlung unterstellt werden. Weil dieses aber so ist, brauche ich über die Prognose mich nicht zu äussern. Ein Leiden, welches von der kunstgeübten Hand des Arztes mit Sicherheit entfernt werden kann, giebt nur, wenn diese fehlt, keine günstige Voraussage.

Angesichts der Wichtigkeit der von den adenoiden Vegetationen gesetzten pathologischen Erscheinungen und der glänzenden Erfolge der Therapie sollte es eigentlich keines Wortes bedürfen, um die Nothwendigkeit der Beseitigung dieses Leidens zu betonen. Und doch gehört es nicht zu den seltenen Erscheinungen, dass Kinder erst, wenn die Schwerhörigkeit sich der Taubheit annähert, einer wirklichen Behandlung unterzogen werden! Ich denke hierbei nicht an solche Kinder, die nicht in ärztlicher Beobachtung sind, und deren Eltern sich damit beruhigen, dass „das Kind nur einen Stockschnupfen habe". Es kommt dies nicht gerade selten vor und ist schliesslich auch nur aus einem in den Vorstellungen des Volkes bestehenden Sediment zu erklären, welches sich darin aus Theorien krystallisirt hat, die lange Zeit hindurch die Köpfe der Aerzte erfüllten. Es sollte aber nachgerade aufhören, dass Aerzte dem vagen Begriffe des Stockschnupfens gegenüber entweder als eines noli me tangere oder als einer incurablen Krankheit fatalistisch die Hände unthätig in den Schooss legen! Und doch giebt es kaum eine andere Erklärung, als solche Ideen, für die Thatsache, dass leider häufig genug Kinder, die dauernd ärztlich beaufsichtigt werden, Jahrelang mit stenosirenden adenoiden Vegetationen und deren Folgen behaftet sind, ohne dass je ein ernstlicher Versuch gemacht wurde, sie von ihren Leiden zu befreien. Es ist in dieser Beziehung höchst charakteristisch, dass fast jeder geheilte Fall dem betreffenden Arzte neue Fälle zuführt, die sich in der Familie und dem Freundeskreise finden und nun vom Publikum an der Physiognomie und der Sprache erkannt werden.

Stenosirende adenoide Vegetationen lassen sich weder durch Medicamente, noch durch Brunnen-, Bade- und Luftkuren beseitigen! Nur wenn es sich um acute Schwellungen bei noch nicht hinreichend voluminösen Vegetationen handelt, bildet sich die bestehende Stenose zurück; sonst bleibt sie bestehen, bis die in der Pubertät oder später auftretende Involution die Geschwülste absolut oder wenigstens relativ zur Grösse des retronasalen Raumes verkleinert, und damit die Stenose, aber nur selten die einmal gesetzten Folgen derselben wieder aufhebt. Stenosirende adenoide Vegetationen indiciren deshalb eine örtliche Behandlung, die sie entfernt.

Was nun die örtliche Behandlung anlangt, so leisten Aetzmittel und dergl. erfahrungsgemäss nichts. Wenn den vorgeschlagenen operativen Eingriffen Widerstand Seitens der Patienten oder deren Angehörigen entgegen gesetzt wurde, habe ich mich früher einige Male verleiten lassen, Caustika in Anwendung zu ziehen, Argent. nitricum und dergl., auch Chromsäure in einem Falle. Man erreicht damit aber nichts, wenigstens nichts Dauerhaftes und verliert viele kostbare, zuweilen unwiederbringliche Zeit. Ich habe mich deshalb daran gewöhnt, derartige Versuche nicht mehr zu machen; und mich lediglich darauf eingelassen, die Vegetationen auf operativem Wege zu entfernen.

Was die Ausführung der Operation anlangt, so ist es leider schwierig, dabei die Narcose anzuwenden. Die Angst der Mütter und der Widerstand der Patienten würden es in hohem Grade wünschenswerth machen, den an und für sich unbedeutenden Eingriff in der Narcose ausführen zu können. Es wird aber dadurch die sonst ungefährliche Operation zu einer gefährlichen. Man kann dieselbe in der Narcose entweder am aufrechten oder am hängenden Kopf machen. Bei aufrechtem Kopf ist die Gefahr des Eindringens von Blut in den Kehlkopf auch dann vorhanden, wenn man die in Bezug auf die Grösse der Blutung sicherste Methode der Entfernung mit der galvanokaustischen Schlinge anwendet. Am hängenden Kopf aber wird die sonst fast immer geringe Blutung zu einer excessiven, so dass nach Schätzung der Menge des ergossenen Blutes die Operation unter die grossen gezählt werden müsste und hierdurch sonst nicht vorhandene Gefahren entstehen. Ich wende deshalb die Narcose nur dann an, wenn es ohne dieselbe durchaus unmöglich ist, die Einwilligung zur Operation zu erlangen, und verfehle in solchen Fällen nicht, darauf aufmerksam zu machen, dass die Narcose die Operation erschwere und gefährlich mache.

Wenn man die Operation an vernünftigen Erwachsenen ausführt, braucht man dazu keine Assistenz. Da sie aber meist an Kindern gemacht werden muss, ist es nothwendig, sich gegen jede Störung, die durch die Unruhe und den Widerstand der Patienten entsteht, von vornherein zu sichern. Einzelne Aerzte fesseln die Patienten auf besonderen zu diesem Zwecke construirten Stühlen an Kopf, Armen und Beinen. Ich liebe ein solches Verfahren des psychischen Eindrucks wegen nicht. Setzt man die Kinder auf einen Stuhl der so hoch ist, dass sie mit den Beinen die Erde nicht berühren, also nicht aufstehen und sich hinten überbäumen können, so genügt ein Assistent, der ihnen mit der einen Hand den Kopf und mit der andern die Hände festhält. Kleinere Kinder schlägt man in ein Laken ein, so dass die Arme unter dem Laken an den Rumpf zu liegen kommen, und giebt sie der Mutter auf den Schoss, die nun den Kopf halten muss. Immer glaube ich, dass es besonders darauf ankommt, die Arme zu sichern. Sonst greifen die Kleinen nach den eingeführten Instrumenten, reissen an denselben und können, abgesehen von der Störung der Operation, sich erhebliche Verletzungen des Velums damit zuziehen. Es ist deshalb zu empfehlen, die Arme der Patienten an der Lehne des Operationsstuhls zu befestigen, wenn man überhaupt einen solchen für zweckmässig hält. Ich bin bei der ausgezeichneten Assistenz, deren ich mich erfreue, bisher ohne einen besonderen Operationsstuhl ausgekommen.

Den natürlichen Oeffnungen des Nasenrachenraums entsprechend giebt es zwei Wege, auf denen die Operation unternommen werden kann, nämlich einmal durch die Nase hindurch und dann vom Munde her durch den Isthmus pharyngonasalis. Ich denke, dass es unrecht ist, einen von diesen Wegen ausschliesslich zu benutzen, halte es vielmehr für geboten, sich beide offen zu halten und je nach den Eigenthümlichkeiten des betreffenden Falles von diesem oder von jenem Gebrauch zu machen. Es lässt sich aber kaum verkennen, dass für die überwiegende Mehrzahl der Fälle der Weg durch den Mund und um das Velum palatinum herum sehr erhebliche Vortheile bietet, denn er ist die breitere Pforte und gestattet deshalb das Eindringen von grösseren und derberen Instrumenten. Auch sind von hier aus die hinten und oben sitzenden Vegetationen leichter zu erreichen und das ist in der Regel die Mehrzahl. Von der Nase aus lassen sich aber zuweilen Vegetationen, die sich seitlich oder an der vorderen Region der Tubenwülste inseriren besser fassen, als dies vom Schlunde aus möglich wäre. Ich operire deshalb gewöhnlich durch den Mund hindurch, und benutze nur dann den Weg durch die Nase, wenn Vegetationen so sitzen, dass ich sie durch den Isthmus pharyngonasalis hindurch nicht oder nur schwer erreichen kann.

Will man durch die Nase hindurch operiren, so kann man sich des W. Meyer'schen Ringmessers, der kalten oder galvanokaustischen Schlinge oder des Galvanokauters bedienen. Meyer controlirt die Bewegungen des Ringmessers mit dem durch den Mund in den Nasenrachenraum eingeführten und durch einen Metallring geschützten Zeigefinger der linken Hand. Die rechte führt das Ringmesser einmal durch die linke, dann durch die rechte Nasenhöhle hindurch. Der linke Zeigefinger drückt das Messer gegen die einzelnen Vegetationen. Benutzt man die Schlinge oder den Galvanokauter, so führt man dieselben entweder frei oder durch einen Zaufal'schen Trichter hindurch ein. Eine Schlinge, die durch den Trichter hindurchgeht, entfaltet sich beim Verlassen desselben durch ihre eigene Elasticität wieder zur Schlinge, wenn nur der Draht hinlänglich federt. In manchen Fällen gelingt es, während der Einführung der Instrumente durch die Nase, wie Voltolini dieses zuerst gezeigt, die Bewegungen derselben mit dem im Rachen eingestellten rhinoskopischen Spiegel zu beobachten, und sie so mit dem Auge zu controliren. Es ist dies letztere ein Verfahren, welches viel häufiger angewendet zu werden verdient, als es bisher geschieht.

Will man durch den Mund hindurch operiren, so wäre es wünschenswerth, wenn es auch hier gelänge, in allen Fällen das Auge zum sicheren Führer der operirenden Hand zu machen. Es wird dieser Wunsch Jedem rege bleiben, der die Operation einmal in dieser Weise ausgeführt hat. Ich habe dies einige Male bei Erwachsenen oder heranreifenden Patienten mit Hülfe des Elsberg-schen Mundsperrers und des Voltolini'schen Gaumenhalters in der von mir angebenen Combination dieser Instrumente[1]) ausführen können. Leider aber ist die Anwendung dieses Instrumentariums bei Kindern nur sehr selten möglich und müssen wir daher meistens darauf ver-

[1]) Berl. klin. Wochenschr. 1881 No. 3 u. Eulenburg's Encyklop. Art. Rhinoskopie.

zichten, unter Führung des Auges operiren zu können. Um so nothwendiger aber ist es, durch Digital-Exploration oder Rhinoskopie sich über den Sitz der Vegetationen vor der Operation genau zu unterrichten. Haben wir dies gethan, so können wir bei genügender Kenntniss der anatomischen Verhältnisse im Nasenrachenraum auch im Dunkeln mit Sicherheit operiren. Die Instrumente müssen aber so eingerichtet sein, dass sie keinen Schaden anrichten, namentlich nicht die Tube verletzten können.

Es sind nun eine ganze Reihe verschiedenartiger Instrumente angegeben worden, um vom Munde aus die Vegetationen zu vernichten. Es ist sicher, dass man mit allen operiren kann und glaube ich, dass die Gewohnheit, mit einem bestimmten Instrument zu operiren, schliesslich an demselben Vortheile hervortreten lässt, die ihm an und für sich nicht zukommen, und Nachtheile verschwinden macht, die ihm ursprünglich anhaften. So kommt es, dass jeder Operateur, der ein besonderes Verfahren erfunden und geübt hat, dieses für das beste, wenn nicht gar für das einzig gute hält. Ich habe kein Verfahren erfunden, sondern nur die Anderer ausgeführt, und glaube deshalb ein einigermaassen unparteiisches Urtheil zu haben. Wenn ich dasselbe nun abgebe, so muss ich zunächst bemerken, dass ich es noch nicht versucht habe, die Vegetationen mit dem Finger zu zerquetschen oder mit dem Nagel fortzukratzen. Angesichts unserer jetzigen Methoden scheint mir dieser Modus procedendi mehr in die Steinzeit unserer Wissenschaft zu gehören und ebensowenig elegant, als sicher zu sein.

Unter den von mir geübten Methoden habe ich die besonders von Justi[1]) empfohlene Anwendung des scharfen Löffels wieder verlassen. Mag man den Löffel befestigen wie man will, sei es an einem längeren, biegsamen oder starren Stiel mit Griff, sei es an einem Ring, der unserem Zeigefinger aufgesetzt wird, oder an einem gegliederten hohlen Finger, in den der Zeigefinger hineingesteckt wird, immer verursacht der scharfe Löffel die relativ erheblichste Verwundung, setzt eine verhältnissmässig grosse Blutung und giebt die relativ geringste Sicherheit, dass gesunde Theile nicht mit verletzt werden. Ich benutze demnach jetzt nur noch zangenähnliche Instrumente, das Ringmesser und die Schlinge.

Was die zangenähnlichen Instrumente anlangt, so haben

[1]) Volkmann's Sammlung, klin. Vortr. No. 115.

sich mir der von Michael[1]) construirte Doppelmeissel und die Löwenberg'sche (l. c.) Zange in der von Woakes[2]) angegebenen Modification am meisten bewährt. Der Zeigefinger der linken Hand wird in den Nasenrachenraum eingeführt, um der Löwenberg'schen Zange als Führer zu dienen. Dieselbe wird geschlossen eingebracht und erst im Nasenrachenraum geöffnet, indem man durch die Controle des linken Zeigefingers gewiss ist, dass sie bis an die Geschwulst vorgeschoben worden ist. Mit jedem Griff lassen sich grössere Stücke erfassen und möglichst nahe der Basis abschneiden. Der Michael'sche Meissel wird ohne Controle des Zeigefingers hinter das Velum eingeführt, bis er auf einen weichen Widerstand stösst, dann geöffnet, vorgeschoben und geschlossen. Er ist vielleicht dasjenige Instrument, welches sich namentlich, weil es fast unmöglich ist, damit gesunde Theile zu verletzen, für den Nichtspecialisten am meisten empfiehlt.

Ebenso ohne Controle des Zeigefingers wird das Lange'sche[3]) Ringmesser angewendet. Ich persönlich habe über dieses Instrument eine verhältnissmässig nur kurze Erfahrung, doch kann ich nur Rühmliches von ihm aussagen. Es lässt sich leicht einführen, schneidet, und zwar schneidet es nur das ab, was vorsteht und dabei gelingt es, wenn man, von einer Seite zur anderen schneidend, von unten nach oben vordringt, in verhältnissmässig sehr kurzer Zeit (10—15 Secunden) den ganzen Nasenrachenraum hinten und oben zu säubern. Unangenehm ist, dass die abgeschnittenen Theile nicht mit herausgezogen werden, sondern später ausgespült oder ausgewürgt werden müssen.

Was die Schlingen anlangt, so kann man mit einer nicht zu grossen Oese von federndem Draht ohne Anlegung des Gaumenhakens den Isthmus pharyngo-nasalis passiren, ohne dass sich die Schlinge verbiegt. Es ist deshalb nicht nöthig, besondere Vorrichtungen anzubringen, um das Verbiegen der Schlinge zu verhindern, wie solche zum Beispiel A. Hartmann[4]) angegeben hat. Will man eine grosse Oese anwenden, z. B. um halbkugelige Hyperplasieen der Rachenmandel zu amputiren, so thut man gut, sie unter dem Schutz eines angelegten Gaumenhakens einzuführen. Selbstverständlich müssen die Lei-

[1]) Berl. klin. Wochenschrift 1882 No. 5.
[2]) Post-Nasal-Catarrh, London 1884 p. 161.
[3]) Deutsche Med. Wochenschrift 1883 p. 748.
[4]) Deutsche Med. Wochenschrift 1884 No. 9.

tungsröhren der Schlinge eine ihrem Zwecke entsprechende Biegung haben. Die Schlinge ist von allen Instrumenten das klügste und findigste, um einzelne gestielte Vegetationen zu fassen und zu entfernen. Dagegen leistet sie bei solchen bei jedesmaligem Einführen relativ weniger, wie die Zangen und muss deshalb häufiger eingeführt werden. Die galvanokaustische Schlinge ruft die geringste Blutung hervor und bedarf gar keiner Nachbehandlung. Wenn es sich darum handelt, breitaufsitzende Vegetationen zu entfernen und man den Gaumenhaken anlegen kann, verdient sie meines Erachtens vor allem Anderen den Vorzug.

Die Einführung von Instrumenten durch den Mund in den Nasenrachenraum gelingt sehr leicht. Man setzt den Patienten mit dem Gesicht gegen das Fenster oder benutzt den Reflector, um günstige Beleuchtung, die durchaus erforderlich ist, zu erzielen. Nun drückt man mit einem Zungenspatel oder dem armirten linken Zeigefinger die Zunge nieder, geht mit dem Instrument unter Führung des Auges durch den Mund bis zur hinteren Pharynxwand vor und schiebt es nun hinter das Velum. Setzt man das Instrument nicht gerade in die Mitte, sondern seitlich neben der Uvula auf, so gleitet es fast ohne jeden Widerstand durch den Isthmus pharyngo-nasalis hindurch. Ist man im Nasenrachenraum, so verliert das Auge ohne Rhinoskop selbstverständlich die Führung. Ein Niederhalten der Zunge ist ferner nicht mehr erforderlich, da die Patienten den Mund ohne dieses offen halten. Wird die linke Hand frei, so legt sie sich an den Kopf des Patienten, um denselben zu fixiren.

Bei stenosirenden Vegetationen liebe ich es, in einer Sitzung das betreffende Instrument so oft einzuführen, dass die Nase wieder für die Respirationsluft wegsam wird. Es gelingt dies meistens, aber nicht immer. Zuweilen werden die Patienten so widerspänstig, oder so nervös erschöpft, dass man dieses erste Ziel nicht in einer Sitzung erreicht und eine zweite oder dritte zu Hülfe nehmen muss. Man darf die Geduld und Ausdauer der Patienten in der ersten Sitzung nicht zu sehr in Anspruch nehmen, da man wohl immer eine zweite und dritte etc. in Anwendung ziehen muss. Es ist ein Vorzug des Lange'schen Ringmesser, dass dasselbe in einer Sitzung relativ viel leistet.

Gefahren kommen bei der Operation nicht vor. Bei Einführung

von Instrumenten durch die Nase ereignen sich leicht Ohnmachten, es werden solche also auch dann vorkommen, wenn man adenoide Vegetationen durch die Nase hindurch operirt. Bei Operationen vom Munde aus habe ich Ohmachten bisher nicht gesehen.

Die Operation ist ein unangenehmes Gefühl, während über wirkliche intensive Schmerzen nur selten geklagt wird.

Was die Blutung anlangt, so ist sie in der überwiegenden Mehrzahl der Fälle nur unbedeutend. Das Blut fliesst zur Nase heraus und gleichzeitig in den Rachen. Einige Spritzen kalten Wassers, die durch die Nase eingespritzt werden, bringen die Blutung noch rascher zum Stehen, als dies gewöhnlich spontan der Fall ist. Auch lindern dieselben den Wundschmerz. Es ist also zweckmässig, solche Einspritzungen zu machen. Sollte einmal eine Blutung vorkommen, die durch ihre Heftigkeit oder ihre Dauer gefährlich zu werden droht, wie dies bei Hämophilen beobachtet ist, und bei cavernösen Geschwülsten vorkommt, so ist die Tamponade ein souveränes Mittel, um sie zu stillen.

Gelingt es die Stenose des Nasenrachenraumes zu beseitigen, so bestätigt die plötzlich klangvoll werdende Stimme des Patienten den Erfolg der Operation. In vielen Fällen geht dieser Erfolg am zweiten Tage nach der Operation der eintretenden entzündlichen Schwellung wegen wieder verloren. Es tritt nämlich eine solche leicht in Folge der Verwundung ein, ein Umstand der für unser Verhalten nach der Operation ins Gewicht fällt. Denn diese Entzündung verbreitet sich in einem zum Glück kleinen Procentsatz der Fälle auf das Mittelohr und kann also ernstere Gefahren nach sich ziehen! Es ist deshalb nöthig, den Patienten während der nächsten Tage nach der Operation die nöthige Schonung in ihrem Verhalten und ihrer Diät anzuempfehlen. Ob Einspritzungen, die von manchen Autoren als Nachbehandlung empfohlen werden, zweckmässig sind, ist mir zweifelhaft. Ich glaube dies eher verneinen, als bejahen zu müssen.

Bevor die entzündliche Schwellung abgelaufen, darf kein neuer Eingriff gemacht werden! Der einzige Fall von Otitis media, den ich nach Entfernung von Vegetationen bisher erlebt habe, ereignete sich bei einem Kinde, bei dem ich wenige Tage nach der ersten Sitzung eine zweite folgen liess. Es ist dies keine alleinstehende Beobachtung. Vielmehr geben mehrere Autoren an, dass die Gefahr einer Fortleitung der entzündlichen Reaction auf das Mittelohr durch vorzeitige Wiederholung der Operation eine sehr gesteigerte sei.

Eine schwierige Frage ist die Grenze, bis zu welcher die Vegetationen entfernt werden sollen? Es ist selbstverständlich, dass man nicht ruhen darf, bevor die Nase als Luftweg wieder vollkommen practicabel geworden ist. Wenn aber die Stenose beseitigt ist, sollen dann die restirenden Vegetationen entfernt werden? Es ist diese Frage identisch mit derjenigen, wie nicht stenosirende Vegetationen behandelt werden sollen. Bei fehlender Stenose ist keine dringende und zwingende Indication für die Operation vorhanden. Es liegt deshalb namentlich bei Widerstand auf Seite der Patienten nahe, unter Anwendung von Syrup. Ferri jodati und ähnlichen inneren Mitteln, unter Verordnung von Soolbädern oder klimatischen Curen, kurz unter einer entsprechenden Allgemein-Behandlung abzuwarten, ob nicht die Vegetationen der Rückbildung verfallen, die, wie wir gesehen haben, in den Jahren der Pubertät ihr gewöhnliches Geschick ist. Ich glaube jedoch, dass in allen Fällen, wo deutliche Zeichen des complicirenden Katarrhs sich bemerklich machen, wo Blutungen eintreten, oder wo nervöse Erscheinungen oder gar Reflexneurosen vorhanden sind, kurz, wo Complicationen die an und für sich unschuldigen Vegetationen zu einer wirklichen Krankheit machen, deren Entfernung oder Rückbildung durch örtliche Behandlung erstrebt werden muss. Es ist jedoch in solchen Fällen nicht sofort nöthig, dies auf operativem Wege erreichen zu wollen. Hier kann man versuchen, mit dem Pinsel Jodpräparate aufzutragen, oder durch an einen Draht angeschmolzenes Argentum nitricum oder Acidum chromicum einzuwirken. Freilich wird man sich dabei überzeugen, dass man in vielen Fällen mit diesen Mitteln, selbst mit der so wirksamen Chromsäure, nicht reüssirt und schliesslich doch zur Galvanokaustik oder den schneidenden Instrumenten greifen muss. Doch bleiben Fälle übrig, in denen man auf diesem Wege zum Ziele kommt.

Recidive von Vegetationen, die bis zum normalen Niveau der Schleimhaut, also nicht einmal radical, entfernt sind, gehören zu den grössten Seltenheiten. Man kann dies durch die Rhinoskopie controliren. Dagegen kommen scheinbare Recidive häufig vor. Unter solchen Pseudorecidiven verstehe ich das schnelle Anwachsen von Vegetationen nach der Entfernung anderer. Ebenso wie dies bei Nasenpolypen der Fall ist, sind einzelne Geschwülste durch die überwuchernden grösseren comprimirt und im Wachsthum gehemmt. Entfernt man nun einige grössere, so machen die kleineren, wie so häufig in der Welt, von dem ihnen nunmehr gegönnten Raume Gebrauch und beantworten durch schnelles Wachsthum den von ihnen genommenen Druck. Sind aber in der That wirkliche Recidive nur selten, so liegt kein Grund vor, nach vollbrachter Operation den Boden der Vegetationen durch Aetzung mit Argentum nitricum noch mehr zu sterilisiren, wie dies manche Aerzte nach dem Vorgange von W. Meyer ausführen. In Fällen, wo man derartige Aetzungen ausführen will, würde ich übrigens der intensiveren Wirkung wegen bei gleichem Schmerz die Galvanokaustik oder die Chromsäure dem Höllenstein vorziehen.

Nach der Ausrottung stenosirender Vegetationen ist meist eine Nachbehandlung nöthig. Die Patienten müssen es erst wieder oder überhaupt es erst lernen, durch die Nase zu athmen. Zu diesem Zweck ist es zuweilen zweckmässig, nach wiederhergestelltem, hinlänglich grossem Wege im Nasenrachenraum, ihnen durch eine Binde, zunächst im Wachen, den Unterkiefer gegen den Oberkiefer zu befestigen. Um die Athmung durch den Mund zu verhindern, ist ein besonderes Instrument angegeben worden. Dasselbe ist ein solider Körper in Gestalt eines Respirators und wird Contrarespirator genannt. Auch bedürfen die Patienten häufig einer orthopädischen Ausbildung im Sprechen.

Wer die Kinder vor der Operation sieht, wird ohne Erfahrung es meist für unmöglich halten, dass die blosse Entfernung der Vegetationen ausreichen würde, um die anscheinend schwere constitutionelle Erkrankung zu heben. Und doch ist das in der Mehrzahl der Fälle so. Mit den Vegetationen schwinden die Erscheinungen, die noch jetzt vielfach Scrofulose für oder lymphatische Diathese gehalten werden, ebenso wie die Müdigkeit und Schlaffheit wie mit einem Schlage entweichen. Die Vegetationen sind die vermeintliche Scrofulose; wer sie entfernt und demonstrirt, hält das constitutionelle Leiden sichtbar in seiner Hand. Allerdings ist das nicht immer der Fall. Manche Kinder leiden nicht nur an adenoiden Vegetationen, sondern, wie schon erwähnt, nebenbei an Scrofulose, geschwollenen Gaumentonsillen, Nasenkatarrhen etc. In diesen Fällen bedürfen selbstverständlich die anderweitigen Leiden einer entsprechenden und deshalb manchmal einer constitutionellen Behandlung. Die adenoiden Vegetationen aber an und für sich bedürfen einer solchen nicht. Ihre Entfernung genügt, um die von ihnen ausgelösten Erscheinungen schwinden und häufig den betroffenen Patienten, wie ich dieses schon sagte, zu einem anderen Menschen zu machen.

Lassen wir das, was ich mir auszuführen erlaubt habe, nochmals an unserem geistigen Auge vorüber ziehen, so erkennen wir unter der Bezeichnung der adenoiden Vegetationen ein in seiner Besonderheit wohl ausgeprägtes, wichtiges Krankheitsbild. Auf dem hierzu besonders geeigneten Boden des oberen Theiles des pharyngealen Lymphrings bilden sich mit ihrem Muttergewebe isoplastische Geschwülste. Dieselben rufen erhebliche pathologische Erscheinungen hervor, bringen in höheren Graden ihrer Entwicklung eine Stenose des Nasenrachenraums mit ihren Folgen zu Wege und können das Bild einer tiefen Allgemeinkrankheit veranlassen. Ihre Entfernung ist eine Aufgabe, die in Bezug auf den Erfolg zu den dankbarsten gehört, die dem Arzte überhaupt gestellt werden. Ich würde mich deshalb freuen, wenn mein heutiger Vortrag dazu beitragen möchte, die Kenntniss der Affection, wenn auch nur in geringem Maasse zu fördern.

V.

Gährungsvorgänge im menschlichen Munde; ihre Beziehung zur Caries der Zähne und zu diversen Krankheiten.

Von

W. D. Miller.

(Sitzung der Gesellschaft für Heilkunde zu Berlin am 4. März 1884.)

Seit der Zeit Leuwenhoeck's (1695) bis fast zum heutigen Tage sind die Pilze des Mundes und die Caries der Zähne Gegenstände einer unermüdlichen Forschung gewesen, allein bis zum Jahre 1878, wo von Leber und Rottenstein die Arbeit über die Caries der Zähne erschien, sind die Ansichten darüber so verschieden und so durchaus irrige gewesen, dass wir sie hier nicht anführen werden.

Die beiden erwähnten Autoren waren der Ansicht, dass die Elemente des Pilzes Leptothrix buccalis leicht in die Zahnkanälchen hineinwuchern, dieselben ausdehnen und hierdurch das Eindringen der Säuren in die Tiefe befördern könnten.

Urtheilt man aber nach den Zeichnungen, die dieser Arbeit beigegeben sind, so findet man wenig Begründung für diese Theorie. Ausserdem, wie ich bewiesen habe und wie allgemein angenommen wird, sind es nicht die Pilze, die das Eindringen der Säuren befördern, sondern die Säuren, welche das Eindringen der Pilze ermöglichen.

A. Weil (1880) glaubte, die Leptothrix buccalis könnte sich direct in den Schmelz einbohren und so die Entstehung von Caries verursachen. Ich habe aber an mehreren Hunderten von Zahnpräparaten (von Schmelz und von Zahnbein) bewiesen, dass die Spaltpilze niemals in das gesunde Gewebe eindringen, sondern nur dann, wenn es eine Veränderung resp. Entkalkung durch Säuren erlitten hat.

Die Herren Underwood und Milles (1881) constatirten das Eindringen von Spaltpilzen in das cariöse Zahngewebe. Klebs will einen, Leptothrix pusilla genannten, Pilz im Munde gefunden haben, der zur Bildung von Kalkconcrementen Veranlassung geben soll. Jeder der täglich mehrere Mundhöhlen genau untersuchen muss, wird aber bald sehen, dass der häufigste Sitz des, Leptothrix enthaltenden Zahnbelags in keiner Weise mit dem des Zahnstein übereinstimmt.

Auf der Labialseite der oberen Schneidezähne findet man, besonders bei Kindern und Leuten, die die Zahnbürste wenig brauchen, einen dicken, mit unzähligen Leptothrixarten durchschlungenen Belag. Kalkconcremente kommen in diesen Stellen aber fast nie vor. Dagegen auf der Lingualfläche der unteren Schneidezähne, wo sich ohne Ausnahme Zahnstein bildet, kommt der Pilzbelag sehr wenig in Betracht.

Die Kalkconcremente bilden sich an den Stellen, wo sich die Speicheldrüsen in die Mundhöhle entleeren, und sind nur Niederschläge aus dem Speichel, die die Pilzmassen manchmal mit einschliessen.

Rasmussen aus Stockholm machte in der letzten Zeit morphologische Untersuchungen von elf verschiedenen Spaltpilzen, die er aus dem menschlichen Speichel isolirte. Diese Zahl würde sich wohl noch bedeutend vergrössern, wenn man die Untersuchungen nur lange genug fortsetzen wollte, da es kaum einen Spaltpilz giebt, der nicht dann und wann in die Mundhöhle gerathen könnte.

Die Arbeiten von James Israel finden später Erwähnung.

Vor etwa einem Jahre hielt ich vor der Gesellschaft für Heilkunde einen Vortrag über die Wirkung der Mikroorganismen bei der Caries der menschlichen Zähne.

Bei der Gelegenheit äusserte ich die Ansicht, die jetzt allgemein verbreitet ist, dass das erste Stadium der Zahncaries in einer Entkalkung des Zahngewebes durch Säuren, die zum grössten Theil im Munde selbst durch Gährung erzeugt werden, bestände; und dass das zweite Stadium als eine einfache Zerstörung des erweichten Zahnbeins durch Mikroorganismen anzusehen sei.

Ich betonte ferner die Thatsache, dass die in der Mundhöhle befindlichen Spaltpilze vom Munde aus in die verschiedensten Theile des Körpers gelangend, in denselben auch zu mannigfaltigen Störungen Veranlassung geben können.

Seitdem bin ich bemüht gewesen, die angedeuteten Gährungsvorgänge im Munde genauer zu studiren, das Ferment der Gährung zu isoliren, die Bedingungen für seine Thätigkeit, die Producte derselben und die hemmende Wirkung verschiedener Antigährungsmittel festzustellen. Schliesslich versuchte ich, einen Blick zu werfen auf den Einfluss, welchen die Mundhöhle, wenn sie, durch mangelhafte Reinlichkeit zu einer Brutstätte der verschiedensten Bakterienformen wird, auf die Entstehung allgemeiner und specieller Krankheiten ausüben kann.

Wenn man frischen Speichel mit Zucker oder Stärke mischt und 4 Stunden bei Körpertemperatur stehen lässt, so wird das Gemisch stets sauer. Wird aber der Speichel erst auf 100° C. erhitzt und danach Zucker oder Stärke hinzugefügt, so folgt keine Säurebildung. Sterilisation des Zuckers oder der Stärke hat keinen bemerkbaren Einfluss auf die Säurebildung.

Diese Versuche beweisen zur Genüge, dass das säurebildende Ferment im Speichel selbst existirt und dass es bei 100° C. zu Grunde geht.

Wir haben nun die Frage zu beantworten: ist es ein organisirtes (geformtes) oder ein unorganisirtes (ungeformtes) Ferment?

Diese Frage liess sich auf mehreren Wegen entscheiden.

Erstens wurde das Ferment zerstört durch die physiologischen Gifte Schwefeläther, Chloroform, schwache Carbollösungen etc., welche auf unorganisirte Fermente keine Wirkung haben.

Zweitens, ein 20 Minuten langes Verweilen bei 67° C., welches für die meisten unorganisirten Fermente, insbesondere für das Ptyalin tödtlich ist, hat die Wirkung unseres Fermentes nur etwas gehemmt.

Drittens besitzt das Ferment die Eigenschaft sich zu reproduciren und behält noch nach mehreren Generationen seine säurebildende Kraft. Es handelt sich daher um ein durch Mikroorganismen erzeugtes Ferment.

Nun wurde es vor allen Dingen nöthig, eine Reincultur des betreffenden Pilzes, resp. der betreffenden Pilze zu erhalten. Zu diesem Zwecke machte ich Culturen von den im Speichel, hauptsächlich aber von den im cariösen Zahnbein vorkommenden Pilzen. Das Material zu diesen Culturen wurde in folgender Weise gewonnen: Ich nahm einen frisch ausgezogenen cariösen Zahn, entfernte die Speisereste aus der Höhle desselben und bestrich die ganze Oberfläche des Zahnes mit einer 90procentigen Carbollösung. Nach einigen Secunden wurde diese mit sterilisirtem Löschpapier sorgfältig entfernt und dann eine Schicht des erweichten Zahnbeins nach der anderen mit sterilisirten Instrumenten herausgenommen, bis ich fast an die Grenze zwischen normalem und erweichtem Zahnbein gelangte. Demnächst wurde ein stecknadelkopfgrosses Stück Zahnbein herausgenommen, und in sterilisirte Kalbsbrühe gebracht. Von der Brühe aus wurden die Pilze nach einigen Minuten oder erst nach Stunden, auf Kalbsbrühe-, Zucker-Gelatine übertragen. Es gelang mir aus cariösem Zahnbein 5 verschiedene Spaltpilze zu isoliren, die ich mit den griechischen Buchstaben α β γ δ u. ε bezeichne. Der α-Pilz tritt in Form von Kokken und Diplokokken auf, entweder vereinzelt oder in Ketten (Fig. 1). Aus Speichel lässt er sich sehr leicht isoliren und wächst schnell auf

Figur 1.

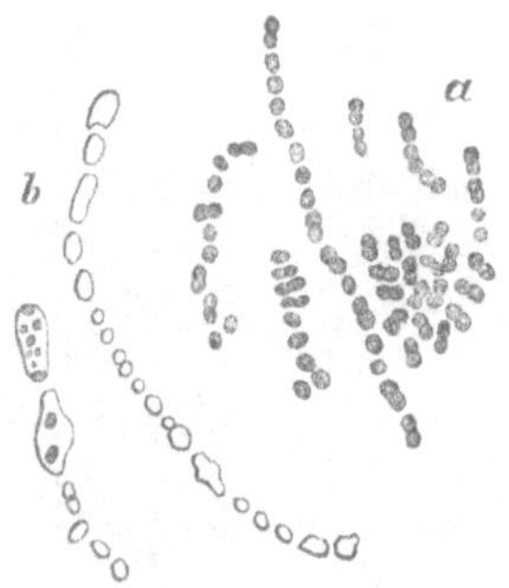

Figur 1a.

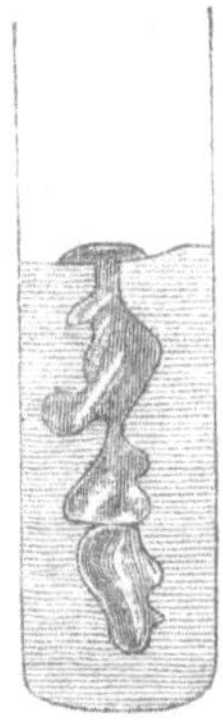

Figur 2.

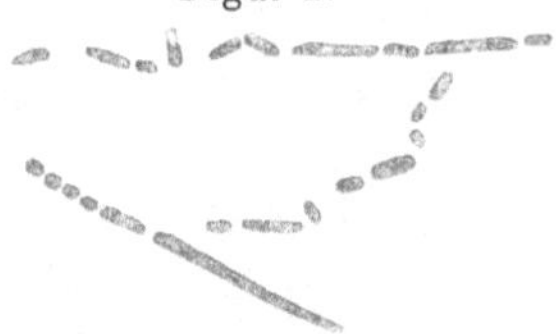

Fleischextract-, Kalbsbrühe- oder Speichel-Gelatine (mit Zusatz von Zucker). Er verbreitet sich ausserordentlich schnell in der Gelatine, welche eine breiartige Consistenz erhält, aber nicht verflüssigt wird und halbdurchsichtig bleibt. Auf der Platte bildet er Knöpfchen, die bis zu 10 mm Breite und 3 mm Höhe wachsen können. In den

Reagirgläsern haben die Culturen die Neigung eine kuglige Gestalt anzunehmen (Fig. 1 a). Der β-Pilz hat verschiedene Entwickelungsformen, Kokken, Bakterien, Bacillen und Fäden (Fig. 2). Durch sein Auffinden ist die Thatsache, dass mitunter in einem Zahncanälchen Uebergänge von Bacillen zu Bakterien, und von Bakterien zu Kokken zu sehn sind, leicht erklärlich. Dieser Pilz wächst nur äusserst langsam bei Gelatinetemperatur und für sein Verhalten auf Gelatine kann ich daher keine specifischen Merkmale angeben.

Der γ-Pilz tritt auf in sehr kleinen, häufig unregelmässigen Kokken, selten zu Ketten verbunden (Fig. 3). Er unterscheidet sich von allen Pilzen, die ich bis jetzt in cariösem Zahnbein gefunden habe dadurch, dass er die Gelatine vollkommen verflüssigt. Schon 4—6 Stunden nach der Impfung im Reagirglas sieht man eine trichterförmige Vertiefung, wo die Gelatine verflüssigt ist und in 36 Stunden hat der Pilz seinen Weg bis zum Boden des Gefässes durch Schmelzen der Gelatine gebahnt (Fig. 3 a).

Der δ-Pilz kommt auch in Form von Kokken vor, welche eine ausserordentliche Verschiedenheit in der Grösse zeigen. Er bewerkstelligt eine theilweise Verflüssigung oder Verdunstung der Gelatine, so dass eine Vertiefung oder Einknickung derselben an der Impfstelle stattfindet (Fig. 4, 4 a).

Figur 3.

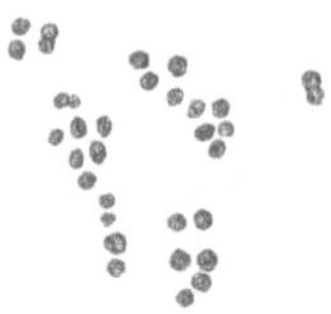

Figur 3a.

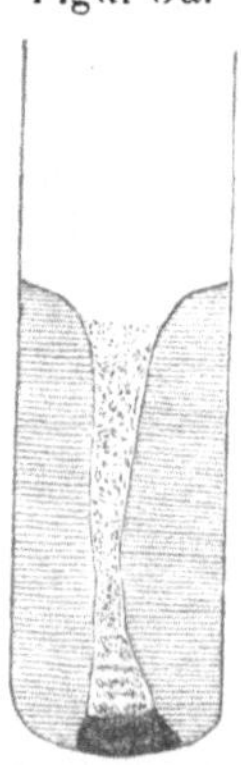

Figur 4.

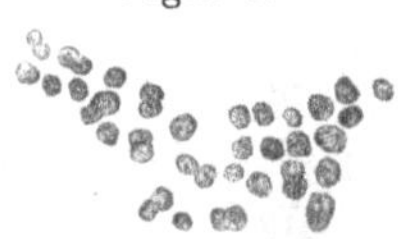

Figur 4a.

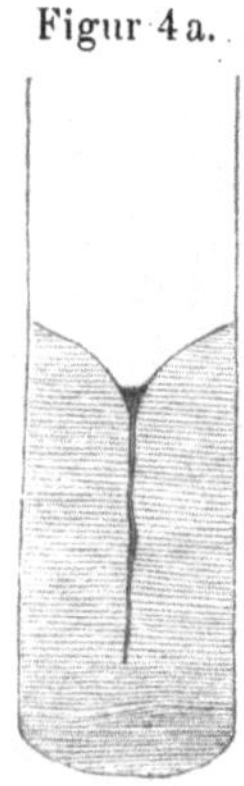

Von den fünf Spaltpilzen ist der ε-Pilz morphologisch am interessantesten; er kommt als Stäbchen vor, welche jeden Uebergang von dem geraden bis zu dem im Halbkreis gebogenen Stäbchen zeigen.

Auch findet man sie zu zweien verbunden, ein schmales S bildend, auch als Fäden, mehr oder weniger spirillenartig gekrümmt, entweder gegliedert oder scheinbar ungegliedert (Fig. 5). Eine besondere, eigenthümliche Wirkung dieses Pilzes auf die Gelatine habe ich noch nicht beobachtet. Hierzu bedarf es noch weiterer Versuche.

Figur 5.

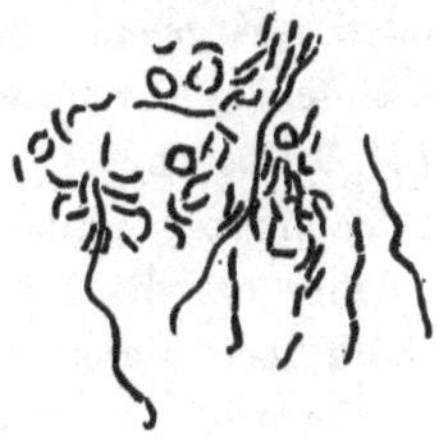

Ich will noch erwähnen, dass ich diese 5 Spaltpilzarten nicht aus einem und demselben Zahn isolirt, sondern bei meinen Versuchen Hunderte von Zähnen gebraucht habe.

Diese Pilze scheinen eine Eigenschaft gemeinsam zu besitzen, nämlich Lösungen von gährungsfähigen Kohlenhydraten in Gährung zu setzen, wobei höchstwahrscheinlich Milchsäure producirt wird. Mit Bestimmtheit kann ich dies aber nur von dem α-Pilz sagen. Dieser kommt constant im Munde vor und ist als Hauptfactor bei der Zahncaries zu betrachten.

Um diese Gährungsprocesse näher kennen zu lernen, stellte ich folgende Versuche an:

Ein Gemisch von 1000,0 Cc Speichel und 20,0 Stärke wurde 48 Stunden bei 37° C. stehn gelassen, filtrirt, und in einer Retorte mit Vorlage auf 40 Cc eingedampft.

Aus dem syrupartigen Rückstand wurde die Säure durch Schwefeläther ausgezogen, das Zinksalz gebildet, filtrirt und zum Crystallisiren stehn gelassen. Die Crystalle wurden unter dem Mikroskop sogleich als milchsaures Zink erkannt, welcher Befund auch durch die chemische Analyse bestätigt wurde. Das Destillat zeigte eine schwachsaure Reaction, welche leicht erklärlich ist, da beim Destilliren einer wässerigen Milchsäurelösung Spuren von Milchsäure mit dem Wasser stets überdestilliren. Auch zeigte das Destillat Spuren von einer Substanz, die nach Buttersäure roch; es war aber zu wenig, als dass man eine Analyse davon hätte machen können.

Der Versuch wurde wiederholt; diesmal mit einer sterilisirten Lösung von Speichel, Wasser, Bouillon und Zucker. Die Mischung wurde von einer Cultur des α-Pilzes inficirt und nach 48 Stunden das Zinksalz dargestellt.

1,054 des bei 100° C. getrockneten Zinksalzes gab 0,278 Zink oder 26,38 Proc., eine Zahl, welche mit der aus der Formel für milchsaures Zink gerechneten fast genau übereinstimmt.

Das Salz enthielt 3 Moleküle Crystallwasser, und war in etwa 62 Theilen Wasser bei 14° C. löslich.

Die Säure mit dem Polaroskop untersucht, zeigte sich optisch inactiv. Es handelt sich daher um die inactive Ethyliden-Milchsäure. Für ihren freundlichen Rath bei diesen Analysen habe ich Herrn Prof. Dr. Liebreich und Herrn Dr. E. Herter meinen verbindlichsten Dank auszusprechen.

Den höchsten Gehalt an Säure, den ich bis jetzt bei dieser Gährung beobachtet habe, betrug 0,75 Proc. Obgleich der Theilungscoefficient der Milchsäure gegen den der unorganischen Säuren sehr klein ist, ist er doch für die organischen Säuren ein ziemlich hoher, und ich bin durch meine Untersuchungen zu der Ueberzeugung gekommen, dass er bei meinen syrupartigen Lösungen bedeutend gesteigert wird, so dass man anstatt 10 (dem Coefficient für wässerige Lösungen) eine Multiple von 10 setzen muss, da ich sehr grosse Quantitäten Aether (1 $^1/_2$—2 Liter) brauchen musste, um nur annähernd alle Säuren zu extrahiren.

Die Gährungspilze der Mundhöhle scheinen in ihrer Gährwirkung von der Gegenwart freien Sauerstoffs unabhängig zu sein. Ich habe Culturen gemacht 1) bei denen die Luft durch eine dicke Oelschicht abgeschlossen war. 2) In Gefässen, die durch die Quecksilber-Luftpumpe möglichst luftleer gemacht waren. 3) In Gefässen, die durch eine alkalische Lösung von Pyrogallussäure sauerstofffrei gemacht worden waren. Es stellte sich dabei heraus, dass in allen Fällen eben so viel Säure producirt wurde als bei freiem Luftzutritt.

Hieraus muss man schliessen, dass die Gährung selbst kein Vorgang ist, bei dem Sauerstoff gebraucht wird, da die Spuren von Sauerstoff, die bei diesen Experimenten noch vorhanden waren, in gar keinem Verhältniss zu den gebildeten Säuremengen standen.

Anders aber gestaltet sich die Sache, wenn man fragt: braucht der Pilz bei seinen eigentlichen Lebensvorgängen Sauerstoff? würde er in einem nicht gährungsfähigen Medium für sein Wachsthum Spuren von Sauerstoff nöthig haben? Um diese Frage zu lösen, müsste man natürlich die letzte Spur von Sauerstoff aus der Cultur entfernen, was bis jetzt noch keinem Experimentator gelungen ist. Mit der Hülfe des Herrn Dr. Cosel nahm ich den folgenden Versuch vor. Ein sehr langhalsiges Glaskölbchen, welches im unteren Theile des Halses ein Thermometer trug, wurde mit 100 cc einer inficirten Fleischextract - Zuckerlösung gefüllt, der Hals in einem rechten Winkel umgebogen, und mittelst eines sehr dickwandigen Gummischlauches mit der Luftpumpe in Verbindung gesetzt. Um den Schlauch sicher luftdicht zu machen, wurde er mit Lack überzogen. Es wurde jetzt so viel Luft aus dem Kölbchen gesaugt, dass die Lösung bei etwa 37,5° C. kochte. Das Kochen wurde eine halbe Stunde fortgesetzt, wonach der Schlauch zugequetscht, unter Quecksilber von der Luftpumpe getrennt und der Apparat in den Brutofen bei normaler Temperatur gestellt wurde.

Nach 48 Stunden war keine Spur von Säurebildung noch Trübung wahrzunehmen, während die Controlle-Lösung schon nach 8 Stunden in heftige Gährung gerieth. — Es wurde nun Luftzutritt gestattet, aber trotzdem fand selbst nach 48 Stunden keine Entwicklung von Säure statt. Die Pilze waren zu Grunde gegangen. Leider lässt sich die Frage hierdurch doch noch nicht entscheiden, da es möglich ist, dass die Pilze durch die Kochbewegungen getödtet wurden. Eine endgültige Beantwortung dieser Frage muss man einstweilen dahingestellt sein lassen.

Zuckerlösungen fehlen dem Pilze im Munde wohl nie, da sie durch die Wirkung des Speichelfermentes fortwährend aus Stärke gebildet werden, oder sogar als solche direct in den Mund kommen. Es bleibt aber doch eine wichtige Frage, ob der Pilz die Fähigkeit hat, sich fermentfähige Substanzen aus Stärke zu bereiten. Versuche, die ich mit verschiedenen stärkehaltigen Lösungen, hauptsächlich Stärke in sterilisirtem Speichel anstellte, führten zu einem negativen Resultat, es wurde weder Säure gebildet noch irgend eine Substanz, welche die Eigenschaft hatte, Kupferoxyd zu reduciren.

Dagegen scheint der Pilz ein invertirendes Ferment bestimmt zu bilden, da der nicht gährungsfähige, nicht reducirende Rohrzucker durch die Wirkung des Säurepilzes diese beiden Eigenschaften erlangt. Dass diese in der That der Wirkung eines durch den Pilz gebildeten und von dem Pilz trennbaren Enzym zuzuschreiben sind, glaube ich durch den folgenden Versuch festgestellt zu haben. Es wurden mehrere Culturen auf einmal in Kolben aufgestellt, und die nach 48 Stunden auf dem Boden der Gefässe sich angesammelten Pilzmassen zusammen gethan. So bekam ich etwa 10 cc eines ziemlich dicken Breies; die Pilze wurden nun durch 90 proc. Alkohol getödtet, in einer Porzellanschale getrocknet, mit Sand zerrieben, mit Wasser ausgelaugt und filtrirt. Das Filtrat, welches klar sein muss, wurde einer Rohrzuckerlösung bei Zimmertemperatur zugesetzt; diese Lösung zeigte dann im langen Rohr eines Mitscherlichen Doppelschatten Polariskops als Durchschnitt von 9 Ablesungen eine Drehung von 5,19. Die Lösung liess ich nun 4 Stunden bei 39° C. in der feuchten Kammer stehn, wonach sie eine Drehung von 4,98 hervorbrachte. Die Abnahme betrug also etwa $^2/_3$ Grad. Ausserdem erzeugte die Lösung eine schwache Reduction einer alkalischen Kupfervitriollösung.

Man betrachtet gewöhnlich die Bildung von Milchsäure aus Zucker als eine einfache Spaltung nach der Gleichung $C_6H_{12}O_6 = 2C_3H_6O_3$, die Meisten bemerken aber dazu, dass diese Gleichung den wirklichen Vorgängen nicht genau entspricht, da die stets vorhandene Entwicklung von Kohlensäure nicht betrachtet wird. Flügge behauptet sogar, dass keine Gährung stattfinden kann, ohne eine gleichzeitige Entwicklung von Kohlensäure.

Es fiel mir aber auf, dass ich bei meinen Culturen nie eine Entwicklung von Gasblasen bemerkte, und um hierüber Gewissheit zu erlangen, stellte ich eine Cultur in einem Glaskolben an mit 1 Liter der Fleischextract-Zucker-Lösung, in die ein Stückchen cariöses Zahnbein gethan war. Dann wurde ein durchbohrter Gummipfropfen, welcher ein gebogenes Ableitungsrohr hielt, erwärmt, mit Siegellack umzogen und in den erhitzten Hals des Kolbens gedrückt, wodurch er luftdicht verschlossen wurde. Bei Brutofentemperatur zeigte sich nach einigen Stunden eine intensive Gährung. Ich versuchte sodann die vermuthlich entweichenden Gase in Kalkwasser zu leiten, allein nach 12 Stunden hatte keine Trübung stattgefunden. Ich erhitzte nun den Kolben um die fragliche Kohlensäure auszutreiben, das Kalkwasser blieb aber klar. Ich wiederholte diesen Versuch mit einer Vorrichtung um das Gas über Quecksilber aufzufangen. Bei einer Cultur, bei der 1,75 Säure gebildet wurde, ging eine winzige Blase über, welche aber ebensogut eine unmessbare Temperaturveränderung als Ursache haben könnte als eine wirkliche Gasbildung. Aus diesen Versuchen kann ich nun keinen andern Schluss ziehn, als dass die durch diese Pilze hervorgerufene Gährung mit keiner Kohlensäureentwicklung verbunden ist. Es könnte sich höchstens um einen Stoffwechsel der lebenden Organismen handeln.

Habe ich nun in diesen Pilzformen die wirkliche Ursache der Zahncaries entdeckt, so müsste ich im Stande sein, eine von der natürlichen Caries nicht zu unterscheidende, künstliche Caries zu erzeugen. Dies ist mir auch in der That gelungen.

Schliffe von völlig gesundem Zahnbein der Wirkung dieser Pilze ausgesetzt, wurden schon nach einer Woche so weit entkalkt, dass man sie leicht zwischen den Fingern zusammenbiegen konnte. Nach der zweiten Woche wurde einer von den Schliffen auf dem Gefriermikrotom geschnitten, mit Fuchsin gefärbt und in Canadabalsam eingelegt. Die mikroskopische Untersuchung zeigte, dass die Pilze schon in die Zahnkanälchen eingedrungen waren und die letzteren an einigen Stellen erweitert hatten (Fig. 6). Am Ende der dritten Woche

Figur 6.

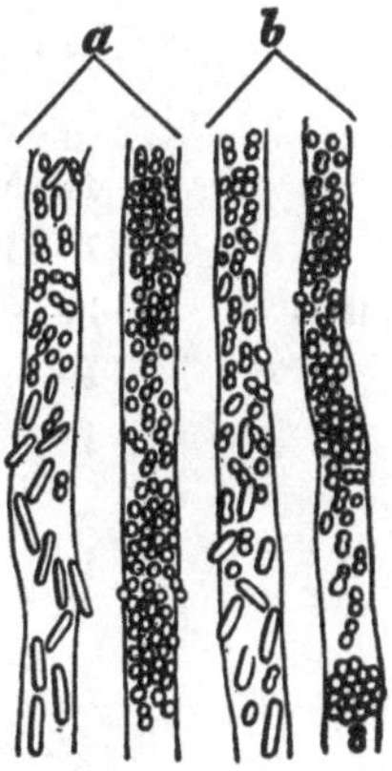

Inficirte Zahnkanälchen.
a Bei künstlicher Caries. b Bei natürlicher Caries.

hatte die Einwanderung bedeutend zugenommen, die Canälchen waren sehr erweitert, und an manchen Stellen die Wände durchbrochen, so dass Lücken oder Höhlen im Zahnbein entstanden waren. Kurz alle anatomischen Veränderungen, die bei der natürlichen Caries vorkommen, waren hier ganz genau wiedergegeben.

Eine für die Erhaltung der Zähne, wie für die allgemeine Gesundheit sehr wichtige Frage ist die, welche Wirkung der verschiedenen antiseptischen Mittel auf die Pilze der Zahncaries ausüben. In dieser Beziehung glaubte ich für die Praxis verwerthbare Resultate nur dann erzielen zu können, wenn ich die angewendeten Mittel auf die Pilze in ihren natürlichen Nährmedien und Gemischen wirken liess, und nicht etwa auf eine Reincultur in künstlichen Lösungen, die beide nie im Munde vorkommen. Da auch die Pilze die Zähne nur dadurch angreifen können, dass sie dieselben durch die Säure, welche sie bilden, entkalken, so haben wir von einem Antisepticum nicht zu verlangen, dass es die Pilze tödtet, sondern nur dass es ihre Gährwirkung hemmt oder aufhebt. Daher bin ich bei den Versuchen auf folgende Art zu Werke gegangen: Ich liess das zu untersuchende Antisepticum auf ein Gemisch von frischem Speichel mit 1 Proc. Zucker und 1 Proc. Stärke wirken, und bestimmte, welche Concentrirung das Mittel haben musste um die Bildung von Säure zu unterdrücken.

Die Ergebnisse dieser Versuchsreihe sind in der folgenden Tabelle aufgezeichnet.

	Säurebildung	
	gehemmt,	aufgehoben
Sublimatlösung	1—500,000	1—100,000
Höllensteinlösung	1—100,000	1— 50,000
Jod (alkoholische Lösung)	1— 15,000	1— 6000
Jodoform	1— 10,000	1— 5000
Naphtalin	1— 9000	1— 4000
Senföl	1— 5000	1— 2000
Uebermangansaures Kali	1— 2000	1— 1000
Eukalyptusöl		1— 600
Carbolsäure	1— 1000	1— 500
Salzsäure	1— 1000	1— 500
Phenylsäure	1— 500	1— 200
Milchsäure	1— 250	1— 125

	Säurebildung			
	gehemmt,		aufgehoben	
Kohlensaures Natron	1—	200	1—	100
Salicylsäure (conc. alk. Lösung)	1—	125	1—	75
Alcohol absolutus	1—	25	1—	10

Man erkennt aus diesen Versuchen die ungleich grosse Bedeutung der Sublimatlösung für die Hemmung der Säurebildung im Munde. Ich selber brauche seit einiger Zeit eine Sublimatlösung (1 — 1000) als Mundwasser ohne irgend welche unangenehme Folgen zu spüren, habe es aber nicht gewagt Anderen dieses Mittel zu empfehlen. In einer Stärke von 1—5000, oder 1—10,000 dürfte es wohl als ungefährlich bezeichnet werden. Aus diesen Versuchen ist wieder ersichtlich, warum der Säuregehalt bei meinen Culturen nicht über 0,75 stieg, da bei diesem Procent schon durch die Säure selbst die Gährung gehemmt wird.

Eigenthümlich sind die Involutionsformen, die fast stets gebildet wurden, wo das Antisepticum nicht stark genug war, die Pilze selbst gleich zu vernichten (Fig. 1 b). Auch ist die Thatsache nicht ohne Wichtigkeit, dass die Pilze zuweilen in Stecknadelkopf-grossen weissen Klümpchen auftraten und sich auf diese Weise gegen die Wirkung des Giftes bewähren konnten, während die vereinzelten Zellen zu Grunde gingen.

Man erkennt hieraus, dass der Werth eines antiseptischen Mittels durch seine Fähigkeit, die Entwicklung einer sehr kleinen Anzahl von Bakterien in einem sonst sterilisirten flüssigen Medium zu verhindern, sich in diesem Fall wenigstens gar nicht berechnen liesse. Es handelt sich um Pilzmassen, in deren Inneres das Mittel nicht hineindringen kann, oder seine Wirkung wird selbst durch die Fermentproducte der Pilze geschwächt oder sogar ganz aufgehoben.

Unter Zuthat von 0,2 proc. Salzsäure vermochte der Pilz nicht eine Gährung hervorzurufen. Da aber nach den Analysen von Schmidt der Magensaft nur 0,02 proc. Salzsäure enthält, so kann der Pilz im Magen des Menschen seine Gährung ungestört fortsetzen; dagegen im Magen des Hundes, dessen Saft 0,27 Salzsäure giebt, dürfte keine Milchsäuregährung stattfinden. Eine überraschende Wirkung hat Tabakrauch auf die Pilze der Mundhöhle. Der Rauch von einem Drittel von einer Colorado claro Cigarre durch eine mit Gährungspilzen reich inficirte Fleischextract-Zuckerlösung (20,0 Cc) geleitet, genügte, um sie vollständig zu sterilisiren.

Es frägt sich, ob der Tabakrauch auch auf andere Pilze eine gleich starke Wirkung hat und ob er in der Therapie der infectiösen Krankheiten nicht Anwendung finden könnte?

Von anderen im Munde auftretenden Spaltpilzen erwähne ich nur noch kurz den Essigpilz, welcher natürlich sehr häufig, besonders in geistigen Getränken, in die Mundhöhle gebracht wird. Er kommt aber daselbst zu keiner bedeutenden Entwicklung oder Gährwirkung, wegen der ungünstig hohen Temperatur und dem zeitweisen Mangel an dem nöthigen Alkohol.

Vereinzelte Stäbchen des Buttersäurepilzes habe ich dann und wann im Mundschleim aufgefunden, Versuche, sie zu isoliren, sind mir aber nicht geglückt.

Wir haben also gesehen, dass im menschlichen Speichel und im cariösen Zahngewebe verschiedene Spaltpilzarten in grossen Massen auftreten, dass sie mit oder ohne Luftzutritt aus gewissen Kohlehydraten Säure bilden und dadurch zur Entstehung von Caries Veranlassung geben. Ausserdem kommen weniger häufig die Pilze der Butter und Essigsäure-Gährung vor. Zu diesen muss der wohlbekannte Leptothrix buccalis, der früher als Ursache der Zahncaries und der Zahnsteinbildung betrachtet wurde, kommen, und im letzten Stadium der Zahncaries bei der Verjauchung der Pulpa, bei chronischer, suppurativer Alveolar - Periostitis und chronischer Zahnfistel sind unzählige Massen von Vibrionen und Fäulnissbakterien, welche höchst übelriechende und giftige Zersetzungsproducte bilden, vorhanden.

Wenn wir daher auf die Erhaltung der Zähne selbst kein Gewicht legen, wenn wir ganz davon absehen, dass die Thatsache durch mehrfache Beobachtungen auf's Sicherste constatirt ist, dass Neuralgie, Otitis, Keratitis, mangelhafte Verdauung, Appetitlosigkeit, Nervosität, und eine ganze Reihe anderer Uebel direct auf unvollständiges Kauen der Nahrung zurückzuführen sind und durch den schadhaften Zustand der Zähne bedingt werden, wenn wir von diesen Thatsachen ganz absehen, so bleiben doch noch andere wichtige Gründe übrig, um deren derenwillen wir bemüht sein sollten, diese Brutstätte der Spaltpilze auszurotten.

Bekanntlich giebt es eine Reihe von Magenkrankheiten wie Dyspepsie, acuter, sogar auch chronischer Magenkatarrh etc., welche durch abnorme Gährungsvorgänge, wie die Milch-, Butter- und Essiggährung gesteigert oder selbst bedingt werden; es ist leicht einzusehen, dass das fortwährende Verschlucken von Gährungsspaltpilzen aus dem Munde ein Uebelstand sein muss, dem man gewöhnlich viel zu wenig Beobachtung schenkt.

Betreffs der Leptothrix buccalis haben Leyden und Jaffé vor Jahren den Satz aufgestellt, dass „die im Munde bei stets vollkommener Gesundheit vorhandenen Pilzformen insbesondere Leptothrix buccalis unter disponirenden Umständen zu erheblichen Lungenerkrankungen Anlass geben können“.

James Israel hat sich eingehend mit der Frage der „Verschleppung der Pilze von cariösen Zahnhöhlen aus“ befasst und berichtet über Fälle von Abscessbildung am Halse, chronischer Pyämie etc., die wahrscheinlich durch Pilze, welche aus der Mundhöhle geschluckt oder aspirirt wurden, bedingt waren. Die zeitweise Anwesenheit im menschlichen Munde eines Pilzes, der bei Kaninchen Septicämie hervorruft, ist neuerdings von Herrn A. Fraenkel uud mir selber constatirt worden.

VI.

Ueber Epilepsie.

Von

Prof. **Dr. E. Mendel.**

(Vortrag, gehalten in dem Verein für Heilkunde am 1. April 1884.)

Meine Herren! Es kann nicht meine Absicht sein, am heutigen Abend Ihnen einen Vortrag über die gesammte Pathologie und Therapie der Epilepsie zu halten; das klinische Bild der genuinen Epilepsie, die Diagnose des epileptischen Anfalls, die Aetiologie, die pathologische Anatomie der Epilepsie sind Dinge, deren Kenntniss seit der Zeit, zu der wir studirt haben, ja zum Theil seit Hippokrates eine wesentliche Bereicherung nicht gefunden haben. Ich werde mich darauf beschränken, hier Punkte aus der Pathologie und Therapie der Epilepsie herauszugreifen, deren Discussion sich in dem letzten Decennium im Fluss befindet, zum Theil nicht abgeschlossen ist, zum Theil aber auch wesentliche Fortschritte unseres Wissens und Könnens gebracht hat. Ich beginne mit der Darlegung des Standes der physiologischen Pathologie des epileptischen Anfalls.

Zu der Zeit, als ich studirte, beschäftigte man sich noch vielfach mit der Bekämpfung der von Marshall Hall aufgestellten Theorie des epileptischen Anfalls. Dieser hatte gemeint, dass der Anfall reflectorisch von einem sensibeln Nerven aus oder auch durch dessen unmittelbare centrale Erregung entstünde. Es würden auf diese Weise entweder ein tonischer Krampf der Halsmuskeln (Trachelismus), und damit Stauung des venösen Blutes im Gehirn und comatöse Erscheinungen erzeugt, oder es käme ein Krampf der Schliesser der Stimmritze (Laryngismus), die schwerere Form, zu Stande, welcher Asphyxie und weiterhin allgemeine klonische Convulsionen herbeiführe. Auf diese Theorie gründete Marshall Hall auch die Anwendung der Tracheotomie als Heilmittel der Epilepsie. In meiner Dissertation im Jahre 1860 theilte ich auf Veranlassung von Romberg 2 Fälle mit, die zeigten, wie die ausgeführte Tracheotomie, zwei Epileptikern aus andern Ursachen gemacht, keinen Einfluss auf die Anfälle hatte.

Im Jahre 1857 hatten Kussmaul und Tenner eine neue Lehre begründet. Durch Experimente an Thieren kamen sie zu dem Schluss, dass der epileptische Anfall hervorgebracht werde durch eine Erregung des vasomotorischen Centrums in der Medulla oblongata. Die durch diese Erregung gesetzte Anämie des Hirns rufe auf der einen Seite Bewusstlosigkeit, auf der andern Seite die tonischen und klonischen Zuckungen hervor. Diesen Angaben gegenüber machte Nothnagel darauf aufmerksam, dass 1) Convulsionen auftreten können, ohne dass zugleich das Bewusstsein gestört ist, 2) dass erst beschränkte oder allgemeine Zuckungen auftreten und dann das Coma, 3) dass in manchen Fällen das Gesicht im Beginn nicht erblasst, sondern sich sofort dunkel cyanotisch färbt, und kam dadurch zu dem Schluss, dass jene durch Beizung des vasomotorischen Centrums gesetzte Hirnanämie wohl die Bewusstlosigkeit, nicht aber die Krämpfe erklären könne. Für die Entstehung dieser nahm er an, dass in dem ausgebildeten Anfall mit der Erregung des vasomotorischen Centrums in der Medulla oblongata, die die Bewusstlosigkeit durch acute Hirnanämie erzeugt, gleichzeitig eine Erregung des „Krampfcentrums“ im Pons auftrete, wodurch die Convulsionen hervorgebracht würden.

Dies gelte aber nur für den Beginn des Anfalls, der weitere Verlauf des Anfalls werde durch eine venöse Hyperämie in der Schädelhöhle, unterhalten.

Ist nämlich der Anfall ausgebrochen, so entsteht durch den Krampf der Respirationsmuskeln Dyspnoe und behinderter Abfluss des Bluts aus den Kopfvenen. Diese wieder rufen bei der abnorm erhöhten Erregbarkeit in den Centralapparaten Krämpfe hervor und unterhalten das Coma. Der verminderte Sauerstoff- resp. vermehrte Kohlensäuregehält des Bluts errege das vasomotorische wie das Krampfcentrum.

Kussmaul und Tenner sowohl wie Nothnagel suchten demnach den Ausgangspunkt des epileptischen Anfalls in Pons und Medulla oblongata. Erst secundär würde das Grosshirn in Mitleidenschaft gezogen.

Dem gegenüber hat sich nun in dem letzten Decennium eine Theorie des epileptischen Anfalls ausgebildet, die den Ursprung desselben in der Hirnrinde und speciell in der sogenannten motorischen Region derselben annimmt.

Bekanntlich galt bis auf die neueste Zeit der Satz, dass die Hirnrinde durchaus unerregbar sei. Haller sagt in seinen Elementa physiologiae (IV p. 392): Non ergo videtur aut sensum in cortice cerebri exerceri aut plenam perfectamque causam motus muscularis in eo habitare, quum praeterea plurima experimenta demonstrant, profundo denum loco et a cortice cerebri valde remoto medullam laedi posse, ut convulsio superveniat.

Flourens, Longet hielten nach ihren Versuchen an dieser Unerregbarkeit der Hirnrinde fest.

Fritsch und Hitzig waren es, die durch ihre bekannten Versuche das Irrige jener Lehre nachwiesen. Bereits in ihren ersten Publicationen hatten sie gezeigt, dass man bei verschiedenen Thieren durch elektrische Reizung gewisser Stellen der Hirnrinde den epileptischen Anfällen ähnliche Zustände hervorrufen könne.

Ferrier brachte später von jeder Stelle der Hirnrinde aus auf diese Weise allgemeine Krämpfe hervor, und endlich begnügte sich der amerikanische Arzt Bartholon nicht mit dem Experiment am Thier, sondern reizte die durch einen Knochendefect blossgelegte Hirnrinde bei einem Menschen mit dem elektrischen Strom und bestätigte durch Erzeugung von allgemeinen Convulsionen bei diesem Patienten die Erfahrungen beim Thier.

Jene Versuche an Thieren sind seitdem von einer grossen Anzahl von Forschern wiederholt und in der verschiedensten Weise modificirt worden (Albertoni, Franck und Pitres, Luciani, Munk, Danillo, Unverricht u. s. w.), und darüber kann kein Zweifel sein, dass ein Zustand, der dem epileptischen Anfall ähnlich ist, durch die Reizung der psychomotorischen Region der Hirnrinde hervorgebracht werden kann. Nicht blos elektrische, sondern auch mechanische und chemische Reize, die auf diese Stelle applicirt werden, können den Anfall hervorrufen.

Der Reiz muss direct auf die motorischen Rindenabschnitte einwirken; die epileptogene Zone der Hirnrinde fällt mit der motorischen zusammen.

Es scheint sicher, dass die Reizung der unter der motorischen liegenden weissen Substanz, dass Reizung des Corpus striatum, des Thalamus, der Capsula interna unfähig sind, wahre epileptiforme Convulsionen hervorzurufen.

Ist nun durch diese Experimente an Thieren bewiesen; dass die Nothnagel'sche Theorie für die Epilepsie beim Menschen unrichtig, und dass der epileptische Anfall desselben jedes Mal seinen Ausgang von der Hirnrinde nimmt? Ist, wie Einzelne behaupten, die Epilepsie eine Krankheit der Hirnrinde und sind die Muskelzuckungen des epileptischen Anfalls direct von der Reizung der motorischen Centren der Hirnrinde abhängig?

Nur ein verhältnissmässig kleiner Theil der Pathologen scheint bisher dieser Ansicht zu sein, während allerdings diejenigen, die lediglich sich mit dem physiologischen Experiment beschäftigen, mehr und mehr derselben sich zuneigen.

Mir scheinen bisher für die corticale Entstehung des klassischen epileptischen Anfalles beim Menschen die klinischen Erfahrungen nicht zu sprechen.

Die Gründe, auf die sich die Verfechter der Lehre von der rein corticalen Natur der Epilepsie stützen, sind im Wesentlichen folgende:

1. Exstirpation der einzelnen motorischen Centren beim Thiere bewirkt, dass in den entsprechenden Muskelgebieten keine Krämpfe eintreten. Es soll dies beweisen, dass zum Zustandekommen der Muskelzuckungen beim epileptischen Anfall die Hirnrinde speciell die motorischen Centren nothwendig sind (Munk, Unverricht). Diese Behauptung steht aber durchaus nicht widerspruchslos da.

Albertoni, wie Franck und Pitres fanden, dass auch nach Exstirpation der motorischen Zone der einen Seite durch Reizung auf der entgegengesetzten Seite noch Zuckungen in den von jener ersten Seite abhängigen Muskelgebieten auftreten. Franck und Pitres speciell haben noch ganz neuerdings durch Versuche gezeigt, dass die durch Hirnrindenreizung provocirten Convulsionen durch plötzliche Exstirpation der motorischen Windungsabschnitte nicht unterbrochen werden, sie meinen demnach, dass die Gehirnrinde nothwendig sei, um den

Anfall zu erregen, aber dass dieselbe nicht das Organ der Convulsionen sei. Diese letzteren bewirkt sie vielmehr, indem sie tiefer liegende Centren in einem analogen Spannungszustand versetzt, wie der, in welchen sie selbst sich befindet, diese (medullären oder bulbären) Centren sind es dann, welche durch ihre Entladung der Convulsionen — nunmehr selbständig und unabhängig von der Hirnrinde produciren.

Da nun auch nach anderer Richtung hin die Versuche von Unverricht bereits Widerspruch erfahren haben (cf. Neurol. Centralbl. 1883 p. 526), so dürfte in jener Exstirpation und ihren angeblichen Folgen eine einwandsfreie Begründung für die corticale Natur der Epilepsie nicht festgestellt sein.

2. Die Reihenfolge der Krämpfe entspricht der Lage der motorischen Centren in der Hirnrinde, d. h. der ersten krampfhaften Zuckung in einem Muskelgebiete folgt immer als zweite diejenige in dem Gebiet, dessen Centrum in der Hirnrinde neben dem des ersteren liegt. Für das Thier scheint diese Thatsache nach den vorliegenden Versuchen sicher zu sein; auch für den Menschen sind analoge Beobachtungen vorhanden, wenigstens in den Fällen, in denen sich überhaupt die Reihenfolge genau beobachten lässt, und von denen wir nachher bei der s. g. Jackson'schen Epilepsie sprechen wollen; bei einer grossen Zahl von Fällen schwerer Epilepsie treten die Krämpfe aber so stürmisch auf und so gleichzeitig, dass eine genaue Beobachtung der Reihenfolge kaum möglich ist. Ich muss aber zum Verständniss hier kurz auf die Lage der Centren, soweit sie beim Menschen festgestellt erscheinen, eingehen; all die vielen hypothetischen motorischen Centren will ich hier nicht weiter berühren.

1. Im Lobus paracentralis und der obersten Partie der vordern und hintern Centralwindung liegt das Centrum für die entgegengesetzte untere Extremität.

2. Im mittleren Drittel des Gyr. central. anter. liegt das Centrum für die entgegengesetzte obere Extremität.

3. Im untern Drittel der vordern Centralwindung befindet sich das Centrum für den untern Facialis und daneben das Centrum für den Hypoglossus, das letztere wahrscheinlich etwas nach vorn auf den Ursprung der untern Stirnwindung übergreifend.

Mit diesen Centren verbunden findet sich hier auch das Centrum für den motorischen Theil des Trigeminus. Dieser Lage entspricht es, dass, wenn die Erregung von unten an der Hirnrinde ausgehend, angenommen wird, dass zuerst die Zuckungen im Facialis, dann in der obern, zuletzt in der untern Extremität auftreten. Was das Uebergreifen auf die andere Seite betrifft, so ist die Behauptung von Unverricht, dass zuerst sämmtliche Muskeln der einen Körperhälfte ergriffen werden, und dann erst die andere Seite und zwar in entgegengesetzter Richtung befallen wird, bereits durch die Experimente Danillos für das Thier zweifelhaft geworden, indem letztrer dieselben Resultate wie Heidenhain und Bubnoff erhalten hat. Nach diesem ist als Regel für die Verbreitung der Krämpfe zu betrachten, dass auf den Krampf eines Muskels der einen Seite immer der entsprechende Muskel der anderen Seite in Zuckungen geräth. Was den Menschen anbetrifft, so habe ich in meiner Arbeit über prog. Paralyse p. 188 die genaue Beschreibung eines Anfalles gegeben, der ebenfalls den Behauptungen Unverricht's widerspricht: Der Anfall beginnt mit einer Drehung des Kopfes nach rechts, die Augäpfel wenden sich ebenfalls nach rechts und oben, dann Tonus der linken Gesichtshälfte, linkes Auge wird zugekniffen, linker Mundwinkel nach aussen und oben gezogen, Flexion im linken Ellbogengelenk, verbunden mit Flexion der linken Hand und starker Pronation des entsprechenden Vorderarms, endlich Flexion im Kniegelenk und darauf Drehung in demselben; dann Nachlassen in umgekehrter Reihenfolge, zuerst in den Beinen, zuletzt im Gesicht; dann Drehung des Kopfes und der Augäpfel nach links, und nun der Beginn des Krampfes rechts in derselben Reihenfolge, wie oben angegeben. Gesetzt aber selbst, es entspräche die Reihenfolge vollständig jenem Schema, so ist damit noch nicht der Beweis geliefert, dass nun auch jene Zuckungen keinen andern Ursprung haben könnten, als die Hirnrinde.

Es ist, wenn auch nicht nachgewiesen, doch anzunehmen, dass auch im centrifugalen Verlauf die motorischen Fasern ihre Lage neben einander wenigstens auf gewisse Strecken in derselben Weise einhalten, wie sie von ihren Hirnrindencentren entspringen.

3. Die corticale Entstehung wird endlich angeblich besonders dadurch erwiesen, dass in einer Reihe von Fällen die erste Erscheinung des Anfalls, die Aura, auf einen Process in der Hirnrinde hinweist. Unzweifelhaft gibt es eine Anzahl von Fällen von Epilepsie, in denen

abnorme Gesichts-, Gehörs-, Geruchs-, Geschmacksempfindungen den Anfall einleiten, andere, in denen eine psychische Aura stattfindet. Sicher ist aber dies an Zahl noch weitaus die seltenste Form der Aura; Bennett berechnet 10 Proc. von den Fällen von Epilepsia mitis, in denen Hallucinationen vorangingen. Bei der Epilepsia gravis findet er in 2,3 Proc. Verlust des Gesichts, in 2,3 Proc. Verlust des Gehörs, in 4,6 Proc. Ohrgeräusch u. s. w. als Aura; viel häufiger geht sie in peripheren Bahnen des Rumpfes, der Arme, der Beine; oft genug fehlt sie. (Bennett findet in 34,4 Proc. keine Aura bei Epilepsia gravis.) Durch die selteneren Fälle lässt sich aber nicht ein allgemeines Gesetz begründen. Mit demselben Recht aber, wie die Vertheidiger der corticalen Entstehung von jener sensitiven Aura den Reflex auf die motorischen Rindencentren annehmen (eine directe Ursprungsstätte für die Krämpfe ist nur in diesen nachgewiesen), lässt sich der Reflex auf vasomotorische Centren annehmen. Wie die psychischen Zustände auf die Centren in der Medulla oblongata wirken, lehrt uns die tägliche Erfahrung des Blasswerdens bei der Furcht, des Erröthens bei der Scham, die reflectorische Einwirkung auf die Centren für die Herzthätigkeit und die Respiration, ja auf die Sphincteren der Blase und des Mastdarms.

Nach diesen Auseinandersetzungen bin ich der Ueberzeugung, dass die bisher beigebrachten Gründe für die corticale Entstehung der epileptischen Krämpfe nicht beweisend sind. Als Gründe gegen eine solche Annahme lässt sich aber nun Folgendes anführen:

1. Wenn man einen Hund auf einer Tischplatte so befestigt, dass er mit dem Kopf in der Mitte derselben sich befindet, und diese Tischplatte nun in rasche Drehungen versetzt, so entsteht nach den Versuchen von Salathé, die ich wiederholt habe, eine hochgradige Anämie des Hirns, an der die Thiere, wenn man längere Zeit (2 bis 5 Minuten) dreht, rapide zu Grunde gehen. Hört man jedoch nach kurzer Zeit (etwa nach 1 Minute) mit dem Drehen auf, so bekommt man starken Nystagmus beider Augen, pendelnde Bewegungen des Kopfes, leichte Benommenheit, aus der die Thiere dann schnell zu sich kommen. Dreht man etwas länger (1—2 Minuten), so werden die Thiere bewusstlos und bekommen kurze Zeit nach dem Aufhören des Drehens allgemeine Krämpfe, haben einen epileptischen Anfall. Prüft man nun unmittelbar nach dem Aufhören des Drehens und vor

dem Ausbruch der Krämpfe den Puls, so findet man denselben erheblich verlangsamt (56—60 Schläge) und aussetzend, die Erscheinungen der Reizung des Vagus. Es geht also hier dem epileptischen Anfall deutlich eine Vagusreizung voraus, die wohl unzweifelhaft am Boden des 4. Ventrikels ihren Ursprung hat, und es dürfte wohl die Wahrscheinlichkeit nahe liegen, dass auch die epileptischen Krämpfe einer Reizung in jener Gegend entsprechen. Ich will auf die betreffenden Versuche hier nicht näher eingehen, da sie Gegenstand besonderer Mittheilungen sein werden. Für mich sind die bei jenen Drehungen gemachten Erfahrungen beweisend, dass der epileptische Anfall bei Thieren auch von Reizung der Centren an der Hirnbasis hervorgebracht werden kann.

2. Experimentell habe ich ferner, indem ich auf das Gehirn von Hunden die Centrifugalkraft wirken liess, d. h. sie in der Weise drehte, dass ihr Kopf am Rande des Tisches befestigt war, chronische Entzündungsprocesse in den Häuten und speciell auch in den motorischen Rindenterritorien hervorgebracht. Epileptische Anfälle wurden im ganzen Verlauf der Krankheit, obwohl hier doch sicher in einem gewissen Stadium der Erkrankung Reizzustände in den motorischen Centren vorhanden sein mussten, nicht beobachtet.

3. Vor Allem aber scheint es mir, als ob man bei dem Streben, die menschliche Epilepsie dem Effect der Experimente der corticalen Reizung bei Thieren gleichzustellen, die Pathologie der Epilepsie des Menschen nicht genügend berücksichtigt hätte.

Wir beobachten beim Menschen Anfälle, die der Epilepsie ähnlich sind oder ihr gleichen, in Fällen, in denen unzweifelhaft der Ausgangspunkt die Rinde und zwar die motorische Region derselben ist. Diese Fälle hat man als partielle, corticale Epilepsie oder nach demjenigen, der sie zuerst genauer beschrieben, Jackson'sche Epilepsie genannt. Hier veranlasst ein Tumor, eine Erweichung der Rinde, der Reiz eines meningitischen Processes u. s. w. die Erregung in der Rinde, die bei dem Thierexperiment der elektrische Strom vermittelt. Entsteht nun aber das, was wir einen klassischen epileptischen Anfall nennen? Ganz im Gegentheil, das klinische Bild dieser Rindenepilepsie beim Menschen ist ein wesentlich differentes von jener wahren Epilepsie, und deshalb hat man auch die Anfälle epileptiforme genannt.

Es ist hier nicht der Ort, auf die stark angewachsene Literatur über die Rindenepilepsie ausführlich einzugehen, es sollen nur die hauptsächlichsten Punkte hervorgehoben werden, durch die sich diese Form von der wahren Epilepsie unterscheidet.

1. In der grossen Mehrzahl der Fälle bleibt bei der Rindenepilepsie während des Anfalls das Bewusstsein erhalten, es tritt höchstens auf wenige Augenblicke eine gewisse Umneblung ein.

2. Die Anfälle sind fast immer beschränkt auf eine Körperhälfte, oder nur auf das Bein, oder auf Arm und Bein, oder auf Arm und Gesicht, zuweilen nur in einzelnen Muskelgruppen dieser Körpertheile.

Nur selten kommt es auch zu Zuckungen auf der andern Seite, zuweilen allerdings dann mit Verlust des Bewusstseins zu einem vollständigen epileptischen Anfall. Diese treten aber so ausnahmsweise auf — in einem Fall, den ich augenblicklich behandle, sind täglich 6—10 epileptiforme Anfälle und nach 8—9 Monaten tritt ein epileptischer Anfall auf —, dass dadurch schon ein ganz anderes Bild entsteht, wie bei der genuinen Epilepsie.

3. Die Krämpfe haben bei der Rindenepilepsie meist einen klonischen, sehr selten einen tonischen Charakter. Zuweilen zeigen sie sich nur als Tremor.

4. In der Zwischenzeit zwischen den Anfällen lassen sich in den von dem Insult betroffenen Theilen motorische Störungen, wie Pupillendilatation, Facialisparese, Schwäche im Arm, oder auch Störungen des Muskelgefühls, vasomotorische Störungen u. s. w. nachweisen, Störungen, die bei der genuinen Epilepsie in den Intervallen zwischen den Anfällen relativ selten sind.

5. Oefter wird im Anschluss an die Anfälle, wenn diese die rechte Körperhälfte treffen, also in der linken Hemisphäre ihren Ausgangspunkt haben, atactische Aphasie beobachtet, die nach dem wahren epileptischen Anfall, nachdem das Bewusstsein ganz zurückgekehrt ist, jedenfalls sehr selten ist.

Wenn die Rinde in der That der Ausgangspunkt der wahren Epilepsie ist, warum zeigen sich nicht hier bei unzweifelhafter Rindenaffection, wenigstens in einem gewissen Stadium der Erkrankung, reguläre epileptische Anfälle, warum bilden diese nur ausnahmsweise auftretende intercurrente Erscheinungen, bei denen man dann doch an die weitere Fortpflanzung der Erregung auf tiefer liegende Theile zu denken hat?

Aehnliche Einwände gegen die corticale Natur der Epilepsie ergeben sich aus der Beobachtung derjenigen Fälle, in denen es sich um eine diffuse Erkrankung der Hirnrinde handelt, und hier wieder besonders aus der Beobachtung der progressiven Paralyse der Irren. Ausgebildete klassische epileptische Anfälle gehören bei den Paralytikern zu den Ausnahmen, bei einem Theil derselben fehlt überhaupt jede Andeutung von Krämpfen während eines Jahre langen Verlaufs, in der Mehrzahl sind allerdings Krämpfe vorhanden, aber dieselben haben mit Recht nicht den Namen der epileptischen, sondern der epileptiformen erhalten, weil sie nicht der wahren Epilepsie, sondern jenen Zuständen gleichen, die ich eben als Rindenepilepsie beschrieben habe.

Wäre die Reizung der motorischen Rindencentren das Wesentliche bei der Epilepsie, dann müssten doch wenigstens in einem gewissen Stadium einer Krankheit, bei der die motorischen Centren regelmässig afficirt sind, klassische epileptische Anfälle deutlich hervortreten.

Unter diesen Umständen kommen wir zu dem Schluss, dass zur Auslösung des wahren epileptischen Anfalls beim Menschen die Erregung der motorischen Centren in der Hirnrinde nicht ausreicht, sondern dass die durch dieselben gesetzten Erscheinungen nur epileptiformer Natur sind.

Wir müssen demnach annehmen, dass noch andere Hirntheile zur Hervorrufung des genuinen epileptischen Anfalles nothwendig sind, und es wird, da nach den vorliegenden Experimenten an Thieren wie nach den Erfahrungen beim Menschen, hierfür die gangliösen Apparate des Streifenhügels und Linsenkerns, wie des Thalamus opticus und der Vierhügel nicht in Anspruch genommen werden können — (selbstverständlich müssen bei den deutlichen reflectorischen Wirkungen, die bei der Epilepsie unzweifelhaft eine erhebliche Rolle spielen, Ganglienapparate vorausgesetzt werden) —, auf Pons und Medulla oblongata recurrirt werden müssen.

Es scheint demnach, dass die Nothnagel'sche Hypothese im Wesentlichen wohl am meisten geeignet erscheint, die Thatsachen des epileptischen Anfalles zu erklären. Es bleibt dabei wenigstens zur Zeit noch eine offene Frage, ob wir uns an jenen Stellen ein einziges Centrum für die Krämpfe als „Krampfcentrum" denken, oder ob wir die Summe der motorischen Apparate, die sich an jenen Stellen finden, für das eine Centrum setzen. Durch eine allgemeine Anämie der

Hirnrinde, wie sie durch den Reiz des vasomotorischen Centrums hervorgebracht wird, würde sich auch am ungezwungensten die Betheiligung der Hirnrinde resp. die Aufhebung der Function derselben erklären. Wenigstens erhielt ich dieselbe Erscheinung der Bewusstlosigkeit durch die Einwirkung der Centripetalkraft auf das Hirn bei Thieren, indem jene dasselbe im höchsten Grade anämisch macht.

Allerdings fehlt zur Begründung der Hypothese der pathologisch-anatomische Nachweis der Veränderung in Pons und Medulla oblongata bei Epileptikern.

Schroeder van der Kolk glaubte allerdings in den Ectasien am Boden des 4. Ventrikels eine pathologisch-anatomische Grundlage gefunden zu haben, Virchow hielt sie jedoch für beziehungslos zur Epilepsie.

In einem von mir beobachteten Falle von Epilepsie, der in der Dissertation von Tereskiewicz beschrieben ist, fand ich eine Exostose, die von der Pars basilaris ausgehend, einen Eindruck am Pons hervorgebracht hatte und in diesem selbst hochgradige Erweiterung der Gefässe. (Ein ähnlicher Fall findet sich bei Pletzer deutsche Klinik 1868 No. 10 „hirsekorngrosse Exostose auf der hintern Fläche des Arc. post. des Atlas.")

In der Mehrzahl der Fälle ist aber der Befund negativ, und nichts spricht mehr für den Mangel eines charakteristischen Befundes bei der Epilepsie, als dass man nach und nach die aller verschiedensten Hirntheile, ja auch das Rückenmark (Brown-Séquard) als Ausgangspunkt angeschuldigt hat. Wir sind demnach zu der Annahme gedrängt, dass es sich bei der Epilepsie um eine functionelle krankhaft gesteigerte Erregbarkeit der vasomotorischen und motorischen Centren im Pons und der Medulla oblongata handelt.

Das Vorhandensein eines solchen Zustandes des Centralnervensystems allein genügt aber noch nicht, um den epileptischen Anfall hervorzurufen; dazu bedarf es noch eines bestimmten Reizes, der die vorhandene krankhafte Erregbarkeit in Erregung umsetzt. Dieser Reiz kann von der Psyche ausgehen, er kann durch die verschiedensten somatischen Bedingungen hervorgebracht sein.

In erster Beziehung sind bekannt die zahlreichen Fälle, in denen ein heftiger Schreck oder auch nur ein ungewohnter überraschend kommender psychischer Eindruck den Anfall auslöst, in letzter Beziehung sind die epileptischen Anfälle zu nennen, die in Folge von

Reizung in den verschiedenen Organen des Körpers hervorgerufen werden.

Hierher gehören die Anfälle nach Indigestionen, die Epilepsie, die durch Verengerung der Vaginalportion (Nussbaum), durch Fremdkörper in den Ohren u. s. w. entsteht. Vor Allem aber sind hier die Anfälle zu nennen, die von der sog. epileptogenen Zone ausgehen. Schon mit Rücksicht auf ein therapeutisches Einschreiten bedürfen diese Thatsachen hier noch einer eingehenderen Besprechung. Der Ausdruck epileptogene Zone stammt von Brown-Séquard her, der bei Meerschweinchen, denen er eine oder beide Hälften des Rückenmarks oder auch nur die Vorder-, Seiten oder Hinterstränge im Bereich vom 7. Brustwirbel bis zum 2.—3. Lendenwirbel durchschnitten hatte, gegen Ende der 4. oder 5. Woche nach der Operation durch Reizung der seitlichen Theile des Gesichts, der Haut am vordern Rande des Schulterblatts und eines Theils der Haut des Nackens einen epileptischen Anfall hervorrufen konnte. Denselben Effect erreichte Westphal ohne Durchschneidung des Rückenmarks bei Meerschweinchen, bei denen er durch Klopfen auf den Schädel zuerst einen Anfall allgemeiner Convulsionen bewirkt hatte. Beim Menschen sind nun eine Reihe von Fällen beobachtet worden, von denen einen Theil neuerdings v. Landesen zusammengestellt hat, in denen ebenfalls eine solche epileptogene Zone bestand. Es handelt sich dabei zum Theil um Fälle, in denen sich der epileptische Anfall durch Reizung einer Narbe auf der Haut hervorrufen lässt, zum Theil um solche, in denen die betreffende Stelle auf der Haut, zwar von einer äusseren Gewalt betroffen war, aber nicht sichtlich verändert erschien, endlich um solche, in denen ein vorangegangenes Trauma nicht nachgewiesen werden kann, und doch Druck oder selbst nur Berührung oder Kitzeln bestimmter Hautstellen einen epileptischen Anfall hervorbringt. In denjenigen Fällen, in denen das Trauma der Epilepsie voranging, und in denen man sich die letztre durch jenes entstanden denkt, spricht man von Reflexepilepsie. Dieser ätiologische Zusammenhang wird in einzelnen, allerdings seltenen Fällen, gestützt durch den Erfolg der Therapie, die gegen die Residuen des Trauma (Narben u. s. w.) gerichtet ist.

Es ist nicht ohne Interesse, dass, wie bei den Meerschweinchen Brown-Séquard's, auch in den hierher gehörigen Fällen beim Menschen der erste epileptische Anfall erst Wochen, selbst Monate lang, in einzelnen Fällen erst nach Jahren nach dem Trauma eintrat.

Ist nach all Diesem die Kenntniss des Wesens des epileptischen Anfalls trotz so zahlreicher Untersuchungen und Experimente nicht zu einem allgemein befriedigenden Abschluss gekommen, so hat auf der andern Seite die Therapie der Epilepsie einen so gewaltigen Fortschritt zu verzeichnen, wie wenige andre Krankheiten, und dies muss um so mehr hervorgehoben werden, als es sich um eine Krankheit handelt, die seit länger als 1000 Jahren den zahlreichen und verschiedenartigsten, therapeutischen Eingriffen zu trotzen schien.

Dass die Epilepsie sehr selten nur spontan heilt, ist eine Erfahrung, die von Hippokrates an bis in die neuste Zeit sich bewahrheitet hat. Hufeland nahm Heilbarkeit bei $^1/_{20}$ der Fälle an, Trousseau sah in 12 Jahren unter 500 Epileptikern 20, Voisin auf 710 Fälle nur 3 Heilungen. Dabei wird man sich bei manchen als geheilt angegebenen Fällen zu fragen haben, ob die Beobachtungsdauer für das Ausbleiben der Anfälle lang genug war, in anderen, ob die Diagnose richtig, ob man es nicht mit den unzweifelhaft eine günstigere Prognose gebenden Fällen von Hysteroepilepsie zu thun hatte.

Der wesentlichste Fortschritt in der Therapie der Epilepsie ist unzweifelhaft durch die Anwendung der Brompräparate gegeben. Das Bromkalium wurde zuerst 1853 von Locock gegen Epilepsie empfohlen, später 1858 von Radkliffe besonders gerühmt und hat sich dann schnell, wie selten ein anderes Mittel, seinen ersten Platz n der Behandlung der Epilepsie gesichert. Aber so sehr ich das iMittel schätze, so darf man sich darüber keine Illusionen machen, dass es nur ausnahmsweise gelingt, damit die Epilepsie dauernd zu heilen, wenn auch eben so selten jeder Erfolg des Mittels ausbleibt. Voisin giebt allerdings an, dass er bei 37 von 106 Kranken Heilung durch Bromkalium eintreten sah; ich möchte aber bezweifeln, dass ein Anderer so günstige Resultate zu verzeichnen hat. Ferrand berichtet aus der Salpêtrière nur von 13 % erheblicher Besserung, deutlicher Besserung in 57 %, geringer Besserung in 18 %, Misserfolg in 12 %. Bennett fand bei 12,1 % aller Epileptiker die Anfälle während der ganzen Dauer der Behandlung mit Bromiden ausbleiben, in 83,3 % wurden die Anfälle erheblich an Zahl und Heftigkeit gemindert, in 2,3 %

hatte die Behandlung anscheinend keine Wirkung, in 2,3 % wurde die Zahl der Anfälle vermehrt.

Wenn auch die vollständigen Heilungen zu den Ausnahmen gehören, so gelingt es doch in der überaus grossen Mehrzahl der Fälle durch Brompräparate die Anfälle seltener zu machen, Anfälle, die sonst täglich kommen, auf Monate, selbst auf ein halbes Jahr und länger hinauszuschieben, heftige Anfälle schwächer zu machen. Auch dieser hochwichtige Erfolg wird aber in einer grossen Zahl von Fällen, wie ich mich häufig genug überzeuge, nicht erreicht, weil die Anwendungsweise des Mittels eine unzweckmässige ist. Wer die häufig beliebte Mixtur von 8—10 g Kal. bromat. auf 180 Aqu. 3 mal täglich ein Esslöffel verordnet, wird wenig Erfolge zu verzeichnen haben. Ich halte es für nothwendig, um in der That etwas zu erreichen, grosse Dosen und zwar am besten auf einmal zu geben. Ich beginne in der Regel mit 4 g pro dosi, lasse diese 1 Stunde nach dem ersten Frühstück in reichlicher Flüssigkeit (in einer Tasse Baldrianthee) nehmen, und steige von 8 zu 8 Tagen, wenn der Erfolg ausbleibt, oder nicht genügend erscheint, um 1 g bis auf 8,9 und 10 g. Erreicht man damit nichts, so ist der Fall für das Bromkalium ungeeignet, was übrigens nur ganz ausnahmsweise vorkommt. In der Regel wird man vorerst wenigstens so viel geben müssen, bis der Rachenreflex erloschen ist. Jene Dosen lasse ich mindestens 3 Monate lang täglich nehmen, gehe dann vorsichtig etwas herunter und zwar in der Weise, dass ich den einen Tag eine stärkere, den andern eine schwächere Dosis nehmen lasse. Bleiben die Anfälle weg, dann lasse man einen Tag um den andern, später nur den vierten Tag eine Dosis nehmen, aber auch in den günstigen Fällen wird man vor Ablauf von zwei Jahren mit der Medication nicht aufhören dürfen.

Die unangenehmen Nebenwirkungen des Mittels sind: 1. Magenschmerzen, die aber besonders dann entstehen, wenn das Mittel nüchtern genommen wird, oder nicht mit gehörig reichlicher Flüssigkeit vermischt ist. Nur selten musste ich bei grossen Dosen dieselben auf Morgens und Abends vertheilen, weil der Magen zu empfindlich war. Flatulenz, Nausea, Gastrokatarrhe wurden nur ausnahmsweise beobachtet.

2. Schwäche der Herzthätigkeit, kleiner Puls treten ebenfalls nur sehr selten bei den oben angegebenen Dosen auf; es genügt dann, auf einige Tage die Dosis herabzumindern.

3. Die Hauteruptionen als Acne, Urticaria, Eczem oder Erythem treten in den meisten Fällen auf. Hier half mir, wie Andern, neben den Brompräparaten 2—3 Tropfen Solut. Fowler. zu geben.

4. Motorische Schwäche, z. B. Zittern in der Zunge, Schlaffheit der Beine u. s. w. tritt bei längerem Gebrauch in grossen Dosen häufig auf. Es kam selbst zum leichten Taumeln, ja, wie ich in einem Fall sah, zu einer solchen Herabsetzung der motorischen Kraft, dass der Pat. überhaupt nicht mehr gehen konnte, und auch die Hände nur in beschränkter Weise und mit starkem Zittern gebrauchen konnte; hier ist es allerdings nothwendig, die Dosis herabzusetzen; doch braucht man das Mittel nicht ganz wegzulassen.

5. Psychische Störungen, unter denen Schwäche des Gedächtnisses, erschwerte Sprache, grosse Apathie, Neigung zum Schlaf am häufigsten sind, werden öfter beobachtet. Treten diese Erscheinungen in erheblicher Stärke auf, dann geht man zeitweise mit der Dosis herunter. Vielfach hat man auch Aufregungszustände, Delirien, selbst Tobsuchtsanfälle auf den Gebrauch des Bromkalium geschoben und als Brommanie beschrieben. Ich glaube, dass hier ein Irrthum vorliegt. Noch ehe man an die Behandlung der Epilepsie mit Brompräparaten dachte, wurden Epileptiker, besonders wenn die Anfälle längere Zeit ausblieben, aufgeregt, wurden tobsüchtig, wie man es ja auch jetzt noch häufig genug sieht bei Epileptikern, die kein Bromkalium bekommen. Die sogenannte Brommanie dürfte wohl also nur ein epileptisches Aequivalent sein. Es erscheint mir dies um so wahrscheinlicher, als ich bei Behandlung andrer Krankheiten mit grossen Dosen Bromkalium nie eine solche Brommanie gesehen habe, wie sie bei Epileptikern beschrieben wurde.

6. Die vorübergehende Abnahme des sexuellen Reizes dürfte ein besonderes Bedenken nicht haben, da der Coitus den Epileptikern wenig zuträglich ist.

Dass Bromkalium auch in sehr grossen Dosen ohne weiteren Schaden vertragen wird, habe ich in vielen Fällen gesehen; ein psychisch Kranker (Paranoia), der genas, erhielt 6 Wochen lang täglich 20 g Bromkalium, psychisch machte sich die grösste Apathie, Schwäche des Gedächtnisses, körperlich hochgradige Abgeschlagenheit, starkes Taumeln beim Versuch zu gehen, und sehr erhebliche Abmagerung ohne bedenkliche Adynamie des Herzens geltend. Einer meiner Epileptiker, der einen Anfall fürchtete, nahm in 24 Stunden

30 g Bromkalium, 24 g davon in kurzen Pausen hintereinander, und bot, als er am nächsten Tage zu mir kam, keine krankhaften Symptome der Intoxication dar; seine einzige Klage war über Brennen in den Augen.

Bennett erzählt von einem 30jährigen Mann, der 80 Pf. Bromkalium in 5 Jahren nahm, und dabei sich geistig besser befand, als früher.

Die Wirkung der Brompräparate beruht auf dem Brom, nicht, wie man früher zum Theil glaubte, auf dem Kalium. Daher kann man auch mit Vortheil anstatt des Bromkalium Bromnatrium, — Ammonium — Magnesia — Lithium anwenden, endlich auch das neuerdings empfohlene Zincum bromatum versuchen.

Voisin giebt neben grossen Dosen von Brompräparaten noch Pillen aus Zinc. oxydat. und Extr. Belladonn.

In manchen Fällen scheint das eine Präparat zu wirken, wo das andere anfängt im Stich zu lassen; Bromnatrium wird oft besser vertragen, als Bromkalium. Dem Bromnatrium setzt man wegen seiner leichten Zerfliesslichkeit mit Vortheil P. rad. Alth. zu.

Im Uebrigen ist jedoch die Wirkung dieser Mittel nicht proportional der Menge an Brom, die sie enthalten. Nach Gowers beträgt diese Menge beim Kal. bromat. 67 Proc., beim Natr. bromat. 77 Proc., beim Ammon. bromat. 81 Proc., beim Lith. bromat. 92 Proc.

Die physiologische Wirkung der Brompräparate zu erforschen, ist Gegenstand vielfacher Untersuchung gewesen.

Die hypnotische Wirkung, die Herabsetzung der Erregbarkeit und der geschlechtlichen Potenz ergab sich als übereinstimmendes Resultat der betreffenden Versuche. Schröder van der Kolk nahm eine Einwirkung auf die Gefässe an, die das Bromkalium verengen sollte und erklärte dadurch die günstige Wirkung bei der Epilepsie, deren Ursache er in der Dilatation der Gefässe der Medulla oblongata suchte. Eine solche Einwirkung auf das Gefässsystem ist aber durch die physiologischen Versuche nicht mit Sicherheit nachgewiesen (Albertoni), wenn sie auch von Einzelnen (Semmola, Lewitzky) behauptet wurde.

Von besonderem Interesse erschienen die Versuche Albertoni's. Danach leisten die elektrischen Reize, welche sich bei Hunden im normalen Zustande zur Auslösung von Bewegungen und epileptischen Krämpfen wirksam erweisen, nach Bromkaliumgebrauch nichts mehr oder bringen nur geringe Wirkung hervor. Das Bromkalium erzeugt für die Ausbreitung der Entladung vom gereizten Punkte auf das übrige Gehirn starke Widerstände.

Dieselben Resultate erreichte Testa bei seinen Versuchen über die Wirkung des Zincum bromatum, das er für die Behandlung der Epilepsie besonders deswegen empfiehlt, weil es den Organismus nicht schwächt.

Rosenbach führte die Untersuchungen Albertoni's weiter, indem er nachsah, welche Hirntheile von der Herabsetzung der Erregbarkeit des Gehirns betroffen werden, und kam dabei zu dem Schluss, dass durch das Bromkalium bei Hunden die Erregbarkeit der Grosshirnrinde für elektrische Reize abnimmt oder ganz verschwindet, während die Erregbarkeit der unterliegenden weissen Substanz beinahe unverändert bleibt.

Es ist nicht meine Absicht, auf all die andern medicamentösen Mittel hier einzugehen, die gegen Epilepsie empfohlen und gelegentlich angewendet worden sind; es würde dann wohl kaum ein Mittel der Pharmacopoe unerwähnt bleiben dürfen; nur über das besonders warm empfohlene Curare, wie über das Atropin möchte ich noch ein paar Worte sagen. Was das erstere betrifft (Benedikt, Kunze, Erlenmeyer), so sind meine Erfolge bei der Anwendung gegen Epilepsie durchaus negativ; dagegen hatte das Atropin in Dosen bis 0,001, selbst 0,0015, 2 bis 3mal täglich in einzelnen Fällen einen unzweifelhaft günstigen Erfolg, wie ihn früher Andere (Michéa, Skoda), neuerdings auch noch Weiss beobachtet haben. Man sieht hier übrigens, wie oft, dass die Erfahrungen von Experimenten an Thieren sich nicht direct auf den Menschen übertragen lassen. Albertoni wie Unverricht hatten bei ihren Versuchen gefunden, dass das Atropin die Erregbarkeit der Hirnrinde steigert und die Krämpfe bei geringer Reizung derselben zu Tage treten lässt. Für den Menschen ist dies wenigstens in einer Anzahl von Fällen sicher nicht richtig. Neuerdings habe ich das Hyoscyamin in einzelnen Fällen von Epilepsie, in denen die Brompräparate im Stiche gelassen, angewendet, und zwar mehrmals mit günstigem Erfolg, so dass derselbe zu weiteren Versuchen auffordert. Ich gebe dasselbe per injectionem 0,004 steigend bis 0,007 4 mal wöchentlich.

Das Acidum hydrobromicum (4—5 g pro die), das Natriumnitrit, wie das Nitroglycerin und das Acidum sclerotinicum, verdienen kein Vertrauen.

Dass in unserer operationslustigen Zeit auch operatives Eingreifen bei der Epilepsie zahlreich stattgefunden und empfohlen wurde, nimmt nicht Wunder. Ein sorgfältiges Studium der Geschichte der Therapie der Epilepsie würde hier am Platze sein, um zu zeigen, dass alle möglichen Operationen schon versucht und schliesslich als erfolglos wieder verlassen worden sind. Ich möchte in dieser Beziehung nur die Trepanation ausnehmen, wenn die Indication für dieselbe in einem vorangegangenen Schädeltrauma gegeben ist. Im Uebrigen darf man sich auch selbst in solchen Fällen nicht allzu grossen Illusionen in Bezug auf den Erfolg hingeben, da eine Reihe von Beispielen dieser Art zeigt, dass die günstige Wirkung nur eine temporäre war, und dass nach einiger Zeit, zuweilen allerdings erst nach Jahr und Tag, die Anfälle wiederkehrten. Auch die Carotiscompression (Corning), wie die successive Ligatur der Vertebralarterien scheint in einzelnen Fällen einen vorübergehenden Erfolg zu Wege gebracht zu haben. Die Haarseiltherapie, wie sie neuerdings besonders von England aus (Broadbent) wieder dringend empfohlen wird, hat nach meinen Erfahrungen keinen wesentlichen Einfluss auf den Verlauf der Krankheit. Dagegen ist für die Therapie eine sorgfältige Beachtung der Aura nicht ohne Bedeutung. Die Fälle, in denen es gelingt, durch Festhalten, durch Ligatur des zuerst betroffenen Gliedes, den Anfall in seinem Verlauf zu unterdrücken oder abzukürzen, wurden auch von mir wiederholt beobachtet. Endlich ist auch immer daran zu denken, dass der Ausgangspunkt für den Reiz, der im Centralorgan den Anfall auslöst, an der Peripherie liegen kann, wie oben bei der Besprechung der epileptogenen Zone auseinander gesetzt worden ist. Eine sorgfältige Untersuchung der Epileptiker nach dieser Richtung hin ist um so mehr erforderlich, als in der That hier die Therapie, speciell ein operatives Eingreifen, glänzende Erfolge aufzuweisen hat. Dahin gehört die Excision von Narben der Haut, Exarticulation einer Phalanx (Koeppe), Abtragung der Vaginalportion (Nussbaum), Circumcision des Praeputium (Eccheverria) u. s. w.

Von der elektrischen, wie von der hydrotherapeutischen Behandlung der Epilepsie habe ich Erfolge nicht gesehen.

Eine besondere Beachtung verdient endlich die Diät. Spirituosen in jeder Form, der Genuss von anderen erregenden Getränken, wie des Kaffee, stärkeres Rauchen, sind absolut zu verbieten; das beste Nahrungsmittel bleibt für die Epileptiker Milch, und da, wo es gelang, die Diät fast ausschliesslich auf diese zu beschränken, habe ich mit der Anwendung der Brompräparate die günstigsten Erfolge erreicht.

VII.

Ueber den heutigen Stand der Syphilis-Behandlung.

Von

Dr. Th. Görges.

(Vortrag, gehalten in dem Verein für Heilkunde am 29. April 1884.)

Es ist keine kleine Aufgabe, wenn ich es versuche, Ihnen über den heutigen Stand der Syphilis-Therapie eine kurze und übersichtliche Darlegung zu geben. Denn trotz der allgemein anerkannten Bedeutung dieser internationalen Krankheit, und trotz der zahlreichen und sorgfältigen Arbeiten gerade auf diesem Gebiete ist eine Einigung in der Behandlung noch immer nicht erzielt, und nicht nur jedes Volk, sondern auch jeder Specialist folgt seiner eigenen Methode und hält mit zäher Hartnäckigkeit an seiner Behandlung als der besten, fest.

Bei der fast in's Unermessliche angewachsenen Literatur habe ich mich daher darauf beschränkt, nur die Ansichten der hervorragendsten Syphilidologen hervorzuheben, und nur die neuesten Behandlungsmethoden einander gegenüberzustellen, so dass ich um Ihre gütige Nachsicht bitte, wenn ich nicht völlig erschöpfend auf alles eingehe. Ehe ich jedoch zu den jetzt üblichen Methoden der Syphilis-Behandlung übergehe, wird es zunächst nöthig sein, über das Wesen und die Ursachen der Syphilis einiges voranzuschicken. Denn wenn man auch in praxi sehr wohl rein nach den jeweiligen Erscheinungen, welche eine Krankheit darbietet, symptomatisch verfahren kann, so verlangt doch die Aufstellung einer bestimmten, specifischen Behandlungsmethode, welche auf Wissenschaftlichkeit Anspruch erheben will, dass man nicht nur in pathologisch-anatomischer Beziehung genau orientirt ist, nicht nur die durch die Krankheit hervorgerufenen Veränderungen genau kennt, sondern dass man auch die sie bedingenden Ursachen weiss, respective sich über dieselben eine klare Meinung, sei es auf dem Wege der Erfahrung, sei es auf dem des Experiments, gebildet hat, auf deren Boden man zur Behandlung übergehen kann. Auch ist es von Wichtigkeit, sich darüber klar zu sein, ob wir in der Krankheit eine Gefahr für die Umgebung erkennen, ob wir sie für infectiös oder contagiös halten dürfen und müssen; und endlich muss bei der Behandlung darauf Rücksicht genommen werden, ob wir nur die Symptome bekämpfen, oder ob wir die Krankheit selbst angreifen event. zerstören können.

Leider tritt uns bei der Beantwortung dieser Fragen sofort ein Heer von verschiedenen Ansichten und Meinungen gegenüber. Jedoch können wir eins sofort als fest annehmen: Die Syphilis ist eine chronische Krankheit mit acutem Beginn, aber schleichendem Verlauf. Nur in den seltensten Fällen erschöpft sie sich, nachdem sie in kurzer Aufeinanderfolge Primäraffect und secundäre Erscheinungen gesetzt hat, um dann für immer zu erlöschen. Meist zieht sie sich mit kürzeren oder längeren Pausen über Jahre dahin, um entweder schwächer und schwächer werdend allmählich abzusterben, oder mit immer neuen, immer schwereren Attaquen die Gesundheit des Befallenen zu untergraben und über kurz oder lang zum Tode zu führen.

Es ist daher begreiflicher Weise die Meinung eine weit verbreitete, dass wir es mit einer Dyskrasie zu thun haben, ähnlich der Skrofulose, welche wie diese erblich ist und bei den Nachkommen wieder dieselbe Krankheit herbeiführt. Als richtig ist aber diese Ansicht nicht anzusehen, sondern die Syphilis ist im Gegentheil eine reine Infectionskrankheit und mit allen Merkmalen einer solchen ausgerüstet. — Hierfür sprechen verschiedene Gründe: In erster Linie die Uebertragbarkeit und die Ueberimpfbarkeit, welche mit den minimalsten Mengen des Krankheitsträgers zu bewerkstelligen ist. Ferner die ganz bestimmte Incubationszeit, welche nach erfolgter Impfung oder Infection verfliesst. Auch die immer in typischer Reihenfolge mit acutestem Beginn auftretenden Erscheinungen sprechen für die infectiöse Natur der Syphilis. Bei keiner dyskrasischen Krankheit finden wir im Verlaufe von wenigen Stunden so plötzlich, so unvermittelt eine neue Erscheinung, ein neues Symptom wie gerade bei der Lues. Endlich ähnelt die oft so charakteristische Lymphangitis, welche sich an ein Primärgeschwür anschliesst, mit der nachfolgenden Drüsenschwellung nur zu sehr den allbekannten Vorgängen bei anderen Infectionen, bei Vergiftungen durch Leichengift, phlegmonösen Entzündungen etc.

Andere Gründe, welche lange Zeit gegen eine infectiöse Natur der Syphilis herangezogen wurden, sind bei näherer Untersuchung auch nur eine Stütze für dieselbe. Hierher gehört die Heredität der Syphilis. Die letztere ist wohl einfach als eine Impfung aufzufassen, indem sich das Gift entweder durch das Ei, oder durch ein inficirendes Spermatozoon oder durch die Placenta überträgt. Was die erblichen Krankheiten auszeichnet, ist ja die Variabilität der Krankheit, während bei den durch Impfung oder Infection bewirkten die Identität der hervorgerufenen Krankheit mit der hervorrufenden in's Auge fällt. Und während bei erblichen Krankheiten sich die Dyskrasien in der Familie fortpflanzen, wird die Syphilis immer nur auf die erste Generation übertragen.

Die Constitutionsanomalien bei Kindern syphilitischer Eltern erklären sich endlich leicht dadurch, dass die Syphilis bei den Eltern eine allgemeine Schwäche hervorruft, welche ihrerseits bei den Kindern dann Prädispositionen erzeugt.

Auch den chronischen Verlauf der Syphilis hat man gegen die infectiöse Natur angeführt. Aber weder die Chronicität der Symptome, noch die krankhaften Gewebswucherungen, noch die allmählich entstehende Schwellung der Drüsen kann man als Beweis für die Dyskrasie gelten lassen. Aehnliches sehen wir ja auch bei anderen Infectionskrankheiten, wie z. B. bei der Tuberculose. Und doch zweifelt hier wohl Niemand mehr, sie zu den Infectionskrankheiten zu rechnen.

Fassen wir die Urtheile der neueren und namhaftesten Forscher auf diesem Gebiete zusammen, so handelt es sich bei der Syphilis um die Ueberimpfung eines fixen Contagiums. Wie sich das in den Organismus eingedrungene Gift verhält, wie es seine Wirkung entfaltet, und wo es seinen Sitz hat, das alles liegt noch heute trotz genauer und zahlreicher Untersuchungen und trotz aller Experimente so sehr im Dunkeln, dass alle Ansichten schliesslich mehr oder weniger nur auf allerdings wahrscheinliche Hypothesen hinauslaufen.

Immerhin lassen sich die Erscheinungen der Syphilis am natürlichsten und ungezwungensten erklären, wenn man mit Bäumler, Zeissl, Fournier etc. annimmt, dass auch bei der Syphilis niedrigste Organismen, wie bei der Tuberculose, die Träger des Giftes sind, und durch ihre Ausbreitung und Vermehrung die specifischen Wirkungen hervorbringen. Wenn Wilhelm Müller in seinem kürzlich erschienenen Buche daran festhält: „Dass der Träger des syphil. Virus ein organisches Element, eine Zelle sei, welche sich weiterpflanzt und den Körper ebenso durchwandert wie die Trichina spiralis oder der Blasenwurm“, so ist das zwar eine eigenartige, völlig isolirt stehende Hypothese, aber zugleich eine solche, welche viel weniger zur Klärung der Verhältnisse beiträgt, als die obige. Im Gegentheil, wir mögen aus den uns bekannten Krankheiten auswählen zum Vergleiche, welche wir wollen, immer muss die Aehnlichkeit der Syphilis mit anderen Infectionskrankheiten, mit Pocken, Milzbrand etc. auffallen nnd auf die gleiche Entstehungsursache hinweisen.

Obgleich nun oft genug von dem Auffinden der Syphilis-Bakterien berichtet wird, ist es bis zur Stunde noch nicht gelungen, ihren stricten Nachweis zu führen. Auch die Lostorfer'schen Körperchen haben sich als etwas anderes herausgestellt.

Gehen wir nun von der Hypothese aus, dass die Syphilis durch Bakterien unterhalten, durch diese übertragen wird, und dass diese nur infectiös, nicht contagiös wirken, mit anderen Worten, dass das syphilitische Gift als ein fixes an niederen Organismen haftet und nur durch directe Uebertragung in Action treten kann, so müssen wir uns fragen, ob es möglich ist, die Entwicklung des Giftes zu hindern, oder wenn es bereits zur Wirkung gelangt, durch eine eingreifende Behandlung der Krankheit dies Gift unwirksam zu machen und das befallene Individuum zu seinem status quo ante zurückzuführen.

Von Vorne herein sollte man annehmen, dass, wie der Vergleich mit anderen Infectionskrankheiten zeigt, dieses möglich ist. Sowohl bei der Malaria, wie beim Gelenkrheumatismus besitzen wir im Chinin und in der Salicylsäure Medicamente, welche, wie wir annehmen müssen, die Wirksamkeit des aufgenommenen Infectionsstoffes aufheben. Wie sie dies thun, ob durch directe Zerstörung des Giftes in der Blutbahn, ob durch eine durch die Mittel bedingte, grössere Widerstandsfähigkeit der einzelnen Organe, ist eine zweite Frage. Freilich stehen auf der anderen Seite zahlreiche Infectionskrankheiten, deren Verlauf, wie bei der Pneumonie, beim Scharlach wir wohl beeinflussen können in dem Grad der Erscheinungen, die wir aber weder zu coupiren, noch deren Dauer wir irgendwie abzuändern im Stande sind.

Wie steht es damit bei der Syphilis?

Zunächst müssen wir constatiren, dass auch hier Fälle vorkommen, in denen sie ohne jede Anwendung von Mitteln zur Heilung kommt. Sowohl Bäumler, wie Sigmund, Zeissl und Fournier geben dies einstimmig an, wenn es auch vor allen Autoren als die Ausnahme betrachtet wird.

Was die weitere Frage betrifft, ob wir im Stande sind den Ausbruch der Syphilis zu verhindern, sie zu coupiren, so werde ich später bei der Besprechung der einzelnen Behandlungs-Methoden darauf zurückkommen. Für jetzt möchte ich noch die Frage überhaupt bejahen, ob es möglich ist, mittelst irgend einer Behandlung die Syphilis völlig zu heilen.

Beispiele hierfür können wir in jedem einschlägigen Werke finden, es herrscht wohl darüber kein Zweifel. Ganz anders stellt sich aber die Frage, wenn wir entscheiden sollen, ob in einem gegebenen Falle mittelst irgend einer Behandlung die Syphilis in gegebener Zeit radical heilbar ist. Hier können wir — und wenn wir aufrichtig sind, müssen wir es sogar sagen — dass wir in keinem Falle dem Betroffenen die positive Gewissheit geben können, er sei nach so und so viel Jahren, oder nach so und so langer Behandlung nun sicher und unzweifelhaft geheilt. Ein Blick in die bezügliche Literatur belehrt uns über die Richtigkeit dieser Thatsache. Wie oft werden Fälle erzählt, wo ein anscheinend Geheilter nach langen, oft nach 20 und mehr Jahren plötzlich sich mit einem Gumma cerebri oder mit einer schweren Erkrankung des Centralnervensystems auf syph. Basis vorstellt, der längst von seiner Krankheit geheilt schien. Es ist daher nöthig, immer und immer wieder darauf hinzuweisen, dass wir wohl Mittel besitzen, die Erscheinungen der Syphilis in den bei weitem meisten Fällen zum Schwinden zu bringen, dass wir wohl durch eine länger fortgesetzte Behandlung mit Wahrscheinlichkeit hoffen lassen dürfen, dass die Syphilis erloschen sei, dass wir aber weder von Anfang an aus den heftigeren oder milderen Erscheinungen irgend einen Schluss auf den weiteren Verlauf ziehen dürfen, noch nach längerer Behandlung und bei Abwesenheit aller und jeglicher Symptome nun mit Sicherheit behaupten können, der Betreffende sei gänzlich geheilt.

Wenn wir offen sein wollen, dürfen wir streng genommen erst nach dem Tode des Betreffenden dies behaupten. Denn selbst die sonst als sicher für die Heilung angesehene Thatsache, dass ein früherer Syphilitiker gesunde Kinder erzeugt, lässt unter Umständen im Stich. Es giebt zu den Lebzeiten des Betreffenden eigentlich nur ein sicheres Zeichen, dass die Syphilis völlig erloschen ist: das ist die Reinfection. Und da diese doch nicht mit Absicht herbeizuführen ist, so müssen wir eben eine absolute Sicherheit in der Beantwortung der Frage stets ausschliessen.

Da aber beglaubigte Fälle von Reinfection vorhanden und ausserdem Fälle genügend bekannt sind, wo früher Angesteckte während des ganzen Lebens bis in's hohe Alter gesund geblieben, gesunde Kinder gezeugt, und seit dem ersten einmaligen Auftreten der Syphilis nie wieder Erscheinungen gehabt haben, so dürfen wir auch diese Fälle mit heranziehen. Wir dürfen demnach die Frage, ob wir Mittel besitzen, die Syphilis zu beeinflussen, resp. zu zerstören, ebenso wie die Frage nach der Heilbarkeit der Syphilis bejahen und können uns nun, nachdem wir einen bestimmten Träger der Syphilis angenommen haben, zu der weiteren Frage wenden, welche Behandlungsmethoden die heutige Syphilis-Wissenschaft anwendet.

Wir können ganz im Allgemeinen die Behandlungsmethoden der Syphilis mit Zeissl eintheilen in die exspectative und in die medicamentöse. Als 3. müssen wir die neuerdings wieder in Aufnahme gekommene s. g. Abortiv-Methode mit in den Kreis unserer Betrachtungen ziehen. Wir wollen zunächst auf diese 3. näher eingehen. Sowohl Ricord wie Sigmund hatten behauptet, dass es möglich sei, der constitutionellen Syphilis vorzubeugen, wenn man innerhalb 5 Tagen nach der Entstehung das primäre Ulcus tief und nachdrücklich ätze; beide kamen aber später zu dem entgegengesetzten Resultat. Fast alle namhaften Forscher gelangten zu demselben Ergebniss, dass diese Methode den Ausbruch der constitutionellen Syphilis nicht verhindere und daher nutzlos sei. Erst in den letzten Jahren ist die Frage der Abortiv - Behandlung durch Excision der Induration besonders von Ausspitz und Unna wieder aufgenommen und wenigstens theilweise von günstigem Erfolge gekrönt worden. Ich selbst habe mehrere Fälle, die alle innerhalb der ersten 3 Tage nach Entstehung des Primäraffectes mittelst Excision behandelt wurden, in der hiesigen Lassar'schen Poliklinik beobachtet und auch selbst 2 solche Fälle operirt, bei denen das Resultat allen Erwartungen entsprach. Obgleich in allen Fällen die syphilitische Natur der Induration zweifellos war, trat dennoch nach der möglichst ausgiebigen Excision kein weiteres Symptom der constitutionellen Syphilis ein. Traten sie aber dennoch ein, so waren die Erscheinungen auffallend leicht und milde. Freilich äussern namhafte Autoren ihre Zweifel; Zeissl, welcher selbst vielfach Versuche in dieser Richtung angestellt hat, verwirft diese Abortiv-Methode vollständig und ebenso gehen z. B. Drysdale u. a. völlig mit Stillschweigen über diese Methode hinweg, oder stimmen dem abfälligen Urtheile Zeissl's bei.

Trotzdem sollte die Methode näher geprüft werden, da sie in keinem Falle schadet und nach Ausspitz auch mindestens eine Milderung der Symptome herbeiführt, wenn sie den Ausbruch der eigentlichen Syphilis nicht verhindert. Die Excision kann natürlich nur bei einer beschränkten Zahl von Fällen ausgeführt werden, nämlich, wenn die Lage der Induration günstig ist. In den meisten Fällen genügt eine locale Anästhesirung durch Aetherspray, obgleich man sicherer und besser operirt in Chloroform-Narcose. Die Operation muss unter allen antiseptischen Cautelen ausgeführt werden. Nach der Entfernung der Induration legt man eine fortlaufende Naht an, am besten mit Catgut, bedeckt die Wunde mit Jodoform und legt darüber einen gelinden Compressionsverband an. Nach 6—8 Tagen, wobei je nachdem inzwischen der Verband gewechselt ist, hat man unter günstigen Umständen eine Heilung per prim. vor sich.

Freilich tritt auch hier der Fall ein, dass die Wunde von Neuem indurirt. Aber selbst wenn unter 10 oder 20 Fällen auch nur einer gelingt, würde ich doch stets die Excision versuchen. Ich will bemerken, dass diese Methode, wie ich fest glaube, ebenso angebracht ist, wenn es sich um ein Ulcus molle handelt, dass also der Einwurf, ich befreie dann mitunter bei Schwierigkeiten in der Diagnose den Kranken von einem molle, kein stichhaltiger ist. Auch hier erlöse ich den Pat. in 8 Tagen von einer schmerzhaften und unangenehmen Affection, die sonst mindestens 14 Tage, oft 6 Wochen zur Heilung bedarf.

Sind bereits mehrere Tage verstrichen, sind beide Leistendrüsen schon geschwollen, oder ist das Geschwür so umfangreich, dass es nicht rein zu exstirpiren ist, so muss man davon absehen. Immerhin habe ich mich überzeugt, dass die Methode entschieden zu empfehlen ist.

Gehen wir nunmehr zu der exspectativen Behandlung über, so hat diese Behandlung in neuerer Zeit sehr eifrige und warme Fürsprecher gefunden. Nachdem Bärensprung in Berlin und Diday in Lyon die nicht mercurielle Behandlung der Syphilis empfohlen hatten, ist es jetzt vor allem Zeissl in Wien, welcher der exspectativen Methode den ersten Rang einräumt. „Die exspectative Behandlung, sagt er in seinem Lehrbuche, nimmt eine lange Zeit in Anspruch, um die Symptome der Syphilis zum Schwinden zu bringen, heilt aber in der Mehrzahl der Fälle die Syphilis definitiv. Nach der exspectativen Behandlung recidivirt die Syphilis sehr selten und namentlich seltener als bei einer frühzeitigen Mercurialkur."

Zugegeben, dass die meisten Fälle ohne jede Behandlung heilen, so muss doch jeder Practiker ohne Weiteres eingestehen, dass diese Art der Behandlung in der Praxis fast immer undurchführbar ist. Denn Zeissl sagt selbst: „Im Falle sich der Arzt zur exspectativen Behandlung entschliesst, darf er nicht hoffen, schon in wenigen Tagen oder Wochen die initialen und consecutiven Erscheinungen der Syphilis verschwinden zu sehen. Im Gegentheile, er muss sich mit einiger Geduld ausrüsten, denn in den allergünstigsten Fällen verstreichen wenigstens 2—6 Monate und darüber, ehe die Initialsclerose und die Folgeerscheinungen an der allgemeinen Bedeckung und der Schleimhaut schwinden."

Was hilft es, wenn diese Heilung dann fast immer nahezu eine definitive ist? Wohl in den seltensten Fällen wird es dem practischen Arzte erlaubt, ja nur möglich sein eine derartige Behandlung seinem Patienten auch nur vorzuschlagen; und wenn ein Pat. darauf eingeht, so wird er es nur können, wenn er frei und unabhängig dasteht. Unter 100 Pat. sind sicher 99, welche wenigstens baldmöglichst von den äusseren sichtbaren Erscheinungen der Syphilis befreit sein wollen, und die einfach zu einem Anderen gehen würden, wenn man sie so behandeln wollte. Und Zeissl selbst giebt an, dass er in seinem Hospital meist gezwungen sei, diese Behandlung zu verlassen, weil er den Pat. nicht habe zumuthen können, diese Opfer an Zeit und Geld zu bringen. Gerade diese Gründe sind es, welche auch andere Kliniker bestimmt haben, sofort mit der medicamentösen Behandlung vorzugehen und die hygienische Behandlung zu verlassen.

Wenden wir uns nunmehr zu der medicamentösen Behandlung, so haben wir hier eine Reihe von Mitteln, welche noch heute in Gebrauch sind und angewandt werden.

Obenan steht unter ihnen das Quecksilber, und da dieses bei Weitem das Wichtigste ist, wollen wir zuerst seine Anwendung besprechen.

Zwei Arten in der Anwendung des Merkur dürfen wir unterscheiden: die Einverleibung in den Organismus durch die äusseren Bedeckungen und die innerliche Anwendung. Beide sind gleich verbreitet, beide zählen zahlreiche Anhänger, wenn man auch sagen darf, dass in Deutschland die erstere Anwendungsweise die gebräuchlichere ist. Dafür wird im Auslande die letztere Darreichung mehr geübt und seitdem Ricord das Protojoduretum so warm empfohlen hatte, wird das letztere ganz besonders in Frankreich angewandt. Ausser dem Protoioduretum wird auch das Deuteroioduretum gegeben, welches aber viel leichter Darmerscheinungen hervorruft und daher von Vielen ganz verworfen wird. — Das Hauptmittel für die innerliche Behandlung bildet das Sublimat, welches bald in Pillen, bald in Lösung verschrieben wird und fast allgemein als das werthvollste Mittel anerkannt ist. Jedoch muss man die Fälle für seine Anwendung genau aussuchen, da es eigentlich nur Erwachsenen gegeben werden sollte, die eine gesunde ungestörte Verdauung besitzen.

Von den gebräuchlichen ist noch das Calomel zu erwähnen, welches seine Hauptverwendung in der Kinderpraxis findet. Neuerdings ist endlich das Hg tannicum oxydulatum durch Lustgarten in Wien sehr warm empfohlen worden. Der Verf. giebt es in Dosen von 0,1 mit 4 Thl. Sach. lactis $^1/_2$—1 Stunde nach der Mahlzeit in Oblaten, um eine Reizung der Mundschleimhaut zu vermeiden. Später setzte er bei schwächlichen und zu Diarrhöe geneigten Personen noch Gerbsäure 0,05 hinzu. Unangenehme Nebenerscheinungen beobachtete L. nie, obwohl meist 0,3 — 0,4 täglich wochenlang fortgegeben wurden. Die Wirkung war eine prompte, so dass es vom Verf. den besten Hg-Präparaten zur Seite gestellt wird. Jedenfalls habe ich auch von anderer Seite bereits günstige Erfolge berichten hören, so dass diese zu weiteren Versuchen auffordern.

Es giebt allerdings noch eine ganze Reihe von Hg-Präparaten, welche zur Bekämpfung der Syphilis versucht sind; aber den eben genannten gegenüber haben sie alle mehr oder weniger nur untergeordnete Bedeutung, und ich darf daher wohl sogleich zu der anderen, der äusseren Einverleibung des Hg in den Körper übergehen.

Diese kann erfolgen durch Räucherungen, durch Bäder, durch Einreibungen und durch die subcutane Injection.

Die erstere Methode, die Räucherung, ist wohl so ziemlich der Vergessenheit anheimgefallen. Sagt doch auch Zeissl, dass er diese Art der Behandlung nur des klinischen Unterrichts halber versucht, sie aber bald wieder aufgegeben habe. In der That haben sie wohl kaum einen anderen Werth, als den des Studiums, da sie einmal ihrer Umständlichkeit halber für den practischen Arzt völlig unzweckmässig sind, und ihre Erfolge ausserdem viel zu unsicher erscheinen, als dass man versucht wäre, diese Methode noch zu empfehlen. Sowohl Dr. Kraus, wie Zeissl, wie Ricord sprechen sich übereinstimmend ungünstig aus. Dasselbe gilt mutatis mutandis von der Einlegung merkurhaltiger Suppositorien in den Darm.

Anders steht es mit den Bädern, zu denen ausschliesslich das Sublimat verwandt wird.

Jedoch haben auch die Sublimatbäder ihre bestimmten Indicationen: sie werden vor allem in der Kinderpraxis angewandt und hier mit dem besten Erfolge. Die Dosis Sublimat, welche dem Badewasser zugesetzt wird, schwankt nach der Menge des Wassers und nach dem Alter des Kindes von 0,1—0,5 und 2,0. Je nachdem wird das Bad 10 Minuten bis $^1/_2$ Stunde ausgedehnt und entweder täglich oder alle 2—3 Tage gegeben. Bei kleinen Kindern unter einem Jahre genügen nach meiner Erfahrung Bäder von höchstens 15 Minuten Dauer mit 0,1—0,5 Sublimat, die allerdings dann täglich oder jeden 3. Tag gegeben werden müssen.

Für Erwachsene sollten die Bäder nur in den seltensten Fällen zur Anwendung kommen. Denn einmal erscheint, wie Zeissl sagt, die Haut Erwachsener in ihrer Resorptionsfähigkeit bei den einzelnen Individuen sehr verschieden zu sein, dann aber kommt hinzu, wie Müller sehr treffend bemerkt, dass in der Privatpraxis wenige Pat. Gelegenheit haben werden, sich so häufige Bäder in bequemer Weise zu verschaffen, und dass es nicht ganz gleichgültig ist, den Laien ein solches Gift in solcher Menge in die Hand zu geben. Denn für ein einzelnes Bad sind bei Erwachsenen doch immerhin 8,0—15,0 Sublimat und mehr nothwendig, und sobald man Sublimat in solchen Mengen anwendet, tritt seine adstringirende Wirkung auf die Haut derart in den Vordergrund, dass eine Resorption nur sehr unvollkommen oder gar nicht erfolgt.

Es ist daher begreiflich, dass man trotz aller Angriffe, trotz der heftigsten Opposition immer und immer wieder auf das alte, bewährte Verfahren zurückgriff, auf die Schmierkur. Freilich hatte man es auch gelernt, das richtige Maass inne zu halten, sich zu beschränken, indem man einsah, dass es nicht darauf ankam, den Organismus möglichst mit Hg zu überladen, sondern ihm nur gerade so viel einzuverleiben, als er ertragen konnte ohne Vergiftungssymptome zu zeigen, und als nöthig war, die Erscheinungen zu beseitigen.

Die Art und Weise wie die Schmierkur geübt wird, ist im Grossen und Ganzen dieselbe. Zeissl lässt vor dem Beginn ein Bad nehmen und dann jeden Abend 2,0 Ung. Hydrarg. cin. an einer Körperstelle einreiben, deren er 6 verschiedene annimmt. Ist die Reihe durchgegangen, so beginnt er am 7. Tage wieder von vorne. Die Salbe wird wie beim Pomadisiren in die Hohlhand genommen und dann langsam und stetig so lange eingerieben, bis der grösste Theil der unter der Hand befindlichen Salbe verschwunden und in die Haut eingedrungen ist. Am Besten lässt man die Einreibung durch einen geübten Wärter vornehmen, der zur Vermeidung der Merkurvergiftung einen weichen, geölten Handschuh anzieht oder die Hand vorher mit Seife bestreicht. Im Nothfalle besorgt der Pat. es selbst; auch hier sind gut anliegende Handschuhe anzuziehen, falls die Hände sehr rauh und hart sind.

Am zweckmässigsten ist es, wenn zur Beförderung der Resorption und im Interesse der Reinlichkeit die betreffende Einreibungsstelle hinterher mit einer Flanellbinde umwickelt wird. Jede Einreibung dauert beiläufig 15—20 Minuten. Es ist ohne Belang, die einzelnen Abweichungen in der Methodik näher zu beleuchten. Jedoch dürfte es auch hier zu empfehlen sein, wenn nicht nur jeden 7. Tag ein Reinigungsbad genommen würde, sondern täglich ein Bad vorher möglich wäre, worauf Pat. sich nach einstündiger zum Trocknen der Haut und zur Erwärmung nöthigen Bettruhe der neuen Einreibung zu unterziehen hätte.

Wie viele Einreibungen nöthig sind, hängt von jedem einzelnen Falle ab. Während Zeissl 12—16 als Minimum hinstellt, selten aber seinen Kranken mehr als 30 Einreibungen zuzumuthen pflegt, geben andere wie Müller 25 als die Mindestzahl, 35 als Mittelzahl und 45—50 als Maximalzahl an. In der hiesigen Charité werden ebenfalls 30—35 Einreibungen gemacht.

Von grosser Wichtigkeit ist bei jeder Hg-Behandlung, vor allem aber bei der Inunctionskur eine strenge Regulirung der Lebensweise neben passender Diät und Reinlichkeit. Dass die Pflege des Mundes und der Zähne eine hervorragende Rolle spiele, darin sind alle einig. Es ist nicht nur nothwendig, für eine Reinigung der Zähne mittelst Bürste und Zahnpulver nach jedesmaliger Mahlzeit zu sorgen, nicht nur nöthig, eine wiederholte Reinigung des Mundes mit irgend einem adstringirenden oder desinficirenden Mundwasser vornehmen zu lassen, sondern, wenn irgend angängig, sollte auch jedesmal vor der Cur eine sorgfältige Ausbesserung der Zähne vorgenommen werden.

Ueber die Lebensweise, die Diät schwanken die Ansichten. Dass erstere möglichst geregelt werden muss, dass bestimmte Stunden für die Mahlzeiten inne gehalten werden, bestimmte Zeit für den Schlaf erforderlich ist, darüber herrscht wohl ziemliche Uebereinstimmung. Nicht so über die Diät und die Bewegung in freier Luft. Bäumler, Zeissl u. A. gestatten dem Kranken bei der inneren Hg-Behandlung, wie bei der Frictionskur, Nahrung in mässiger Quantität, jedoch in guter Qualität. Sie untersagen alle blähenden Gemüse, vor allem Obst und vegetabilische Säuren enthaltende Speisen, ebenso sodahaltige Getränke. Auch verbieten sie jeglichen Genuss des Rauchens. Bewegungen in freier Luft sind nur für einige Stunden bei günstigem Wetter in der wärmeren Jahreszeit gestattet, jedoch muss für gute und frische Luft in den Krankenzimmern möglichst gesorgt werden. Immerhin hat man den Pat. gegen die früheren Entziehungskuren erhebliche Concessionen gemacht, und im Allgemeinen darf man wohl sagen, dass in der Praxis die Einschränkungen für den Pat. noch bei Weitem geringer sind. Auch kann man Dr. Müller nur voll und ganz beistimmen, wenn er sagt: „Es muss sohin bei jeder Behandlungsweise der Grundsatz gelten: der Kranke bleibe möglichst bei seinem gewohnten Verhalten; er werde so gut genährt, als es ihm seine persönlichen Verhältnisse gestatten; es werde ihm alles gegeben, was zur Erhaltung und Förderung seiner normalen Functionen dienlich ist; es werde ihm nichts entzogen, was nicht im Interesse des Heilverfahrens factisch geboten wäre. Man muss also den Kranken die entsprechende Quantität von Nahrungsmitteln und Genussmitteln gewähren, man muss ihnen auch den Tabakconsum erlauben und man darf ihnen ebensowenig bezüglich der Bewegung in freier Luft, der Beschäftigung und Zerstreuung eine unnöthige Einschränkung auflegen.“

Im Vorstehenden ist mit kurzen Worten der Standpunkt bezeichnet, welchen heute die meisten Aerzte in der Privatpraxis inne halten, und die Erfahrung zeigt, dass sowohl Arzt wie Publikum hierbei gut fahren. Dem Letzteren wird die sonst so schwere, an Entbehrungen, an Opfern, an materieller Schädigung so reiche Zeit der Behandlung minder qualvoll und freundlicher gestaltet; dem Arzte gewinnt diese humane und rationelle Behandlung das Vertrauen der Pat. und befähigt ihn mit weit grösserer Aussicht auf Erfolg den Kampf gegen die moderne Völkerpest aufzunehmen.

Es ist ja etwas anderes, ob man in einer grossen Klinik mit allen möglichen Factoren rechnen muss, oder ob man als practischer Arzt nur das Wohl des einzelnen Pat. im Auge hat. Und von diesem doppelten Gesichtspunkte aus betrachtet hat schliesslich auch der erstere Recht, wenn er gezwungen durch die Verhältnisse mehr schablonenmässig vorgeht und summarische Beschränkungen trifft, welche vielleicht nur für einzelne passend alle in gleicher Weise treffen.

Es versteht sich von selbst, dass damit nicht der Willkür Thür und Thor geöffnet sein soll; jeder Excess ist natürlich ebenso zu meiden, wie Unvorsichtigkeiten in der Ernährung, in der Kleidung etc. Unter Umständen wird es gewiss auch nöthig sein zeitweise den Tabaksgenuss ganz einzustellen, oder den Alkohol zu verbieten. Die Ausübung des Coitus ist natürlich immer ganz zu verbieten.

Jedenfalls ist diese möglichst geringe Aenderung der einmal gewohnten Lebensweise ganz besonders möglich bei der 3. Methode der äusseren Anwendung des Hg, bei der subcutanen Injection.

Obgleich dieselbe von allen Seiten hart angegriffen wurde und zum Theil noch ist, hat sie sich doch bereits unzählige Anhänger erworben, nicht allein weil sie eine genaue Dosirung des dem Körper einverleibten Hg gestattet, sondern auch weil sie von allen Methoden die reinlichste und bequemste ist und doch dabei völlig ihren Zweck erreicht. Hauptsächlich hat sie sich in Berlin eingebürgert, dem Ort, in welchem sie zuerst in grossem Maassstabe von Lewin angewandt und ausgebildet wurde.

In der hiesigen Charité wird zu der Injection folgende Lösung benutzt:

Solut. Sublim. 5,0 : 1000,0.
Natr. chlor. 10,0.

Die Spritzen fassen gewöhnlich 2,0, so dass eine ganze Spritze = 0,01 Sublimat enthält.

Die Einspritzungen werden entweder mit Aufhebung einer breiten Hautfalte in das subcutane Gewebe gemacht, gewöhnlich des Rückens, oder wie jetzt üblich in senkrechter Richtung in die Clunes, wobei die zu injicirende Flüssigkeit direct in's Muskelgewebe dringt oder doch unter die Haut kommt.

Die Zahl der Einspritzungen beträgt 40—30, im Wiederholungsfalle entsprechend weniger. Zur Injection wird meistens Sublimat benutzt, welches mit 5proc. NaCl versetzt wird. Auch Pepton-Hg von Bamberger ist viel angewandt, hat aber den grossen Nachtheil, dass es sich sehr leicht zersetzt. Das Hg bicyanetum, welches von Sigmund und Güntz empfohlen wurde, ist entschieden dem Sublimat nicht vorzuziehen wegen seiner Ableitung aus dem so äusserst giftigen Cyan.

Anders steht es dagegen mit dem kürzlich von Herrn Prof. Liebreich empfohlenen Hg-formamidatum. Zwar liegen mir nur wenige Publicationen über dieses Mittel vor, welche verschieden lauten. Dr. Müller sagt, dass dies Präparat keinen Vorzug habe vor dem einfachen Sublimat, indem es entschieden weniger wirksam und überdies schmerzhafter sei. Und Prof. H. Zeissl sagt: „Wir haben mit diesem Präparat zahlreiche Versuche gemacht. Was das Formamid anlangt, so können wir sagen, dass es sich in seiner Wirkung durchaus nicht von anderen Hg-Präparaten unterscheidet. Es bringt nämlich die Symptome mit der gleichen Raschheit zum Schwinden, ruft aber, ebenso wie die anderen Hg-Präparate leicht Salivation hervor, und treten die Recidive nach Formamidbehandlung ebenso häufig auf, wie nach der Anwendung anderer Hg-Präparate."

Dem gegenüber stehen aber sehr günstige Zeugnisse. Bekanntlich ging Liebreich von der Idee aus, ein Präparat herzustellen, welches nicht wie Sublimat, sich nach der Injection erst mit dem Eiweiss verbinde, um sich dann unter Einfluss der Alkalien allmählich wieder abzuspalten und nun in die Circulation zu gelangen. Er wollte ein Präparat herstellen, welches keine Verwandtschaft zum Eiweiss besitzt, direct in die Blutbahn gelangt und sofort an allen Stellen seine Wirksamkeit entfalten kann. Nun, nach meiner Erfahrung muss ich diesem Präparat entschieden eine schnellere Wirkung zusprechen, als dem Sublimat. Ich habe nie selbst schwerere Munderscheinungen, welche gewöhnlich doch so äusserst hartnäckig sind, so auffallend schnell, noch dazu ohne jegliche Lokalbehandlung schwinden und heilen sehen, als gerade beim Formamid. In keinem Falle hat es seinen Dienst versagt, und in den meisten Fällen schneller und sicherer gewirkt, als ich beim Sublimat gesehen habe.

Dasselbe sagen andere Beobachter, welche mit dem Mittel operirt haben. So spricht sich ein Dr. Stützer in Lüttich, welcher das Formamid mehrfach gebraucht hat, ausserordentlich günstig über dasselbe aus. Ebenso ein Militärarzt, welcher es in grösserem Maassstabe anwandte. Auch Prof. Neisser und ein Assistenzarzt in Würzburg rühmen die schnelle Wirkung und die absolut schmerzlose Anwendung.

Auf die sonstigen, zahlreichen Fälle, in denen Prof. Liebreich sowie ihm bekannte Aerzte dies Mittel anwandten, will ich nicht näher eingehen. Nur einen Fall möchte ich kurz anführen, da er als einer der ersten von Liebreich selbst behandelt und für die Wirkung des Formamid beweisend ist. Es handelt sich um einen Herrn im späteren Lebensalter, Anfang der Fünfziger, welcher sich eine syphilitische Infection zuzog. Nachdem derselbe an dem nicht unbeträchtlichen Primäraffect zwei Monate lang behandelt war, ohne dass irgend eine Besserung eintrat, und die nunmehrige Drüsenschwellung nebst einzelnen Roseolaflecken die Diagnose zweifellos gemacht hatten, wurde er vom 6. December an mit Formamid-Injectionen behandelt. Nachdem in unregelmässiger, aber schneller Folge 19 Injectionen gemacht waren — in den ersten Tagen täglich zwei —, waren sämmtliche Symptome verschwunden, und der Pat. konnte noch vor Weihnachten geheilt entlassen werden.

Obgleich beinahe fünf Jahre seitdem verflossen sind, hat sich seitdem kein einziges Symptom der Lues wieder eingestellt, und der Pat. gilt als völlig geheilt.

Was den zweiten Vorwurf anlangt, das Formamid sei schmerzhafter als Sublimat, so muss ich nach meinen Erfahrungen ebenfalls das Gegentheil behaupten. Unter den letzten zehn Privat-Patienten, welche ich mit Formamidinjectionen in die Glutäen behandelte, waren allerdings drei, welche über ziemlich heftige Schmerzen klagten. Trotzdem bemerkte ich nur bei einem, einer Frau, eine entzündliche Reaction, die sich schliesslich derart steigerte. dass ich die Injectionen aufgeben und zum Protojoduret greifen musste.

Bei den anderen Pat. trat eine entzündliche Reaction trotz der Schmerzen nur bei den letzten Einspritzungen auf und zwar nur so gering, dass sie bei zweitägiger Ruhe wieder zurückgegangen war. Bei den übrigen Pat. war nicht eine Spur von Reaction bemerkbar, ausser dass sie natürlich unmittelbar nachher ein Gefühl von Brennen und Spannen klagten, wie es nicht anders sein kann.

Meiner Ansicht nach kommt es bei jeder eintretenden, entzündlichen Reaction und bei jeder starken Schmerzempfindung nach Formamid- wie nach Sublimat-Injection einzig und allein auf die individuelle Empfindlichkeit an. Den Eindruck habe ich jetzt ganz entschieden gewonnen, nachdem ich in letzter Zeit mehr meine Aufmerksamkeit diesem Gegenstande zugewandt habe. Ausserdem kommt gewiss sehr viel auf das Präparat selbst an. Ein Dr. Biel in Russland — Pharmaceutische Zeitung vom 12. April h. a. —, welcher viel mit Formamid gearbeitet hat, schiebt ausdrücklich die Schuld einem fehlerhaften Präparat zu, wenn Schmerzen entstehen. Er giebt an, dass bei einem vorschriftsmässigen Präparat, wenn zu 5 ccm desselben eine J.K.-Lösung 1:20 tropfenweise unter Umschütteln zugesetzt wird, niemals eine rothe Färbung noch ein gleichgefärbter Niederschlag entsteht, sondern nur eine gelbliche Trübung; ausserdem muss die Reaction neutral sein, und eine Eiweisslösung 1:100 darf auf Zusatz des Präparates nicht gefällt werden. Ich setze natürlich voraus, dass die Injectionsspritzen auf das Peinlichste sauber und reinlich gehalten werden, so dass man in dieser Hinsicht sich keinerlei Versäumniss schuldig macht.

Und gerade hier hat, wie ich meine, das Formamid vor dem Sublimat noch einen grossen Vortheil, der, so unwesentlich er klingen mag, dennoch von grosser Bedeutung ist. Das Formamid kann nämlich noch so oft mit der Kanüle in Berührung kommen, es tritt doch nie ein Rosten derselben im Innern ein. Anders dagegen beim Sublimat. Schon nach vier- bis fünfmaliger Benutzung zeigt die Kanüle Rostflecke, welche wegen des engen Lumens mit aller Reinlichkeit nicht zu verhindern sind. So passirt es denn nur zu leicht, dass einige kleine Rosttheilchen bei der Injection mit der Flüssigkeit in das Gewebe gelangen und hier entzündliche Reactionen hervorrufen. So sauber und so reinlich ist dem gegenüber die Benutzung des Formamid, dass es völlig genügt, wenn man vor und nach der Benutzung — vorausgesetzt, dass die Spritze sonst rein und gut ist — die Spritze mehrmals mit einfachem, reinem Wasser ausspritzt und reinigt und dann benutzt. Ich verfahre seit längerer Zeit so und habe trotzdem nie schlechte Erfolge gesehen.

Dass endlich das Formamid vor Recidiven nicht schützt, muss ich zugeben; aber welches Mittel schützte davor? Uebrigens verfüge ich jetzt nicht über ein genügendes Material, auch ist die Zeit noch zu kurz nach Einführung des Präparates, als dass man im Vergleich mit dem Sublimat bereits ein sicheres Urtheil fällen könnte. — Als mächtiger Concurrent des Merkur ist seit Wallach das Jod aufgetreten. Dass es besonders in den späteren Stadien sowie bei schwereren Formen der secundären Zeit von ausgezeichneter Wirkung sei, wusste man längst. Dass es aber auch in der früheren secundären Zeit Einfluss besitze, ist erst durch die neueren Versuche bestätigt worden. Indessen ist es beim Primäraffect wie bei allen Hauteruptionen des acuten Stadiums dem Merkur nachzusetzen. Seine Wirkung beginnt erst bei hartnäckigen Mund- und überhaupt Schleimhaut-Affectionen; gehen diese auf Quecksilbergebrauch nicht weiter zurück, so verwendet man mit Vortheil wenigstens für eine Zeit das Jod. Für gewöhnlich wird das Jod in der Verbindung Jodkalium gegeben, am gebräuchlichsten in einfacher, wässeriger Lösung, eventuell in Pillenform. Man beginnt mit einer kleinen Dosis von 0,2—0,3 mehrmals täglich, steigert diese bis zum Verschwinden der Hauptsymptome bis 0,5—2,0 und lässt es dann noch einige Zeit in schwacher Dosis weiternehmen. Ausser Jodkalium sind noch Jodnatrium und Jodeisen in Gebrauch. Letzteres passt für die Fälle, in denen man zugleich roborirend wirken will.

Die übrigen Jod-Präparate, die Jodtinctur und das Jodoform sind allerdings auch empfohlen; indessen muss man bei ihrer Anwendung ausserordentlich vorsichtig sein, da sie sehr leicht Gastricismus und Intoxicationserscheinungen hervorrufen. Zeissl lobt das Jodoform ganz besonders zur Bekämpfung syphilitischer Algien, indem er es mit einem bitteren Mittel in Pillenform giebt. Indessen wird man doch besonders nach den letzten Erfahrungen in der Chirurgie alle Ursache haben, mit dem letzteren Mittel sehr vorsichtig umzugehen.

Ausser diesen beiden, wohl von allen Seiten anerkannten Antisyphiliticis besitzen wir noch eine ganze Reihe von Mitteln, welche von irgend einer Seite empfohlen, bald wieder mehr oder weniger der Vergessenheit anheimfielen. Man kann wohl sagen, dass es kein Arzneimittel giebt, welches nicht gegen die Syphilis empfohlen und angewandt worden ist. Aber nur einige derselben haben heute noch eine grössere Bedeutung, so dass es nöthig ist, sie zu besprechen.

Am meisten gebräuchlich unter ihnen sind heute noch die Holzthees, und es giebt noch eine Anzahl von Instituten und Lazarethen, wo sie die Hauptrolle spielen. Gewöhnlich verabreicht man heute den Holzthee in Form des Zittmann'schen oder Pollini'schen Decocts. Wie Zeissl, der vor allem den ersteren warm empfiehlt, selbst sagt, beschränkt sich die ganze Einwirkung der meisten Holzthees auf die Anregung der Diurese und Diaphorese, wodurch jedenfalls eine Beschleunigung des Stoffwechsels erzielt wird, welche der Heilung der Syphilis zu Statten kommt. Nach Müller dagegen haben diese Mittel keine andere Bedeutung, als die eines irrationell zusammengesetzten, heftigen Purgirmittels und sind daher zu verwerfen. Indessen ist dies Urtheil entschieden zu hart und zu einseitig. Jedem Arzte wird es bekannt sein, dass Fälle vorkommen, wo man mit Merkur oder Jod allein absolut nicht weiter vorwärts kommt, sobald ein gewisser Punkt erreicht ist. Hier treten die Holzthees ein, hier wirken sie oft vorzüglich, und besonders in Fällen, wo Gefahr im Verzuge ist, erreicht man durch diese Methode oder auch durch eine andere Schwitzkur oft eine auffallende Besserung. Ueberhaupt muss ja bei Anwendung des Merkur immer darauf geachtet werden, dass die Diurese eine reichliche sei, und die Darmentleerung genügend erfolge; und in dieser Richtung hat man wohl auch die günstige Wirkung des Holzthees zu suchen.

Man unterscheidet ein stärkeres und ein schwächeres Decoct der Sassaparille, welche man beide beim Gebrauche combinirt, meist so, dass Morgens 300—400 von dem starken, Abends ebenso viel oder mehr von dem schwächeren verabfolgt werden.

Erwähnenswerth ist noch das Pilocarpin, welches von Mehreren empfohlen wurde. Jedoch hat das Mittel keine weite Verbreitung gefunden.

Immerhin werden diese Mittel am Besten nur auf die oben angedeuteten Fälle beschränkt, also zur Unterstützung einer Merkurial- oder Jod-Kur angewandt. Denn die Belästigung der Patienten dabei ist so gross, der psychische Eindruck so deprimirend, das ganze Verfahren so umständlich in der Privatpraxis und dabei offenbar schwächend, dass es wohl heute mehr und mehr verlassen wird.

Als völlig wirkungslos ist das von Güntz angewandte Chrom anzusehen. Derselbe gab es zuerst in Pillenform; später stellte er ein nach Art der kohlensauren Eisenwässer bereitetes Chromwasser her, von welchem er je nachdem 25 — 100 und mehr Flaschen im Laufe einer Kur verbrauchen liess. Jedoch sind die eigenen Resultate von Güntz sehr wenig ermuthigend; und wenn man bedenkt, dass ihm selbst bei grossem Verbrauche seines Wassers der Nachweis völlig missglückt ist, das Chrom im Stoffwechsel nachzuweisen, so kann man sich nicht veranlasst fühlen, Versuche damit anzustellen.

Es erübrigt noch, über die Kaltwasserkuren und die Schwefelbäder zu sprechen.

Die ersteren haben noch neuerdings durch Dr. Pingler eine begeisterte Fürsprache gefunden. Leider stehen die Thatsachen, welche der Verfasser anführt, so sehr mit einer nüchternen und objectiven Beurtheilung im Widerspruch, dass man schon dadurch stutzig gemacht wird. Vor allem führt der Verfasser selbst aber so viele Autoren an, und gerade Specialisten in seinem Fache, wie W. Winternitz, welche der Wasserkur allein die Fähigkeit absprechen, die Syphilis zu heilen, dass dadurch seine Behauptungen doch ziemlich widerlegt werden. Immerhin geben die meisten zu, dass eine Wasserkur in Verbindung mit Antisyphiliticis grosse Wirkung habe und Vortreffliches leiste bei herabgekommenen oder mit Merkur oder Jod übersättigten Kranken. — Die Kur besteht im Wesentlichen darin, dass die Kranken eng eingewickelt in wollene Decken zwei bis drei Stunden schwitzen, indem sie dabei durch Röhren frisches Wasser zu sich nehmen, dann in ein Vollbad von 18—20° R. für einige Minuten gesetzt werden und hinterher spazieren gehen, wobei sie wieder ab und zu frisches Wasser zu sich nehmen. Diese Procedur wird gewöhnlich zwei Mal täglich wiederholt. Daneben werden auch oder statt dessen Abreibungen und Sitzbäder von 10° R. oder Halbbäder von 18—20° R. 15 Minuten lang mit oder ohne nachfolgende Uebergiessungen gegeben. Die Diät ist dabei streng geregelt. — Anders als diese einfachen Wasserkuren wirken anscheinend auch die Schwefelbäder nicht. Obgleich sie in neuerer Zeit vielfach empfohlen sind durch Sigmund, Schumacher, Reumont u. A., scheint doch der Schwefel keine specifische Einwirkung zu haben. Ob diese Bäder bei vorhandener Latenz die Syphilis zur Erscheinung bringen, bedarf jedenfalls noch der weiteren Untersuchung. —

Wie bei der acquirirten Lues, so ist auch bei der hereditären die Behandlung dieselbe, nur viel einfacher. Meistens giebt man Sublimatbäder, oder lässt schmieren, eventuell innerlich Calomel geben. Auch Jodkalium wird angewandt.

Alle anderen Behandlungsmethoden fallen selbstverständlich fort, da man dem kindlichen Organismus keine angreifenden Kuren zumuthen kann. —

Nachdem so im Vorstehenden eine summarische Uebersicht über die verschiedenen Behandlungsweisen der Lues gegeben ist, würde es sich nun fragen, welcher Weg im gegebenen Falle eingeschlagen werden soll.

Es ist leicht oder schwer, diese Fragen zu beantworten; leicht, wenn man schablonenmässig vorgeht und weder auf individuelle Verschiedenheiten, noch auf den Zeitpunkt der Syphilis oder ihre bestehenden Erscheinungen Rücksicht nimmt. Tagtäglich können wir ja an den grossen Statistiken, welche von grösseren Kliniken veröffentlicht werden, bemerken, wie wenig diese Forderungen gewürdigt werden, und wie nur Alles darauf ankommt, den Kranken schablonenmässig eine bestimmte Kur durchmachen zu lassen, um dann ihn oberflächlich geheilt zu entlassen und der günstigen Statistik einzuverleiben.

Und doch ist diese individuelle Verschiedenheit so überaus wichtig. Wir haben also in jedem einzelnen Falle Individualität, Constitution des Patienten wie den Zeitpunkt und die vorhandenen Symptome genau zu berücksichtigen. Denn nur so dürfen wir hoffen, dem Patienten am Besten zu nützen.

Dazu gehört nun vor allem, dass wir uns überzeugen, ob schwere Organerkrankungen vorhanden sind, und ob diese zur Syphilis in irgend einer Beziehung stehen, und haben darnach die Behandlung einzuleiten. Wenn man nun auch nicht in jedem Falle eine allgemeine Untersuchung zu machen braucht, so muss doch die dringende Forderung aufgestellt werden, dass in jedem Falle der Urin auf Zucker und Eiweiss untersucht werde. Auch die Untersuchung des Herzens sollte nie vernachlässigt werden, während man über den Zustand der Verdauungsorgane und etwaige Lungenkrankheiten sich anamnestisch unterrichten kann. — Hat man sich nun für eine Methode entschieden, so ist es geboten, dem Patienten genaue Verhaltungsmaassregeln über Diät und Lebensweise etc. in der früher besprochenen Weise zu geben. Auch trägt es zur leichteren Uebersicht bei, wenn wir allwöchentlich während der Kur das Körpergewicht feststellen lassen.

Welche Methode, ob die Quecksilber-Kur, ob die Jod-Kur vorzuziehen sei, darüber hat eigentlich jeder Syphilidologe seine eigene Meinung. Ich sehe von der Behandlung mit vegetabilischen Mitteln, von der Schwitzkur und Kaltwasserkur hier ab. Denn für sich allein sind sie, wie wohl ziemlich allgemein anerkannt ist, nicht im Stande, die Heilung der Syphylis herbeizuführen.

Wohl ziemlich isolirt in ihren Ansichten steht die heutige Wiener Schule dar. Sie hält die exspectative Methode für die beste; führt diese nicht zum Ziele, so wird eine Jod-Kur eingeleitet und erst, wenn auch diese die Heilung nicht herbeiführt, greift sie zum

Hg, von welchem dann geringe Dosen genügen sollen. Ich habe vorher schon über die Schwierigkeit ja Unmöglichkeit gesprochen, diese exspectative Methode in der Praxis durchzuführen. Dann aber haben sich doch die grössten Autoritäten wie Ricord, Fournier, Hutchinson und andere entschieden gegen die Naturheilmethode ausgesprochen. „Was wird aus dem Kranken, sagt Fournier, wenn die Krankheit nicht behandelt wird? Wir haben ja häufig Gelegenheit, Leute zu sehen, welche bei Syphilis nicht behandelt sind. In solchen Fällen finden wir bald Gaumendefecte, bei anderen Verlust der Sehkraft etc. Ich sage, dass ein Arzt, welcher solche Thatsachen gesehen hat und dennoch kein Hg giebt, verkehrt handelt. Hg und JK sind die besten mir bekanten Heilmittel.“ Darin stimmen aber alle überein, dass das Hg in den frühen Stadien der Syphilis die Erscheinungen weit rascher zum Schwinden bringt, als das Jod. Anders bei den späten, gummösen Formen, den Knochenleiden. Das Heilmittel per excellence nennt Fournier hier das Jod, und ihm pflichten die meisten bei.

So darf man es wohl als feststehend annehmen, dass die tüchtigsten Aerzte aller Länder die feste Ueberzeugung von dem Nutzen des Hg erlangt haben, vor allem in den früheren Stadien, während in den späteren mehr das Jod an seine Stelle tritt. Aber wie sollen wir das Hg anwenden, innerlich subcutan oder in Form einer Schmierkur? Nun, ich meine, wenn man die Urtheile der verschiedenen Autoren zusammenfasst, so kann man sagen, dass jede dieser Anwendungsweisen zum Ziele führt, wir haben uns im gegebenen Falle allein nach den Verhältnissen zu richten. Dass die Schmierkur immer als die beste und sicherste auch heute noch angesehen wird, steht fest, wenigstens bei uns in Deutschland. Und doch leistet meiner Meinung nach die subcutane Methode dasselbe, wenn nicht mehr. Die Hauptsache ist, dass die Methode wirkt, und von der Wirkung der subcutanen Methode kann sich jeder überzeugen. Nun ist sie nicht nur viel einfacher, viel reinlicher als die Schmierkur, sondern — und das ist für die Privatpraxis ein ausserordentlicher Vortheil, — der Arzt sieht den Patienten tagtäglich und kann so eine wirksame Controle ausüben. Wie oft entziehen sich nicht Patienten der Controle des Arztes, sobald sie mit der Technik einer Schmierkur Bescheid wissen. Sie thun es theils aus Bequemlichkeit, theils weil sie sich sagen, was soll ich täglich den Arzt bezahlen, da er ja doch nichts thut als mich ansehn? Bei der Injectionskur sind die Patienten gezwungen, zum Arzt zu kommen, und so kommt es, dass man es viel mehr in der Hand hat, die Kur zu leiten und Intoxicationen zu vermeiden. Aber es kommt noch etwas anderes hinzu, ein Umstand, der wesentlich für die Injectionsmethode in's Gewicht fällt, das ist der psychische Einfluss des Arztes. Wenn ein solcher Patient sieht, wie nach 2—3 Injectionen die Symptome schwinden, wenn er merkt, dass er dabei ruhig seinen Beruf versehen kann, dass er discret von seinem Leiden befreit wird, so muss das mächtig auf die Depression einwirken, welcher die meisten, mindestens $^9/_{10}$ bei der ersten positiven Sicherheit der ausgebrochenen Syphilis unterliegen. Und die Hebung der Willenskraft, der günstige Einfluss auf diesen Depressionszustand tragen ihrerseits wieder zur Beeinflussung der Syphilis in günstigem Sinne bei. Denn es ist klar, dass bei einer Schmierkur, welche einmal schon gewisse Einschränkungen, grössere Vorsicht in der Lebensweise erfordert, und wo die Patienten durch die Manipulation selbst wieder und wieder auf ihr Leiden hingewiesen werden, der Depressionszustand weit hartnäckiger und anhaltender sein wird. Dann aber hat diese Methode auch eine eminent practische Bedeutung. Die Pat. sind durch die Injectionskur in den Stand gesetzt, unter allen Umständen ambulant behandelt zu werden. Das ist ein eminenter Vorzug nicht nur für die Gebildeten, sondern auch für die unteren Klassen. Wenn man bedenkt, wie gerade solche junge Leute der Syphilis anheimfallen, die eben erst anfangen, ihr Brod selbständig zu erwerben, in welche missliche Lage diese oft kommen, und wie viel Arbeit d. h. Capital verloren geht, wenn diese wie früher gezwungen sind, für 4—6 Wochen in ein Krankenhaus zu gehen, weil sie zu Hause einer Schmierkur sich nicht unterziehen können und wollen, so wird man mir darin beistimmen, wenn ich für die meisten Fälle die subcutane Methode vorziehe, ganz abgesehen davon, dass ein groser Procentsatz aller Syphilitiker, besonders der ärmeren Klassen um deswillen von einer Behandlung eines Recidivs absieht, weil sie zum 2. Male eine solche Kur nicht durchmachen können und wollen.

Wann soll die Behandlung beginnen? Die Ansichten darüber schwanken. Nach Ricord kann man durch frühzeitige Behandlung die Syphilis im primären Stadium heilen, und seiner Ansicht schliessen sich Fournier, Bäumler, Hutchinson etc. an. Man soll demnach sofort mit der Behandlung beginnen, sobald die Diagnose gesichert ist.

Wie lange soll nun die Behandlung fortgesetzt werden? Die meisten Aerzte und die meisten Patienten lassen sich mit einer einmaligen Behandlung genügen, und nur im Falle ein Recidiv kommt, wird die Behandlung wieder aufgenommen.

Im Gegensatze hierzu legen die neueren französischen und amerikanischen Forscher das Hauptgewicht auf die lange Behandlung. „Die Gesammtdaner der Behandlung sollte 2 Jahre sein, sagt Fournier, von denen 6 oder 8 Monate auf die merkurielle Behandlung kommen sollten.“ Der Dr. Heyes in New-York lässt dagegen das Hg 3 Jahre lang ununterbrochen in sehr kleinen Dosen fortnehmen, da es nach ihm die Blutkörper vermehrt. Er legt das Hauptgewicht auf die tonische und antiphlogistische Wirkung des Hg, wenn es in minimalen Dosen von 1—2 mmgr. verabreicht wird. Er behauptet, dass die unterbrochene Behandlung Fournier's eine lediglich symptomatische sei, während die seinige antidotal wirke.

Beide Ansichten haben die über 2—3 Jahre lang fortgesetzte Behandlung gemein, welche durch gewichtige Gründe unterstützt wird. Denn die Erfahrung lehrt, dass bei einer, nach nur einmaliger Kur scheinbar geheilten Syphilis dennoch oft genug Latenz vorhanden ist, welche durch die fortgesetzte Behandlung unmöglich gemacht wird. Ausserdem beugt man Recidiven vor und gewöhnt die Kranken daran, sich nicht für geheilt zu betrachten, wenn sie eine Kur durchgemacht haben. Ich möchte daher unbedingt der Ansicht Fournier's mit aller Entschiedenheit beipflichten.

Man würde hier so verfahren, dass man nach der Hauptkur alle halbe Jahre eine 3—4wöchentliche Kur brauchen lässt, entweder 12 Einreibungen oder 12—15 Injectionen. Ist der Pat. $2^1/_2$—3 Jahre so in fortgesetzter Behandlung gewesen, ohne dass Symptome wieder aufgetreten sind, so lässt man dann noch eine Jod-Nachkur gebrauchen und kann nun den Pat. mit gutem Gewissen aus der Behandlung geheilt entlassen.

Ein grosses Gewicht muss meiner Ansicht nach bei diesen regelmässigen Kuren darauf gelegt werden, dass man sie nicht im Sinne der Patienten überstürzt. Meist können die Letzteren nicht schnell genug fertig werden und drängen fortwährend den Arzt, die Kur so rasch wie möglich zu Ende zu bringen. Es kommt auch hier nicht darauf an in kürzester Zeit eine bestimmte Anzahl Spritzen zu geben, sondern langsam und allmählich von Neuem Hg in den Kreislauf zu bringen, um so desto sicherer noch etwa vorhandene Keime zu zerstören.

Endlich möchte ich noch daran erinnern, dass bei der allgemeinen Behandlung stets auch eine locale nebenher gehen muss. Welcher Art diese ist, richtet sich nach den Affectionen. Bei Condylomen erreicht man die Beseitigung wohl am Besten, und Sichersten Schmerzlosesten, wenn man sie nach vorheriger Befeuchtung mit Kochsalzlösung mit Calomelpulver bedeckt. — Bei Schleimhautaffectionen greift man immer wieder der Einfachheit wegen zum Lapisstift. Bei Geschwüren bepinselt man mit Sublimatlösung oder wendet Jodoform an.

Es erübrigte noch, über die Vergiftungserscheinungen durch Hg und Jod zu sprechen. Jedoch sind die ersten Symptome so allgemein bekannt, dass es mir wohl erspart sein kann, näher darauf einzugehen. Ausserdem wird man selten schwerere Erscheinungen sehen, wenn man sich daran gewöhnt, bei den ersten Anzeichen des Merkurialismus oder Jodismus sofort das Mittel auszusetzen.

Meine Herren, ich bin am Ende meiner Fragen. Wir haben die verschiedenen Behandlungsweisen gesehen, wir haben uns die Frage vorgelegt, welche die beste sei, wann man mit der Behandlung beginnen, wann man aufhören solle. Es erübrigt nun noch einiges über die Wirkung des Hg hinzuzufügen.

„Alle nach den älteren Untersuchungen von Voit, Overbeck und den neueren von Fürbringer und Blomberg gewonnenen Resultaten sagt Zeissl, deuten darauf hin, dass die thierischen Flüssigkeiten durch ihren Gehalt an Chloriden in der Richtung ihren Einfluss geltend machen, dass das Bichlorid des Hg oder dessen Verbindung mit NaCl entsteht. Trifft es zu, dass kein im Organismus vorhandener Eiweisskörper und kein Protëid z. B. Hämoglobin, Sublimat fällt, sobald genug NaCl vorhanden ist und stellt es sich ferner heraus, dass der normale NaCl-Gehalt des Blutes u. s. w. dieser Menge gleichkommt, so ist nicht zu zweifeln, dass das Hg in kleinen Dosen wirklich gelöst und kreisend im Organismus sich befindet."

Am Schlusse möchte ich noch mit einigen Worten die hygienischen Bestrebungen, der Syphilis Einhalt zu thun, kurz berühren.

Es unterliegt wohl kaum einem Zweifel, dass es die Prostitution ist, welcher wir in erster Linie die heutige, eminente Verbreitung der Syphilis zu danken haben. Was man auch gegen dieselbe angeführt, welche Mittel man gegen sie gebraucht hat, stets hat es sich herausgestellt, dass wir mit ihr als einem einmal gegebenen Factor zu rechnen haben, und dass wir weder durch religiöse noch staatliche Hülfe sie verschwinden machen können. Zugleich hat aber auch die Erfahrung gelehrt, dass es vor allem die geheime Prostitution ist, welche zur Verbreitung der Syphilis beiträgt. Mag man daher denken, wie man will, mag man noch so sehr aus Gründen der Moralität, des öffentlichen Anstandes gegen die öffentlich anerkannte, in bestimmte Grenzen gebannte Prostitution eifern: man wird doch zugeben müssen, dass es keine wirksamere Bekämpfung der Syphilis giebt, als die öffentlich unter polizeilicher Aufsicht stehende Prostitution. Je mehr man danach gestrebt hat, dies öffentliche Aergerniss zu beseitigen, je strenger man vorgegangen ist, je härter man und je unnachsichtiger man bestraft hat, um so mehr hat sich die Prostitution in das Dunkle zurückgezogen, um so mehr ist die Syphilis in die Familien, in die Ehe eingedrungen und hat in zehnfacher Weise zerstört, was man dort anscheinend gewonnen sah. Es ist daher auch auf diesen Punkt die öffentliche Aufmerksamkeit mehr als bisher zu lenken, und vor allem die Aerzte sollten sich nicht scheuen, das Ding beim rechten Namen zu nennen und darauf hinzuwirken, dass die Prostitution wieder unter öffentliche, innerhalb enger Grenzen gehaltene Einschränkung und Controle gestellt werde.

Nur so wird es möglich sein, dem Uebel an der Wurzel zu begegnen und die Syphilis, diese furchtbare Geissel allmählich wieder einzudämmen und zu beschränken.

Aus der einschlägigen Literatur ist benutzt:

1) Lehrbuch der Syphilis u. d. mit dieser verwandten örtl. vener. Krankh. v. Prof. H. Zeissl u. Dr. M. Zeissl. Stuttgart 1882.

2) Grundriss d. Path. u. Ther. d. vener. Krankh. v. Dr. Fr. Wilhelm Müller. Leipzig 1884.

3) Grundriss d. Path. u. Ther. d. Syph. von Prof. Dr. H. Zeissl. 2. Aufl. Stuttgart 1884.

4) Handb. d. speciellen Path. u. Ther.; Abth. Syph. v. Ch. Bäumler. 2. Aufl. Leipzig 1876.

5) D. Pathol. u. Therap. d. Syph. u. d. a. s. g. vener. Krankh. von Charles Robert Drysdale übersetzt von Dr. H. Helmkampff. Stuttgart 1882.

6) Welches ist d. kürzeste Weg zur gründlichen Heilung der Syph. v. Medicinalrath Dr. Pingler. Heidelberg 1883.

7) Die Chromwasser-Behandl. d. Syph., eine neue Methode, von Dr. Edmund Güntz; Dresden 1883.

8) Ueber neuere Behandlungsweisen der Syph. Wien 1876 von v. Sigmund.

9) Zur Behandl. d. constitut. Syph. v. A. Reumont. Berlin 1878.

10) De l'hérédité syphil. (état actuel de la science) par Henri Blaise 1883.

11) Annalen der Charité 1868 Bd. XIV u. 1880 Bd. IX 1. H.

12) On the use of Mercury in Syph. Paper read at the Hunterian Society of London. Jan. 8. 1874. Med. Times and Gaz. 1874. Vol. I.

13) Gaz. hebdom. 1874, No. 21.

14) Ein neues Quecksilberpräparat von Dr. Sigmund Lustgarten in „Wiener medic. Wochenschrift No. 11—14 1884".

15) Zur Syph.-Behandl. v. Prof. Dr. A. Neisser in „Deutsche medic. Wochenschrift 1 u. 2 1884".

16) Lettres sur la syphilis, par Ricord. Paris 1863.

17) v. Sigmund, Wiener medic. Wochenschrift 1873, No. 15. 18, 19, 31 u. 35.

18) Gazette des Hôpit. 1867.

19) De la Syphilide gommeuse du voile du palais. Paris 1868 par Fournier.

20) Amer. Journ. of Med. Sciences, Jan. 1876.

21) Ueber d. Excision d. syph. Initialsclerose; Vierteljahrschrift für Dermat. u. Syph. IV. Jahrg.

22) Fournier, Syphilis et mariage 1880.

23) Ueber die Excision d. Hunter'schen Induration. Wiener med. Presse No. 50 u. 51, 1878 u. 17 u. 18, 1879.

VIII.

Das Gehirn der Knochenfische.

Von

H. Rabl-Rückhard.

(Vortrag, gehalten in dem Verein für Heilkunde am 20. Juni 1884.)

Die vergleichende Hirnanatomie liegt zwar scheinbar fern ab von den brennenden Tagesfragen der practischen Heilkunde, allein die Probleme, deren Lösung sie verfolgt, gehören zu den wichtigsten der Biologie. Die wunderbar verwickelten Bahnen der Nerven, ihre Verknüpfungen unter einander und mit den Nervenkernen setzen der Forschung an dem Centralnervensystem der höheren Wirbelthiere oft unüberwindliche Schwierigkeiten entgegen, denen selbst die ausserordentlich verfeinerte Technik der lückenlosen Schnittserien nicht gewachsen ist. — Man muss nach anderen Wegen der Forschung suchen, und unter diesen steht oben an die vergleichend anatomische Betrachtung und die Entwickelungsgeschichte.

Wenn wir in der Thierreihe hinabsteigen, stossen wir auf immer einfachere Formen des Centralnervensystems. Immer mehr nähert sich der Bau desselben gewissen Bildungen, wie sie das embryonale Gehirn der höheren Wirbelthiere auf irgend einer Entwickelungsstufe darbietet, die Gliederung in die 3 bezw. 5 Hirnbläschen tritt immer durchsichtiger zu Tage und damit vereinfachen sich die Beziehungen der einzelnen Theile und erleichtern ein Verständniss derselben.

Dabei findet man aber nicht etwa, je niedrere Gesammtformen man vor sich hat, alle Abschnitte des Organs in gleicher Weise reducirt und vereinfacht. — Im Gegentheil! Bestimmte Gebiete des Gehirns erreichen bei niederen Wirbelthieren eine relativ und absolut bedeutendere Entwicklung, als derselbe Theil bei höher organisirten Wesen. — So sehen wir z. B. das Kleinhirn bei Amphibien und Reptilien im Allgemeinen sehr, und bei einzelnen im Besonderen so reducirt, dass es nur eine einfache dünne Lamelle oder Leiste bildet, die über dem Eingang in den 4. Ventrikel gelegen ist. So z. B. beim Frosch, der Eidechse, dem Chamaeleon. Im Gegensatz dazu finden wir bei den Fischen, in Sonderheit bei den Knorpelfischen, eine viel mächtigere Entwicklung dieses Hirntheils. Bei letzteren kann es zu einem ansehnlichen Organ mit faltiger Oberfläche sich entwickeln, das die benachbarten Hirngebiete theilweise bedeckt und überragt. Ja einzelne Theile desselben können wiederum eine ganz enorme Entwicklung nehmen, sodass sie den Eindruck selbständiger Hirnabschnitte machen. Dahin gehört z. B. die Valvula cerebelli anterior: Dieses Gebilde, beim Menschen eine dünne Markplatte von nur 0,2—0,4 mm Mächtigkeit, bildet bei den Knochenfischen eine mehrfach gefaltete Duplicatur, und schiebt sich tief unter den zunächst davor gelegenen Abschnitt, die Zweihügelgegend, deren Hohlraum zum Theil ausfüllend.

Ich könnte diesem Beispiel noch andere hinzufügen, wenn dasselbe nicht schon für den Beweis des Satzes genügte, dass die relative Entwicklung einzelner Hirntheile unabhängig von der Stellung der betreffenden Thierart in der Stufenreihe der Lebewesen ist.

Da wir nun aber mit Fug und Recht aus der stärkeren Ausbildung eines Hirnabschnittes im Allgemeinen auf die Grösse der Aufgabe schliessen dürfen, die ihm in der Gesammtleistung des Organs zukommt, so gewinnen wir in der vergleichenden Betrachtung und unter Berücksichtigung des Gesammtkörperbaues des Thieres ein Mittel, um uns über die Function dieses Hirnabschnittes selbst Sicherheit zu verschaffen. Andererseits aber eröffnet uns die feinere Untersuchung der so vereinfachten Verhältnisse am Hirn niederer Wirbelthiere, wo ganze Gebiete gewissermaassen eliminirt erscheinen, neue Einblicke in seine Zusammensetzung, in die Art, wie hier die Bahnen verknüpft und verschlungen sind.

Darin also liegt die Bedeutung dieses Forschungsweges, der erst von Wenigen betreten ist, aber bestimmt scheint, Licht auf manche dunklen Beziehungen im Bau des Gehirns der höchsten Lebewesen und damit auch des Menschen, zu werfen. Von diesem Gesichtspunkt aus muss man die Arbeit des vergleichenden Anatomen beurtheilen. Hat schon die Ergründung jeder wissenschaftlichen Thatsache an sich ihren Werth, weil sie ein Schritt weiter ist zur Erkenntniss der Wahrheit, ohne Rücksicht auf den augenblicklichen practischen Nutzen, so lässt sich hier der Erfolg für spätere Zeit noch gar nicht absehen. Eine scheinbar unvermittelt dastehende unbedeutende Thatsache kann, sobald nur erst das benachbarte Gebiet gewissermaassen topographisch abgesteckt und aufgenommen ist, plötzlich eine ungeahnte Bedeutung gewinnen. Und wie der vereinzelte Fund eines römischen Meilensteins im tiefsten Waldesdunkel uns mit einem Male den verlorenen Zug der alten Römerstrasse erschliesst, so kann eine einzige Beobachtung der vergleichenden Hirnanatomie uns Ausblicke eröffnen, deren ferne Grenzen sich nicht ahnen lassen. —

Zum Aufbau dieses Forschungsbaues der Zukunft ist indess der Baugrund kaum geebnet. Noch ragen aus demselben die Trümmer veralteter, durch jahrzehntelange Duldung gewissermaassen geheiligter Anschauungen. Schon die vergleichend anatomische Deutung der hauptsächlichsten Hirnabschnitte bei den verschiedenen Wirbelthierklassen erweist sich als schwankend und streitig. Nirgend aber treten diese Gegensätze stärker zu Tage, als am Gehirn der Fische, wo man doch gerade erwarten sollte, dass die Verhältnisse am einfachsten sind und somit leicht verständlich sein müssen. Was hier dem Einen als Riechlappen erscheint, ist für den Andern Grosshirn, die Vierhügelregion, das Gebiet des embryonalen Mittelhirns, wird theilweise als Zwischenhirn gedeutet, das Kleinhirn des Einen heisst bei dem Andern Mittelhirn; kurz, die Verwirrung und Subjectivität in der Auffassung und Deutung der einzelnen Hirnabschnitte ist eine grenzenlose und beim ersten Anblick geradezu entmuthigende. —

Und dabei kann man nicht einmal behaupten, dass dieses Gebiet, das noch Haller als einen Ager parum cultus bezeichnen konnte, in den letzten Jahrzehnten ein besonders vernachlässigtes war. Im Gegentheil! Gerade hier arbeitete der später als Reisender bekannt gewordene Miclucho Maclay unter den Augen eines unserer grössten deutschen vergleichenden Anatomen; gerade hier wurde zuerst von jenem sorgfältigen Forscher, Fritsch, die exacte Methode der lückenlosen Schnittserien herangezogen, ganz zu geschweigen der älteren Arbeiten, die den Namen eines Camper, Haller, Arsaky, Carus, Treviranus, Tiedemann, Cuvier, Gottsche, Joh. Müller, v. Baer, Stieda u. A. tragen. — Diese Namen, unter denen die ersten Anatomen der letzten hundert Jahre glänzen, beweisen aber schon an sich, welchen ausserordentlichen Reiz der Bau des räthselhaften Fischgehirns von jeher auf die Forscher ausübte. Haller leiht diesem Antheil Ausdruck in folgenden Worten: Est tamen etiam huic cerebro sua elegantia suaque peculiaris fabrica, neque unquam credo nos partium corporis animalis utilitatem recte perspecturos, nisi plenam habuerimus peculiaris in quaque specie fabricae enumerationem. Tunc enim, quae in ea fabrica per plurimas species communia erunt, eadem erunt instrumenta functionis, quae iisdem speciebus animalium communis fuerit; et quae fabrica cuique speciei peculiaris erit, eam probabile fuerit, ad peculiares ejus speciei functiones pertinere.

Ich habe mir daher zur Aufgabe gesetzt, Ihnen heut ein Bild vom Bau dieses Gehirns der Fische, in Sonderheit der Knochenfische, zu entwerfen, gewissermaassen ein Beispiel für die Art der Forschung auf diesem Gebiete und für die Ziele, die dabei verfolgt werden. — Denn die Methode ist es, die auch da unseren Antheil erregt, wo der Gegenstand der Forschung selbst uns fern liegt. — Andererseits hoffe ich aber, durch eine kurze, gewissermaassen populäre, d. h. auch dem Nichtanatomen verständliche Darstellung, weitere, namentlich experimentell physiologische Forschungen auf diesem Gebiet zu erleichtern, die vielleicht nicht minder wichtige Erfolge liefern werden, als die rein anatomische Untersuchung.

Bevor ich indess auf meine eigentliche Aufgabe eingehe, gestatten Sie mir eine kurze Darstellung der Genese des Wirbelthiergehirns im Allgemeinen, weil dieselbe für das Verständniss des heutigen Organs und der Beziehungen seiner einzelnen Abschnitte unerlässlich ist.

Der so wunderbar zusammengesetzte und scheinbar verwickelte Bau des höchst stehenden Säugethiergehirns lässt sich auf ein äusserst einfaches Schema reduciren, das uns in seiner embryonalen Anlage gegeben ist. Dieses Schema ist aber gleichzeitig der Grundplan sämmtlicher, noch so sehr von einander abweichender Wirbelthierhirne bis zu den Fischen abwärts. Man kann im Allgemeinen sagen, die verschiedenen Formen des ausgebildeten Gehirns in den niederen Abtheilungen der Wirbelthiere stellen dauernd gewordene niedre embryonale Stadien des Gehirns der höheren Wirbelthiere dar. Die Aufgabe der vergleichenden Hirnanatomie ist es nun, die Homologien der einzelnen Theile des Organs in den verschiedenen Thierklassen festzustellen und genetisch zu erklären, d. h. auf die typische embryonale Grundlage zurückzuführen.

Diese Grundlage ist bekanntlich folgende:

Aus der ursprünglich flächenartig ausgebreiteten Medullarplatte, die eine Verdickung des medialen Theils der äusseren Keimschicht, des Ectoderms oder Epiblasts darstellt, entsteht, indem die Ränder der Platte sich erheben, einander entgegenwachsen und schliesslich verschmelzen, erst eine offene Halbrinne, dann ein geschlossenes Rohr, das sog. Gehirnrohr. An seinem Kopftheil gliedert sich dasselbe durch seichte Einschnürungen, zwischen denen das Rohr entsprechend erweitert erscheint, in zunächst drei hinter einander liegende Abschnitte, deren Hohlräume continuirlich in einander übergehen. Es sind dies die drei primären Hirnbläschen oder Stammbläschen. Das vorderste ist das sog. Vorderhirnbläschen (Protencephalon), das zweite das Mittelhirnbläschen (Mesencephalon), das dritte das Hinterhirnbläschen (Epencephalon). — Letzteres verschmälert sich allmälig nach hinten und geht so in das Rückenmarksrohr über.

Zunächst entstehen nun am Vorderhirnbläschen zwei laterale Ausbuchtungen, die sog. primären Augenblasen. Dieselben schnüren sich allmälig vom Bläschen ab, bis sie schliesslich als zwei rundliche Bildungen nur noch durch einen schmalen, röhrenförmigen Stiel mit ihm zusammenhängen. Aus diesem ursprünglich hohlen Stiel wird der spätere Sehnerv. — Auch am Hinterhirnbläschen entwickelt sich durch eine weitere Einschnürung eine Zweitheilung, die zur Bildung des sog. Nachhirns (Metencephalon) führt. Viel wichtiger ist indess eine Veränderung am Vorderhirnbläschen, welche die Bildung der Grosshirnhemisphäre einleitet. — Es entsteht nämlich an der vorderen Wand desselben eine knospenartige Ausbuchtung, zunächst unpaar, und continuirlich in das Vorderhirn übergehend. Es ist dies das sog. secundäre Vorderhirn (Protencephalon sec.), während man jetzt das erste Stammbläschen, aus dem es hervorging, als primäres Vorderhirn oder auch als Zwischenhirn bezeichnet. Durch eine seichte faltenförmige Vertiefung grenzt sich das erstere vom letzteren dorsal- und lateralwärts ab, während an der Basis der Uebergang ohne Grenzen stattfindet. Somit haben wir nunmehr 5 Hirnbläschen, nebst den vom Zwischenhirn aus hervorgegangenen beiden Augenblasen.

Aus dieser einfachsten embryonalen Anlage entsteht nun das so verwickelte Organ durch Vorgänge, die sich sämmtlich auf ganz elementare Wachsthumserscheinungen zurückführen lassen: örtliche Verdickungen und Verdünnungen der Wandungen der Hohlräume, Faltungen und Einstülpungen, Knickungen und Biegungen der ursprünglich geraden Längsaxe des Rohrs, secundäre Verwachsungen sich berührender Binnenflächen. Immer aber bleibt der ursprüngliche Hohlraum des Organs allseitig geschlossen. Die Auffassung des Organs, welche von einem offnen 4. oder 3. Ventrikel spricht, wo der Verschluss nur durch die Pia mater bewirkt wird, ist eine irrthümliche und in den neueren Darstellungen allgemein verlassene. Eine genetische Betrachtung ergiebt nämlich, dass das Epithel, das die dem Ventrikelbinnenraum zugekehrte Oberfläche der bindegewebigen Pia mater überzieht, und als Ependym bezeichnet wird, durch Reduction aus den ursprünglich markig, d. h. in Nervensubstanz angelegten Wandungen des Medullarrohrs hervorgeht. Ependymepithel und markige Wandung sind also homologe Bildungen, aus gleicher Anlage hervorgegangen und demgemäss auch am fertigen Organ unmittelbar in einander übergehend. Dieser Uebergang findet in der Weise statt, dass der Saum, mit welchem sich die Epithelschicht an die markige Wandung anschliesst, vielfach noch das Gepräge einer dünnen markigen, also aus Nervensubstanz bestehenden, Platte trägt. So entstehen jene lamellösen Umsäumungen, die man am 4. Ventrikel als Obex und Alae pontis (Ligula, Ponticulus) bezeichnet, während man am Eingang in den dritten Ventrikel die vom Conarium ausgehenden Markleisten der Taenia thalami optici vorfindet. — Der weitere Abschluss des Hohlraums wird aber durch eine einfache Lage meist flimmernden Cylinder- oder Pflasterepithels bewirkt, welches unmittelbar in die epitheliale Auskleidung der markigen Wandungen, das sog. Ependym im engern Sinne übergeht. Die Pia mater, die sich nach aussen daran schliesst, gehört nicht der ursprünglichen Hirnanlage an, sie ist bindegewebiger Natur und entstammt der mittleren Keimschicht, dem Mesoderm der sog. Kopfplatten. — Denken wir uns nun jene einfachste epitheliale Ependymschicht, die also eigentlich reducirte Hirnwandung ist, durch

Wucherungen, welche von der Pia mater ausgehen, in's Innere der Binnenräume des Gehirns eingestülpt, so entstehen die sog. Telae chorioideae, d. h. von Epithel bekleidete Pialamellen. — Tragen dieselben noch gelappte Fortsätze oder Zotten, in deren bindegewebigem Stock capilläre Gefässschlingen verlaufen, so haben wir die Adergeflechte, Plexus chorioidei, vor uns. — Auf diese Weise finden wir im Innern der Hirnhöhlungen complicirte Bildungen, die von aussen in dieselben eingewuchert sind und nicht der ursprünglichen Hirnanlage, sondern dem umgebenden Bindegewebe angehören, aber dabei überall die verdünnte Hirnwandung vor sich einstülpen. Diese Schicht ist das Epithel der Adergeflechte. — Wir sehen also im Bau des Gehirns überall ein eigenthümliches Substitutionsverhältniss zwischen medullaren und epithelialen Theilen obwalten, welches uns nur die embryologische Thatsache in's Gedächtniss zurückruft, dass die epitheliale Oberhaut und das Centralnervensystem einer gemeinsamen Anlage entstammen, dem Ectoderm. Denselben Vorgang, die Umwandlung medullärer Hirnwandung in eine Epithelialschicht, finden wir ja auch am Auge vor, wo das Pigmentepithel dem nicht eingestülpten proximalen Theil der primären Augenblase entspricht. —

Diese gegenseitige Beziehung anscheinend so weit von einander verschiedener Gewebe müssen wir nun stets im Auge behalten, wenn wir uns an die vergleichend anatomische Betrachtung des Gehirns der Wirbelthiere begeben. Ihrer Vernachlässigung und Unkenntniss seitens der Forscher ist es hauptsächlich zuzuschreiben, dass namentlich das Verständniss des Fischgehirns bisher unmöglich war, weil gerade hier, wie wir sehen werden, jene Substitution medullärer Wandungen durch einfache Epithellagen, wie sie bei den höheren Wirbelthieren besonders im Dach des 3. und 4. Ventrikels gegeben ist, in viel umfangreicherem Maasse platzgreift.

Andererseits eröffnet aber dieses Verhältniss die weitgehendsten Ausblicke auf die Möglichkeit einer Entwicklung des Organs, selbst in seiner höchsten bisher erreichten Gestaltung beim Menschen, wie wir sie bei keinem andern Körpertheil kennen. — Wenn wir, im Sinne der Evolutionstheorie, eine allmälige Entwicklung der Organismen aus niederen Stufen zu der höchsten bisher erreichten, dem Menschen, für die Vergangenheit in Anspruch nehmen, so dürfen wir eine solche auch für die Zukunft nicht ohne Weiteres von der Hand weisen. Wir können uns, wie dies ja auch thatsächlich durch Haeckel in seiner Anthropogenie geschieht, vorstellen, dass auch der Mensch in seiner jetzigen Entwicklungsform nicht Endpunkt, sondern nur Durchgangsstadium des ewig fortwirkenden Evolutionsgesetzes ist, dass aus ihm sich in ungemessenen Zeitläuften auf Erden ein Wesen entwickelt, so viel höher an Intelligenz und Begabung über dem jetzigen Durchschnittsmenschen stehend, wie dieser über dem Affen. — Mag man der monistischen oder dualistischen Naturanschauung huldigen; selbst diejenigen, welche im Gehirn nur ein Werkzeug der Seele sehen, müssen mit der Vervollkommnung dieses Werkzeuges auch einen Fortschritt in seinen Bethätigungen zugestehen. Es ist nun jedenfalls von Bedeutung, dass im menschlichen Gehirn, gleichsam zur Zeit noch zusammengefaltet und auf den engsten Raum beschränkt, wie die Blätter der Pflanzenknospe, sich in den häutigen Einstülpungen der Plexus chorioidei Gebilde vorfinden, welche unter einem veränderten Entwicklungsgang sich zu medullaren Wandungen, die der Hirnrinde gleichwerthig sind, umzubilden im Stande wären. Diese Plexus sind gewissermaassen eingestülpte epithelial und embryonal gebliebene Hirnmantelwindungen, und der folgerechtig denkende Evolutionist kann mit Recht in ihnen Zukunftsorgane sehen, dazu bestimmt in der phylogenetischen Weiterentwicklung des Menschengehirns eine vorerst gar nicht abzusehende Rolle zu spielen. — Wenn ich aber, auf einen Augenblick den Boden der nüchternen Thatsachen verlassend, dieser vielleicht gewagten Ausschau in die Zukunft der menschlichen Entwicklung versuche, so ziehe ich diese Consequenz nur aus der Existenzberechtigung der Evolutionslehre überhaupt. Diese Lehre hat einen Januskopf, und ich sehe nicht ein, weshalb blos das in die Vergangenheit schauende Antlitz die Augen aufhaben soll, wo das in die Zukunft schauende gewisse räthselhafte Befunde der Gegenwart verständlich machen kann. — In diesem Sinne handelt es sich beim vorliegenden Fall nicht um ein müssiges Spiel der Phantasie, sondern um einen Erklärungsversuch thatsächlicher Erscheinungsformen. — Wir kennen eine Anzahl sogenannter rudimentärer Organe, gewisse Körpertheile, die, um mit Haeckel zu reden, im Laufe der Jahrtausende allmälig ausser Dienst getreten sind, welche bei unseren thierischen Vorfahren bestimmte Functionen verrichteten, welche aber für uns selbst ihre physiologische Bedeutung verloren haben. Ich erinnere nur an den

Wurmfortsatz des menschlichen Blinddarms. — Neben diese Kategorie kann man als gleichberechtigt, wenn auch nicht gleich gut begründet, weil die Vergleichsobjecte fehlen, die Zukunftsorgane stellen, als deren Urbild ich die Plexus chorioidei des Gehirns ansehen möchte.

Gehen wir nach dieser orientirenden Einleitung nun an die vergleichende Betrachtung selbst, so finden wir Folgendes:

Unter den Kennzeichen, welche das Gehirn der übrigen Wirbelthiere von dem der Säugethiere auf den ersten Blick unterscheiden lassen, nimmt die auffallende relative Entwicklung des Mittelhirns den ersten Platz ein. Schon bei den Vögeln finden wir ein stark entwickeltes Zweihügelpaar, freilich hier in einer Lage, die einigermaassen, die Homologie zu ziehen, erschwert. — Die Viertheilung dieser Region, die bei den Säugern besteht und ihr den Namen der Corpora quadrigemina verschafft hat, ist nämlich durch Wegfall der Querfurche zu einer Zweitheilung geworden. — In diesem Zustand verharrt nur der Zweihügel, jetzt meist als Lobi bigemini bezeichnet, bei Vögeln, Reptilien, Amphibien und Fischen. Nur bei gewissen Schlangen, mit Sicherheit, wie ich bestätigen kann, bei der Riesenschlange (Python tigris) finden sich wieder vier deutlich unterscheidbare Hügel, doch bedarf es erst eingehenderer Untersuchungen, ob diese Viertheilung der Vierhügeltheilung des Säugethierhirns gleichzuachten ist.

Mit der stärkeren Entwicklung des äusseren Umfanges geht eine Vergrösserung des Hohlraums dieses Hirntheils, des Aquaeductus Sylvii, Hand in Hand. Während derselbe beim erwachsenen Menschen einen engen, nur spaltförmigen Verbindungscanal von wechselndem Querschnitt zwischen 3. und 4. Ventrikel darstellt, überall umgeben von dicken Markmassen (Fig. 1, $^1/_2$ nat. Gr.), finden wir bei den niederen Wirbelthieren eine geräumige Höhle.

Fig. 1.

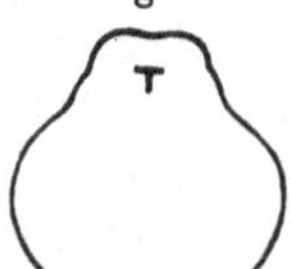

Fig. 2.

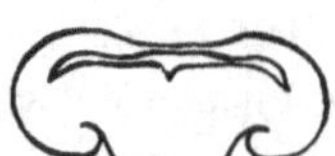

Fig. 3.

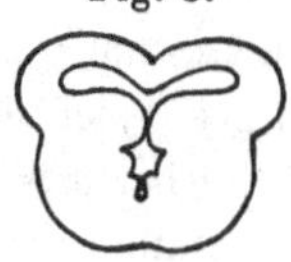

Fig. 4.

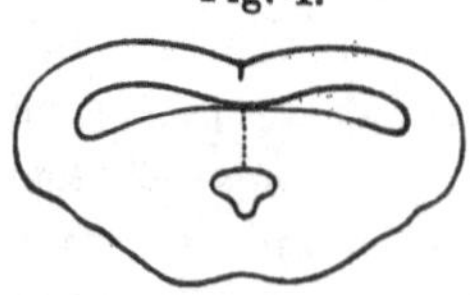

Der Querschnitt derselben ist zum grösseren Theil ein **T** oder ankerförmiger: ein senkrechter medianer Spalt läuft beiderseits dorsal in zwei Seitenarme aus. Somit gleicht die Figur dem Querschnitt des menschlichen Aquaeductus im Beginn und am Ende seines Verlaufs. Bei manchen Reptilien, z. B. den Krokodilen, springen noch zwei eigenthümliche Körper mit convexer Oberfläche ins Innere hervor, indem sich die beiden Seitenwandungen hügelartig gegen die Medianebene hervorwölben (Fig. 3, Alligator, schwach vergr.). Aehnliches zeigt der Zweihügel der Amphibien, z. B. des Frosches, nur sind hier, worauf bisher noch nicht genügend Gewicht gelegt wurde, die beiden Hügel in der Medianebene verwachsen. Dadurch entstehen im Querschnitt (Fig. 4, Vergr.: 6 lin:) zwei Hohlräume, die aber vor und hinter der Verwachsungsstelle zusammenfliessen. Ueberall entsteht so eine dünne dorsale Decke dieses Hirntheils, welche durch eine Längsfurche in zwei symmetrische Hälften zerfällt. Entsprechend dieser, buchtet sich das mediane Verbindungsstück der beiden Dachhälften ins Innere der Zweihügelhöhle ein. Bei den Vögeln (Fig. 2 Taube, Vergr. c. 2 lin:) tritt in sofern ein etwas anderes Verhalten ein, als hier der mediane Theil der Decke ausserordentlich dünn ist, während erst die seitlichen Theile eine bedeutende Verdickung und die charakteristische Schichtenbildung des mikroskopischen Baus erkennen lassen. — Ueberall aber ist die Grenze dieser Zweihügel-Region durch zwei Gebilde gegeben, die aus dorsalen Einfaltungen der Hirnwände hervorgehen: durch die Commissura posterior vorn und die Valvula cerebelli anterior hinten.

Gehen wir nach diesem kurzen vergleichend anatomischen Ueberblick der Zweihügelgegend an die Betrachtung des Knochenfischgehirns, so überrascht uns hier die ausserordentliche Grösse derjenigen Hirnpartie, welche unmittelbar nach vorn an das Kleinhirn sich anschliesst, also auf den ersten unbefangenen Blick als Zweihügel erscheint. — Bei fast allen Fischen, vielleicht mit Ausnahme der Mormyren, ist es der ansehnlichste Abschnitt des Gehirns überhaupt, so bedeutend überragt er die vor und hinter ihm gelegenen Theile, und die charakteristische Gestalt des Knochenfischgehirns wird wesentlich durch ihn bedingt. Daher hat auch diese Gegend von je her die Aufmerksamkeit der Forscher auf sich gezogen. Sie wurde, weil man den Ursprung der Sehnerven daselbst erkannte, meist als Lobi optici bezeichnet. Dieselben stellen ein durch eine tiefe Längsfurche getrenntes Hügelpaar dar, deren dorsale Wölbungen stark convex hervortreten. Entfernt man die dünne markige Decke, die von den Autoren als Tectum loborum opticorum bezeichnet zu werden pflegt, und welche

Fig. 5.

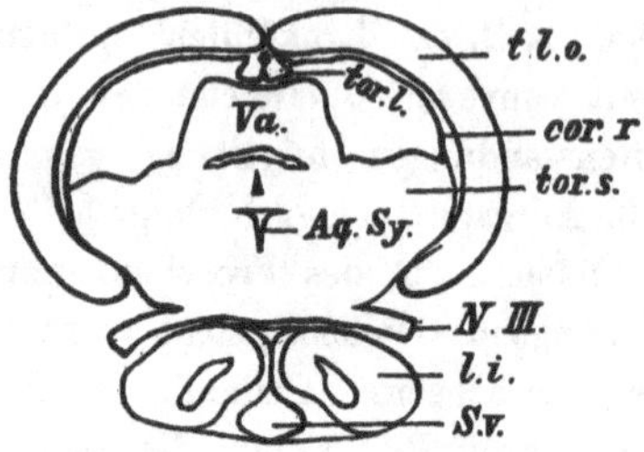

Fig. 5 stellt einen 4,7 × lin: vergrösserten Querschnitt durch die Lobi optici (Mittelhirn) der Forelle an der Austrittsstelle der Nervi oculomotorii dar. Die Lobi infusiores und der Saccus vasculosus sind ebenfalls vom Schnitt getroffen, gehören aber selbstverständlich dem Protencephalon an. —

dorsal den Binnenraum abschliesst (Fig. 5. t. l. o.) und blickt nun von oben in letzteren, so findet man denselben ausgefüllt bezw. begrenzt von Gebilden, deren Deutung lange Zeit zweifelhaft war, und die noch bis zuletzt Gegenstand des Zwiespalts blieben. Zunächst schiebt sich eine zungenförmige Markmasse, die mit dem Kleinhirn in directer Verbindung steht, von hinten her in den Hohlraum (Va. vergl. Fig. 6.). Die dorsale Oberfläche dieser Masse kann 2, 4, ja vielleicht 6 hügelartige Erhabenheiten zeigen, indem sie von entsprechenden sich senkrecht kreuzenden Längs- und Querfurchen durchsetzt wird. So entsteht bei erster Betrachtung ein Bild, wie an der Oberfläche der Vierhügel der Säugethiere, eine Aehnlichkeit, welche die älteren Anatomen thatsächlich zerführte, in diesem Gebilde, das sie als Eminentia quadrigemina beveichneten, ein Seitenstück der Vierhügel zu sehn. —

Vermeidbar wird dieser grobe Irrthum und verständlich der Bau des Gebildes erst, wenn man sagittale, d. h. dorsoventrale Längschnitte durch die Medianebene des Gehirns anfertigt. Dann erkennt man, dass jenes Gebilde nichts weiter ist, als eine mächtige Faltenbildung, die an der vorderen Grenze des Kleinhirns stattfindet, und deren nach vorn gerichtete Umbiegung, der Scheitel, sich tief unter das Dach der Zweihügelregion schiebt, indem sie den hinteren Theil ihres Binnenraums fast ganz ausgefüllt. — Unter ihr verläuft ein enger, spaltförmiger Verbindungsgang zwischen 3. und 4. Ventrikel, der eigentliche Aquaeductus Sylvii. — Die dorsale Verbindung zwischen der Valvula und dem Tectum loborum opticorum wird durch die einfache Ependym-

Fig. 6.

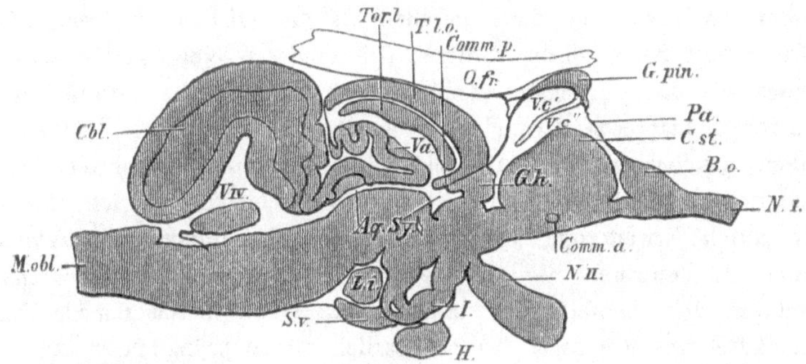

Fig. 6: Forellengehirn, (5 × lin:) dorsoventraler Längsschnitt nahe der Medianebene.

B. o. Bulbus olfactor.
N. I. Nervus olfact.
C. st. Corpus striatum.
Comm. a. Commissura anter.
Comm. p. Commissura poster.
Pa. Pallium.
G. pin. Glandula pinealis
N. II. Nerv. opticus
I. Infundibulum mit Ventric. III.
L. i. Lobus inferior
S. v. Saccus vasculosus
T. l. o. Tectum lobor. optic.
Tor. l. Torus longitudinalis
V. c' u. c'' Ventriculus communis
V. IV. - - quartus
Aq. Sy. Aquaeductus Sylvii
M. obl. Medulla oblongata
O. fr: Os frontale
Va. Valvula cerebelli
Cbl. Cerebellum
G. h. Ganglion habenulae
H. Hypophysis

zellenschicht dargestellt, welche hier die in den Spalt zwischen Kleinhirn und Zweihügel eindringende Piafalte überzieht. — (Vergl. Fig. 6.) Ueber die Deutung dieses Hirntheils als Valvula giebt am besten die Entwicklungsgeschichte Aufschluss:

Schon frühzeitig entsteht nämlich bei Knochenfischembryonen im Bereich der Gegend des Hinterhirns, also dicht vor der Stelle, wo sich später die verdünnte Decke des 4. Ventrikels findet, eine tiefe Querfalte der dorsalen Hirnwand, die sich auch lateral fortsetzt, so dass nunmehr eine scharfe Grenze zwischen dem vordersten und dem übrigen Theil des embryonalen Medullarrohrs gegeben ist. — Im Sagittalschnitt können wir zwei Blätter, ein vorderes und ein hinteres, dieser Falte unterscheiden, die vorn in dem Scheitel der letzteren ineinander umbiegen. Dieser Scheitel legt sich rechtwinklig gegen die Richtung der Falte selbst nach vorn um. Die hintere Lamelle der letztern erfährt alsbald eine Verdickung in ihrer ganzen Ausdehnung, bis zu ihrer Umbiegungstelle in die Dorsaldecke des Hirnrohrs, ebenso die Wandungen des umgebogenen Scheitels. Aus ersterer geht das Cerebellum hervor, welches von oben gesehen als ein median ausgeschweifter leistenartiger Saum an der vorderen Grenze des 4. Ventrikels erscheint. Hinter der Kleinhirnleiste verdünnt sich nämlich die dorsale Hirnwandung entsprechend, und zwar im Bereich einer Zone, die einem hohen gleichschenkligem Dreieck mit nach hinten gekehrter Spitze entspricht. Durch diese durchsichtige Decke blickt man von oben in den durch Erweiterung des dritten Hirnbläschenbinnenraums entstandenen 4. Ventrikel. — Der vordere, aufsteigende Faltenschenkel verdünnt sich ebenfalls, am stärksten da, wo er in das dorsale Dach des Mittelhirns übergeht, bis schliesslich die ursprünglich markig angelegte Verbindung nur noch auf eine einfache Cylinderepithellage reducirt erscheint, die sich eng an das umgebende Bindegewebe der Pia mater anlegt. —

Aus dieser einfachsten Falte entsteht allmählich durch weitere einfache Wachsthumsvorgänge: locale Verdickung, secundäre Faltenbildung im Bereich des umgebogenen Scheitels u. s. w. jenes scheinbar so zusammengesetzte Gebilde, welches wir am fertigen Knochenfischgehirn als Valvula cerebelli bezeichnen. —

Es fragt sich, ob dieselbe lediglich Theile enthält, die auch der Valvula des Säugethiergehirns zukommen. Wahrscheinlich sind auch Theile der beiden benachbarten Hirnabschnitte in die Faltenbildung hineingezogen, und es wird wesentlich bei der Beantwortung dieser Frage darauf ankommen, wo man die conventionelle hintere Grenze des Mittelhirns beim Säugethier annimmt. Wird dieselbe durch die Kreuzung der Nervi trochleares in der Valvula gegeben, so würde der vor dieser gelegene vordere Abschnitt der ventralen Falte und die ganze dorsale dem Mittelhirn zuzurechnen sein. — Während in Betreff der Deutung dieses Binnengebildes des Mittelhirns eine vollständige Uebereinstimmung unter den jetzt lebenden Forschern herrscht, bestehen um so mehr Zweifel, wie man ein anderes Gebilde zu deuten habe, welches sich am Dach, dem Tectum loborum opticorum der Autoren, vorfindet. — Es ist dies ein doppelter, symmetrischer Längswulst, der in der Medianebene des Tectum, da, wo dessen beide Hälften sich zu einem First vereinigen, unter diesem, entsprechend der mittleren Längsfurche, die aussen sichtbar ist, von der später zu besprechenden Commissura posterior aus nach hinten zieht, um, sich allmählich verdünnend und auseinanderweichend, vor dem Kleinhirn zu enden (Fig. 5 u. 6 tor. l.). — Im Einzelnen finden sich freilich bei den verschiedenen Fischen mancherlei Abweichungen von der eben gegebenen, der Forelle entnommenen Schilderung, auf die ich hier nicht näher eingehen kann. Man hat dieses Gebilde als Torus longitudinalis bezeichnet, ein Name, der, weil er keine Deutung vorwegnimmt, beibehalten werden kann. —

Die älteren Autoren, Carus der ihn zuerst am Hering auffand, dann namentlich Gottsche, der ihn bei den verschiedensten Knochenfischen näher untersuchte, bezeichnen und deuten diesen Wulst als Fornix, eine Deutung, der sich in neuster Zeit auf Fritsch anschloss. Die mediane Verbindung der beiden Seitenhälften des Tectum, die über ihm liegt, homologisiren sie folgerichtig dem Corpus callosum der Säugethiere. —

Ich habe an anderer Stelle gezeigt, dass eine solche Deutung völlig unzutreffend und unstatthaft ist. — Wir haben es lediglich mit einem besonders entwickelten Theil des Mittelhirns zu thun, der dem Gehirn der Knochenfische eigenthümlich ist. Entwicklungsgeschichtlich lässt sich die relativ späte Bildung des Torus longitudinalis nachweisen, so dass er beim ausgeschlüpften Lachsembryo noch nicht erkennbar ist. Hier findet sich, im Gegensatz zu dem späteren bleibenden Zustand, gerade in der Medianfurche die dünnste Stelle des Tectum, während die beiden Seitenhälften des letzteren relativ sehr viel dicker sind, als später. Der Querschnitt zeigt hier einen breiten Spalt mit senkrechten lateralen Wänden, während die dünne Verbindungsbrücke des Daches winklig eingefaltet ist, derart, dass die Gestalt eines M entsteht. Die senkrechten Wände sind mit langen Ependym-Epithelzellen bekleidet. — Nach Allem, was ich selbst beobachtete, scheint der Torus an der Binnenfläche des Dachfirstes als eine Dependenz dieses Epemdymepithels zu entstehen, doch bin ich mit meinen Untersuchungen noch nicht zum Abschluss gekommen. —

Den Amphibien und Reptilien fehlt dieses Gebilde durchaus, allein es ist auffallend, dass sich bei einer Anzahl derselben hinter der Commissura posterior ebenfalls eine ausserordentliche Entwicklung des Ependymepithels im Bereich des dorsalen Theils des Aquaeductus Sylvii findet. Namentlich beim Alligator sieht man dies sehr schön. Es wird weiterer Prüfung bedürfen, ob diese Ependymwucherung mit der Entwicklung des Torus longitudinalis der Knochenfische einen homologisirenden Vergleich gestattet. —

Kehren wir zur Betrachtung des Bodens des Binnenraumes, nach Entfernung des Tectum, zurück, so fallen zwei weitere Modellirungen desselben ins Auge, die jederseits lateral von der Valvula crbl. gelegen sind. Dieselben gehören den Seitenwandungen des Mittelhirns an und stellen zwei sichel- oder halbmondförmige Wülste dar, mit meist rundem, dickerem vorderm und dünnem spitzem hinterem Ende, die, mit ihrer Concavität nach innen gerichtet, beiderseits die Valvula umfassen (Fig. 5, tor.). Sie werden als Tori semicirculares Halleri bezeichnet, von Gottsche und Fritsch für die Thalami optici angesehen, während sie offenbar nichts anderes sind, als dieselben Verdickungen der Seitenwand und Basis an der Binnenfläche des Mittelhirns, welche wir oben bei den Reptilien und Amphibien kennen gelernt haben.

Endlich hat die Sucht, im Mittelhirn der Knochenfische allerlei Theile des Grosshirns der höheren Wirbelthiere zu suchen, noch zu einer ebenfalls durchaus unzutreffenden Bezeichnung einer Bildung Anlass gegeben, die in Gestalt zahlloser feiner Faserbündel von den Tori semicirculares in die lateralen Theile des Textum einstrahlt, des sog. Stabkranzes (Fig. 5, cor. r.). —

Schon aus dieser kurzen Darstellung dürfte der verwickelte Bau des Mittelhirns der Knochenfische hervorgehn. Es kann daher nicht Wunder nehmen, wenn über die Deutung der eben besprochenen Theile bis in die neueste Zeit die lebhaftesten Streitigkeiten herrschten. Weil man im Mittelhirn der Säugethiere keine Homologien für diese Theile fand, suchte man sie in deren Grosshirn, und so kam es, dass, wie gesagt, der Torus longitudinalis als Fornix, das Dach der Lobi optici als Grosshirnrinde, dessen mediane Vereinigung als Corpus callosum, die Tori semicirculares als Thalamus opticus gedeutet wurden. Besonders war es G. Fritsch, welcher diese alte, schon von Gottsche aufgestellte Deutung wieder aufnahm und gegen Stieda, der in diesem Hirnabschnitt lediglich Mittelhirn sah, durchzuführen suchte. —

Die Lösung dieser Frage der Homologisirung lag offenbar auf dem Gebiete der Embryologie. Zeigte diese, dass das fragliche Gebiet lediglich aus dem zweiten Hirnbläschen, dem Mesencephalon, hervorging, ohne irgend welche Betheiligung des vor ihm gelegenen Abschnitts, des Protencephalon, so war schon damit die Nothwendigkeit der Deutung als Mittelhirn, d. h. Zweihügel, gegeben. — So verlockend dann auch gewisse äussere und oberflächliche Aehnlichkeiten auf einen Vergleich mit gewissen Grosshirngebilden hinwiesen, so musste doch ein solcher Versuch von vornherein als ebenso unstatthaft, wie hoffnungslos zurückgewiesen werden. — In einer 1882 erschienenen Arbeit: „Zur Deutung und Entwicklung des Gehirns der Knochenfische“ führte ich, auf Grund eingehender Beobachtungen an Forellen- und Lachsembryonen, den strikten und unanfechtbaren Nachweis, dass Entwicklungsvorgänge, wie sie Fritsch als nothwendige Vorbedingung für seine Deutung des Mittelhirns voraussetzen musste, überhaupt nicht vorkommen, dass im Gegentheil die Entwicklung lehrt, wie der fragliche Gehirnabschnitt lediglich dem zweiten Hirnbläschen entstammt, und nur dem Zweihügel der übrigen Wirbelthiere gleichgestellt werden kann. —

Somit war die ältere, von Stieda herrührende Deutung wieder als zu Recht bestehend erwiesen. Dieselbe begründete sich wesentlich auf dem vergleichend anatomisch geführten Nachweis, dass das

Figur 7.

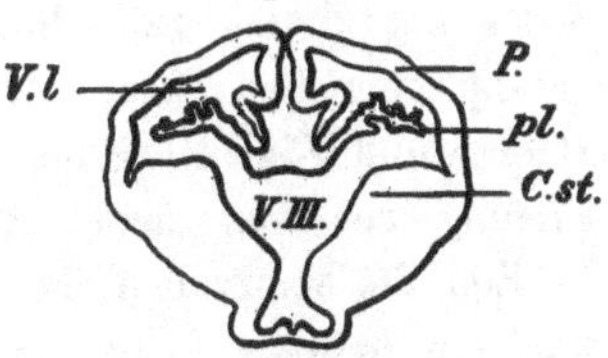

Figur 8.

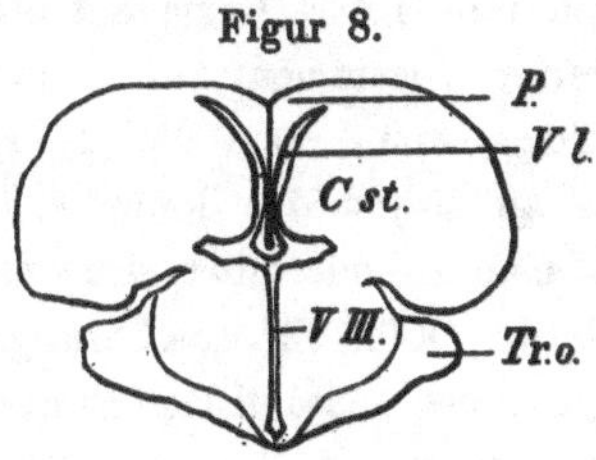

Figur 9.

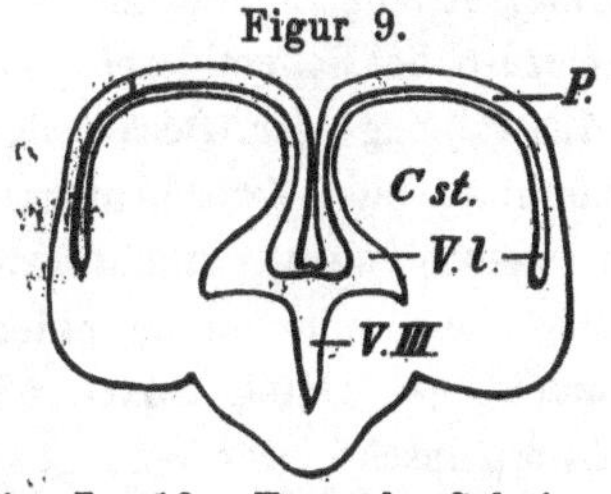

Figur 10.

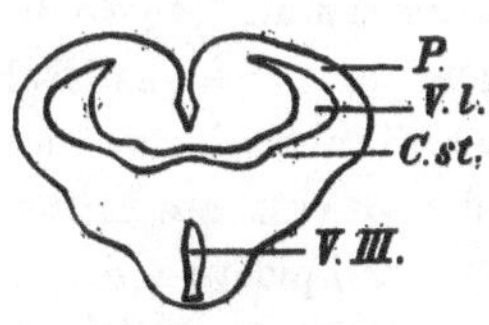

Fig. 7—10. Frontale Schnitte durch das Grosshirn von einem Schaafembryo von 2,7 cm Länge (nach Kölliker, Entwicklungsgesch. p. 520), der Taube, des Alligators und des Frosches. C. st.: Stammlappen bezw. Streifenkörper, P. Hirnmantel. pl.: Plexus chorioidei (auf Fig. 8—10 weggelassen). Tr. o.: Tractur optici. V. III: Ventriculus tertius. V. l.: Ventriculus lateralis, auf 7, 8, 9 durch das Foramen Monroi communicirend.

Tectum loborum opticorum der Knochenfische sich in seinem mikroskopischen Bau eng an die Mittelhirndecke der Amphibien, Reptilien und Vögel anschliesst. Zu gleichen Schlüssen waren später Bellonci und Schulgin gelangt, und in einer 1882 erschienenen ausführlichen Arbeit über dasselbe Gebiet schloss sich Mayser der Stieda'schen Deutung an, ohne zur Zeit seiner Veröffentlichung von meiner entwicklungsgeschichtlichen Arbeit Kenntniss zu haben, somit also völlig unabhängig von mir auf anderem Wege zu denselben Schlüssen gelangend. —

Ich hatte bei meiner Beweisführung mich, ausser auf die embryologischen Thatsachen, wesentlich auf die Lage der Zirbeldrüse und hinteren Commissur gestützt, um daraus schon die Unmöglichkeit einer Deutung im Sinne von Fritsch herzuleiten. Die Zirbel, bekanntlich beim Menschen ein unbedeutendes, bis 12 Mm. im sagitalen, 8 im transversalen und 4 im vertikalen Durchmesser (Schwalbe) messendes grauröthliches Knötchen, von der Gestalt eines Pinienzapfens, liegt hier, vom oberen hinteren Ende des dritten Ventrikels ausgehend, auf den vorderen Vierhügeln, in deren Längsrinne, auf. Durch ihre untere Lamelle hängt sie continuirlich mit der Commissura posterior zusammen. — Ueber die Bedeutung dieses räthselhaften Gebildes wusste man nichts; sein mikroskopischer Bau liess, wenigstens auf Grund des Befundes an Säugethieren und Vögeln, vermuthen, dass man es mit einer drüsenartigen Bildung zu thun habe, doch fehlte der Drüse ein Ausführungsgang. — Erst die embryologische und vergleichend anatomische Betrachtung warf ein helleres Licht auf die Bedeutung dieses Körpers. Durch die Untersuchungen von Mihalkovics wurde festgestellt, dass die Zirbeldrüse bei Säugethieren und Vögeln als eine handschuhfingerartige Ausstülpung der Decke des ersten Hirnbläschens, des primären Vorderhirns oder Zwischenhirns, an der Grenze des Mittelhirns, entsteht, welche oben, unmittelbar unter der Epidermis des Schädeldachs, blind endet, während sie unten in der Höhlung des Zwischenhirns einmündet. — Durch Götte für die Amphibien, durch Balfour für die Knorpelfische, war eine ganz analoge Entstehung nachgewiesen, obgleich ersterer noch gewisse Beziehungen zwischen dieser Ausstülpung und der Epidermis (bei der Unke) auffand, die vorerst der weiteren Bestätigung bedürfen. —

Aus diesen Beobachtungen ging einerseits hervor, dass die Zirbeldrüse thatsächlich zu gewissen Zeiten des Embryonallebens einen ausgesprochen drüsigen Bau und einen Ausführungsgang besitzt, vermittels dessen sie in den dritten Ventrikel mündet, und dessen Rest in dem sog. Processus infrapinealis der Säugethiere und des Menschen noch erkennbar bleibt, andererseits aber musste man sie genetisch als einen nur epithelial, d. h. drüsig umgewandelten Bestandtheil, besser Divertikel, der gemeinsamen Medullarwand und ihres Hohlraums, des späteren dritten Ventrikels, bezeichnen. —

Hand in Hand mit diesen Fesstellungen auf dem Gebiete der Embryologie gingen die Untersuchungen, welche sich auf die Form und Grösse des fraglichen Organs im fertigen Organismus der niederen Wirbelthiere bezogen. Hier waren es namentlich Götte und Ehlers, denen wir die Kenntniss der Zirbel bei Amphibien und Knorpelfischen verdanken, während ich selbst ihr Vorhandensein beim Alligator und später, gegen Stieda, bei der Schildkröte, bestätigte. Ehlers wies nach, dass bei den Knorpelfischen die Zirbel ein langgestrecktes fadenförmiges Hohlgebilde ist, welches an der Grenze zwischen Mittel- und Zwischenhirn in der Medianebene sich von der Oberfläche der Hirndecke erhebt, aus den Hirnhäuten heraustritt und dann frei als ein Faden die Schädelhöhle in der Richtung nach vorn oben durchsetzt, um schliesslich mit einem erweiterten kopfförmigen Ende, weit vor der vorderen Grenze des Grosshirns, in das Schädeldach einzudringen. Letzteres zeigt beim Hai (Asanthias) eine Lücke in der Knorpelsubstanz, in der der Endknopf locker eingebettet liegt. —

Ganz ähnliche Verhältnisse finden sich bei den Amphibien, in Sonderheit den Batrachiern, wo man den Endknopf der Zirbel vor der Schädelwand unter der Haut liegend findet. Stieda bezeichnete dieselbe irrthümlich als „Stirndrüse“ und erst Götte wies deren Zusammenhang mit einem Stiel nach, der dem proximalen Theil der Knorpelfischepiphyse entspricht. —

Ueberall, soweit die Zirbel aufgefunden war, hatte ihre Wurzel, d. h. ihre Einmündung in den dritten Ventrikel einen ganz bestimmten Sitz, nämlich an der Grenze zwischen primärem Vorder- und Mittelhirn, dicht vor der Commissura posterior. Damit ist aber, wie zuerst Ehlers[1]) betonte, ein sicherer Anhalt für die Bestimmung der

[1]) Die Epiphyse am Gehirn des Plagiostomen (Zeitschr. f. wiss. Zool. XXX, Suppl., p. 630) 1878.

Homologien der einzelnen Hirnabschnitte bei den verschiedenen Wirbelthierklassen gegeben. — Schon vor ihm hatte v. Mihalkovics dasselbe Argument gegen die Fritsch'sche Deutung des Knochenfischgehirns verwerthet,[1]) noch früher Stieda damit die Gegenbaur-Miklucho-Maclay'sche Auffassung des Fischgehirns zu widerlegen versucht.[2]) Als ich, nach einer nochmaligen Feststellung der Lage der Zirbel bei den verschiedenen niederen Wirbelthieren, im Jahre 1880 mich in gleichem Sinne aussprach,[3]) fehlte noch das Schlussglied der Kette, die Sicherstellung des Befundes bei den Knochenfischen selbst, ebenso der Nachweis, dass sich hier die Entwicklung der Zirbel ganz gleich, wie bei den übrigen Wirbelthieren, verhalte. In einer 1882 erschienenen weiteren Arbeit[4]) führte ich diesen Beweis: nach Untersuchungen an der Bachforelle und am Lachs ergab sich, dass auch bei den Knochenfischen die Zirbel in völlig gleicher Weise und gleicher relativer Lage entsteht, ein Ergebniss, das durch eine spätere Arbeit C. K. Hoffmann's[5]) eine volle Bestätigung fand. —

Aber auch in Bezug auf die Zirbel im fertigen Knochenfischgehirn galt es noch eine Lücke auszufüllen. Die bisherigen Beschreibungen waren theils ungenau, theils falsch. So wurde ich nothwendigerweise dahingeführt, die Verhältnisse an der ganzen dorsalen Seite des vor dem Mittelhirn gelegenen Abschnitts des Knochenfischgehirns genauer zu erforschen. —

Dieser Abschnitt hatte nicht minder verschiedene Deutungen erfahren, als das eben besprochene Lobi optici. — Im Allgemeinen handelt es sich um zwei rundliche paarige Körper, die unmittelbar vor den Lobi optici gelegen, durch einen medianen Längsspalt von einander, und durch einen Querspalt von diesen geschieden sind. Fast stets sind sie bedeutend kleiner, als das Mittelhirn, nur bei einigen Fischen, z. B. Coris julis, nach einer von Fritsch gegebenen Abbil-

[1]) Entwicklungsgeschichte des Gehirns, 1877, pag. 67.
[2]) Ueber die Deutung der einzelnen Theile des Fischgehirns (Zeischr. f. wiss. Zool. XXIII, p. 443).
[3]) Das gegenseitige Verhältniss der Chorda etc. bei Haifischembryonen (Morphat. Jahrb. VI. Bd. 4. Heft, p. 535 ff.).
[4]) Zur Deutung und Entwicklung des Gehirns der Knochenfische (Arch. f. Anat. und Physiol., Anat. Abth. 1882, p. 111 ff.).
[5]) Zur Ontogenie der Knochenfische (Arch. f. mikr. Anat. XXIII, p. 45 ff. 1883).

dung (a. a. O. Taf. II. Fig. 22) zu urtheilen, erreichten sie dieses an Grösse oder übertreffen es gar. —

Vor diesen beiden Körpern liegen abermals zwei rundliche, noch kleinere Organe, aus denen zwei zum Riechorgan ziehende Nervenstränge hervorgehen. Auch ihre Grösse wechselt sehr nach den verschiedenen Fischarten. — Gewöhnlich bezeichnet man dieselben als Tubercula olfactoria oder Bulbi olfactorii. —

Die erst genannten hinter ihnen folgenden Körper tragen, entsprechend der ihnen gegebenen Deutung, bei den verschiedenen Schriftstellern, die verschiedensten Namen. — Die älteren Forscher bezeichneten sie als Hemisphaeria, Lobi anteriores, (Lobi olfactorii). Stieda sah in ihnen das Homologon des Vorderhirns, während Fritsch in ihnen nur das Stirnhirn der höheren Wirbelthiere erblickte. Die Schwierigkeit, ja Unmöglichkeit einer vollständigen Homologisirung der einzelnen Hirnabschnitte der Knochenfische mit denen der übrigen Wirbelthierklassen war besonders durch den scheinbar durchaus abweichenden Bau dieser sog. Hemisphaeria bedingt. Das Grosshirn sämmtlicher Wirbelthiere lässt sich auf ein äusserst einfaches Schema zurückführen. In seiner einfachsten Gestalt wird es durch das Vorderhirnbläschen des embryonalen, noch dreigegliederten Hirnrohrs gegeben. Diese einfachste Form scheint in der Thierreihe nicht mehr vertreten zu sein. Im Querschnitt würde sich dieselbe als ein Ring von medullaren, ein kreisförmiges Lumen einschliessenden Wänden darstellen. Die nächste embryonale Stufe zeigt, wie oben auseinandergesetzt, die beiden Hemisphärenbläschen als vordere seitliche Knospen des nunmehr als primäres Vorder- oder auch Zwischenhirn bezeichneten bisher vordersten Bläschens. Der Hohlraum desselben wird zum 3. Ventrikel, der der Hemisphärenbläschen steht zunächst mit ihm beiderseits durch eine weite Oeffnung, das sog. Foramen Monroi, in offener Verbindung. Nunmehr treten Verdickungen der ursprünglich gleich dicken Medullarwände auf. Die eine sich verdickende Stelle ist am unteren Theil des Zwischenhirns gelegen. So entstehen hier die Sehhügel, welche, medianwärts einander entgegenwachsend, den 3. Ventrikel bis auf einen schmalen senkrechten Spalt verengern. Eine andere Stelle liegt nach vorn und aussen von der eben beschriebenen. Hier wuchert ein mächtiger, von der ventral-lateralen Medullarwand ausgehender Hügel mit convexer Oberfläche in den Hohlraum der

Hemisphären hinein — der sogenannte Stammtheil, (Stammlappen Reichert) oder die Insel, deren freie nach dem Binnenraum gekehrte Oberfläche zum Streifenhügel wird. Fig. 7 stellt den Querschnitt des embryonalen Grosshirns vom Schaaf nach Kölliker vor, und lässt die eben geschilderten Verhältnisse ohne weiteres erkennen. Der untere Theil der medialen Mantelwandungen ist bereits zur Bildung des Ependyms der Plexus und Tela chorioidea media verdünnt und gefaltet. Dieser zweiten Entwicklungsstufe entspricht das fertige Gehirn der Amphibien, Reptilien und sogar der Vögel. Ueberall haben wir jetzt eine Sonderung des Grosshirns in zwei Haupttheile: einerseits die basal-laterale Verdickung, den Stammtheil, (C. st.) andererseits den schalenartig diese umhüllenden nicht verdickten Rest des Medullarrohrs der Hemisphären, den sog. Mantel oder Pallium (P). Der mehr weniger spaltförmige Rest des ursprünglichen Hemisphärenlumens, welcher zwischen beiden gelegen ist, wird Seitenventrikel (V. l.) genannt. Je höher das Gehirn entwickelt ist, um so mehr verkleinert sich derselbe, indem die Oberfläche des Stammtheils in immer weiterer Ausdehnung mit der Innenfläche des Mantels verwächst. Die weiteren Veränderungen, welche der Bau des Gross- und Zwischenhirns durch die in der Medianebene der dorsalen Hirndecke sich abspielenden Bildungsvorgänge, in Sonderheit durch die sog. Fissura pallii und die von hier aus in die Seitenventrikel einwuchernden Plexus chorioidei erfährt, lasse ich, als nicht unbedingt für das Verständniss des vorliegenden Gegenstands erforderlich, bei Seite. — (Vergl. Fig. 7, 8, 9, 10.)

Wie war es nun möglich, den Bau der sog. Hemisphäre der Knochenfische in diesen scheinbar gemeinsamen Grundplan einzureihen? Hier hatte man augenscheinlich keine Sonderung in Mantel und Stammtheil, sondern ein solides paariges Gebilde vor sich. Der zwischen denselben befindliche enge, senkrechte Spalt führte in einen lang ausgezogenen basalen Hirntheil, der mit seiner Spitze nach hinten gerichtet war und sich ebenfalls durch eine ganz besondere Entwicklung auszeichnete. — Dass man das Homologon des Trichters der übrigen Wirbelthiere vor sich hatte, konnte keinem Zweifel unterliegen. Derselbe trug jederseits ein rundliches bezw. ovales Anhangsgebilde, dessen meist enges Lumen in offener Verbindung mit dem Trichterhohlraum stand — die sog. Lobi inferiores. (Fig. 5, 6. l. i.) Auch über dieses Gebilde fehlte es nicht an abenteuerlichen Deutungen. Eine der ältesten, schon von Cuvier und Gottsche zurückgewiesene Auffassung war die als Homologa der Corpora mamillaria s. candicantia des Menschen, zu der eine gewisse oberflächliche Aehnlichkeit in der Gestaltung und Lage verleiten konnte. — Freilich setzte Cuvier an die Stelle der zurückgewiesenen Deutung eine noch weniger statthafte. Fritsch[1]) spricht sich wieder neuerdings für diese Homologisirung aus. — Ich kann mich nur den Einwürfen Meyser's[2]) gegen dieselbe anschliessen, dass die Corpora candicantia überall, wo sie vorkommen (sicher nur bei den Säugethieren erwiesen) immer in engster Beziehung zu dem Fornix stehen, und dass es somit von vorn herein unwahrscheinlich ist, sie da so enorm entwickelt vorauszusetzen, wo ein Fornix überhaupt vermisst wird. — Ihre Entwicklung erscheint ebenfalls geeignet, den Gedanken an eine Homologisirung mit dem Corpora candicantia zurückzuweisen: ich fand an den Salmoniden, dass sie als laterale Ausbuchtungen des urspünglich geradwandigen Infundibulum entstehen, und zwar zu einer Zeit, wo der, wie oben erwähnt, erst sehr spät auftretende Torus longitudinalis, den Fritsch irrthümlich für den Fornix der Knochenfische ansah, noch gar nicht vorhanden ist.[3]) —

Zwei weitere Gebilde, die sich am Infundibulum der Knochenfische vorfinden, will ich nur mit wenigen Worten erwähnen. Zunächst ist es die Hypophysis cerebri. Sie zeigt meist eine verhältnissmässig bedeutende Grösse und schliesst sich in Bau und Entwicklung an das gleiche Organ der übrigen Wirbelthiere an.

Viel weniger erforscht und bis in die letzte Zeit hinein falsch dargestellt ist dagegen ein zweites Anhangsgebilde des Trichters, welches hinter der Hypophysis zwischen den paarigen Lobi inferiores liegt, der sog. Saccus vasculosus. (Fig. 5, 6. S. v.) — Gottsche beschreibt ihn als einen membranösen, gefässreichen Sack, während ältere Forscher darin eine zweite Hypophysis sahen. Auch Fritsch sieht in ihm nur einen häutig begrenzten gefässreichen Hohlraum und spricht die Vermuthung aus, dass man in ihm den hinteren der bei den Säugethieren vereinigten beiden Hypophysenlappen vor sich habe. —

[1]) l. c. p. 24.
[2]) l. c. p. 269.
[3]) cf. Zur Deutung und Entwickl. etc. Taf. VII, Fig. 16. l. i.

Stieda beschäftigt sich mit dem Bau desselben, und beschreibt bereits richtig, ebenso wie neuerdings Ussow,[1]) die drüsige Zusammensetzung und den in das Infundibulum mündenden Ausführungsgang. Auch erwähnt er, dass der Saccus beim Hecht nicht vorkomme. —

Meine eigenen an der Forelle angestellten Untersuchungen[2]) haben ergeben, dass es sich um eine sehr zierliche verzweigte tubulöse Drüse handelt, die von einem Blutsinus allseitig umspült wird und mit einem Ausführungsgang in den Trichter mündet.[3]) Beim Fehlen oder wenigstens dem Zurücktreten wirklicher Gefässe ist der bisherige Name möglichst unzutreffend und schlage ich statt seiner den der Infundibulardrüse vor. Dieses Gebilde von dem hintern Theil der Hypophyse der höheren Wirbelthiere herzuleiten, halte ich für bedenklich, weil die eigentliche Hypophyse der Knochenfische schon deutlich zwei Abschnitte erkennen lässt, die denen jener durchaus entsprechen. Namentlich unterscheiden sich beide sehr auffallend in ihrem Bau bei der Forelle, wo der kleinere vordere eine Anzahl runder Drüsenkugeln enthält, die innen von einer Cylinderzellenlage ausgekleidet sind und einen engen Hohlraum enthalten. Somit besteht im Bau eine gewisse Aehnlichkeit mit dem der Schilddrüse der Säugethiere.[4]) —

Kehren wir nach dieser Besprechung der an der ventralen Seite des betreffenden Hirntheils gelegenen Gebilde zur Betrachtung der dorsalen paarigen Hügel, der sog. Hemisphaeria, zurück!

Dass dieselben dem Grosshirn angehörige Gebilde seien, konnte, schon mit Rücksicht auf ihre directe Verbindung mit dem Infundibulum, keinem Zweifel unterliegen. Allein man sah sich, auf Grund ihrer scheinbar soliden Bildung, genöthigt, dem Gehirn der Knochenfische einen von dem aller übrigen Wirbelthiere durchaus abweichenden Typus unterzulegen, weil hier eine Sonderung von Mantel und Stamm-

[1]) De la structure des lobes accessoires de la moelle épinère de quelques poissons osseux (Arch. d. Biolog. 1882, p. 605 ff.)

[2]) Das Grosshirn der Knochenfische etc. Taf. XII. Fig. 1, 17, 18.

[3]) Dieser Sinus, der auch von Ussow am Saccus vasculosus von Trigla gefunden, aber augenscheinlich nicht richtig erkannt wurde, scheint nicht überall vorzukommen. Bei Gadus callarias finde ich vielmehr den Saccus ähnlich gebaut, wie ihn Stieda für Gadus lota beschreibt; hier sind die Zwischenräume zwischen den Drüsenschläuchen durch ein streifiges, faseriges Gewebe ausgefüllt, und finden sich im Ueberzug des Saccus Gefässe.

[4]) Vergl. das Grosshirn der Knochenfische und seine Anhangsgebilde. Taf. XII. Fig. 1, H'.

lappen nicht vorzuliegen schien. Auch Fritsch wusste sich dieser scheinbaren Thatsache gegenüber nicht anders zu helfen, als dass er die dem Grosshirn mangelnde Rindenentwicklung in das Mittelhirn verlegte und dessen Dach (Tectum loborum opticorum s. o.) dem Grosshirnmantel homolog ansah.

Auch hier sollte die Entwicklungsgeschichte das Dunkel mit einem Schlage erhellen. — Bei der Untersuchung, die ich über die Entstehung der Zirbeldrüse bei den Salmoniden anstellte, erkannte ich zweifellos die Bläschennatur auch des Vorderhirns. Ich sah, wie in früheren Entwicklungsstadien eine Wand von relativ ansehnlicher Dicke dorsal von der bereits vorhandenen „Hemisphaeria“, in Verbindung mit diesen, einen allseitig geschlossenen Hohlraum begrenzte, der nichts anderes sein konnte, als das Homologon des 3. Ventrikels, in weiter Verbindung mit dem rudimentären Binnenraum der Grosshirnhemisphären. Es handelte sich nur noch um die Beantwortung der Frage: was wird, im fertigen Knochenfischgehirn, aus dieser dorsalen, ursprünglichen medullaren Wand des am Embryo zweifellos als hohl vorhandenen Hirnrohrs? Von vorn herein lag die Möglichkeit nahe, dass man diese dünne Decke bei der bisher üblichen Präparationsmethode entweder zerstört oder übersehen hatte. Gewöhnlich bricht man die Schädeldecke fort und entfernt die Fettmassen, welche bei vielen Fischen, z. B. den Cyprinoiden, die Kopfhöhle über dem Gehirn ausfüllen, wobei die Pia mater meist mitgenommen wird. — Um dies zu vermeiden, wurden entsprechend gehärtete unversehrte Köpfe, nöthigenfalls nach vorheriger Entkalkung, in Celloidin eingebettet und so in toto in Schnittserien zerlegt. Da zeigte sich dann Folgendes: Die sogenannten Hemisphaeria sind die ventrale Begrenzung eines ansehnlichen Hohlraums, der dorsal überall von der bindengewebigen Pia mater abgeschlossen wird.

Derselbe steht in directer Verbindung mit dem senkrechten Spalt zwischen ihnen. Die Pia mater ist überall von einer einschichtigen Lage von Cylinderzellen innen ausgekleidet. Diese erhebt sich an der hinteren Grenze der Markhügel, welche vor dem Hemisphaeria liegen und meist als Bulbi olfactorii bezeichnet werden, steigt als selbständige Lage zum Schädeldach empor, hier unmittelbar unter ihm hinziehend, und senkt sich vor der Commissura posterior als eine breite quergestelite Falle (vergl. Fig. 6 bei V'.) in den Ventrikelhohlraum ein. Seitlich geht diese Epithellage ohne Unterbrechung in den lateralen

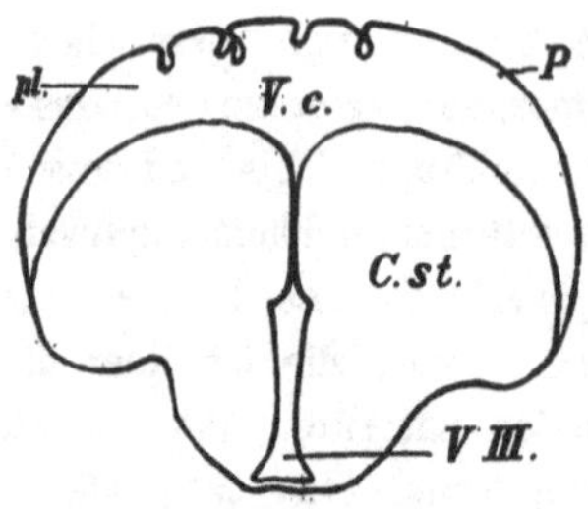

Fig. 11. Frontalschnitt durch die Hemisphaeria des Barsches. Die Stammlappen (C. st.) berühren sich in der Medianebene, ohne indess mit einander zu verschmelzen. V. III: Ventriculus tertius. V. c. Ventriculus communis. P. Hirnmantel, in eine umschichtige Epithellage verwandelt, (am Originalschnitt collabirt und daher hier reconstruirt mit vereinzelten rudimentären Plexus.) (pl.)

Rand der Hemisphaeria über (Fig. 11). Die genetische Identität dieser Epithellage mit der früher relativ und absolut viel dickeren dorsalen Begrenzung des embryonalen Protencephalon ist völlig zweifellos. Derjenige Theil des medullaren Hirnrohrs, der am Grosshirn der übrigen Wirbelthiere zum Hirnmantel wird, erscheint somit am Knochenfischgehirn auf eine einfache, wahrscheinlich flimmernde Cylinderepithellage [1]) reducirt, die sog. Hemisphaeria sind Binnengebilde des so allseitig geschlossenen Hohlraums, und stellen lediglich Verdickungen des basalen Theils der Medullarwand des Protencephalon dar — kurz gesagt, sind nicht Homologa des ganzen Grosshirns, sondern nur des Stammhirns, des Streifenhügel. — Bulbi olfactorii, epitheliale Decke, Hemisphaeria und Infundibulum gehören zusammen und stellen vereint das Grosshirn der Knochenfische dar. —

Auf diese Weise ist mit einem Schlage die Kluft beseitigt, das Knochenfischgehirn in den allgemeinen Bauplan des Wirbelthierhirns eingeführt und sind die zweifelhaften Homologien seiner einzelnen Theile sicher gestellt. — Es lässt sich nicht leugnen, dass dieser Befund an Grosshirn der Knochenfische etwas Ueberraschendes hat, und anregende Fernblicke in die Art, wie wir uns die Hirnthätigkeit dieser Thiere vorzustellen haben, eröffnet. Wir sehen hier einen der wichtigsten Hirntheile, in dessen Ganglien wir bei den übrigen Wirbelthieren die höchsten geistigen Functionen thätig denken, und an dem durch die Arbeiten von Fritsch und Hitzig, sowie H. Munk eine Differenzirung der physiologischen Leistung erschlossen ist, [2]) die seine Wichtigkeit noch hebt, in eine

[1]) Neuerdings ist dieses Epithel auch von anderer Seite constatirt worden (Sagemehl, Beitr. z. vergl. Anatomie der Fische, II. Morphol. Jahrb. B. IX. p. 461).

[2]) Der Befund am Knochenfischgehirn wirft ein interessantes Licht auch auf jene physiologischen Versuche, die sich die Frage der Locali-

einfache Cylinderepithellage verwandelt, von der wir uns allenfalls vorstellen können, dass sie Liquor cerebrospinalis secernirt, nicht aber, dass sie der Sitz einer Nerventhätigkeit, des Seelenlebens sei. An sich freilich liegt ja im Bau einer Ganglienzelle ebensowenig ein Schlüssel für das Verständniss der Art dieser Thätigkeit, wie in dem einer Cylinderepithelzelle. — Sind denn aber jene Gebilde, die wir im Centralnervensystem als einfache cylindrische Ependymzellen die Hohlräume auskleiden sehen, blos secernirende Cylinderzellen? Bekanntlich haben verschiedene Beobachter an diesen Zellen lange basale Ausläufer nachgewiesen, die sich tief in's Innere der nervösen Substanz verfolgen lassen, und rechnen diese Zellen zu der sog. Neuroepithelien, einem Mittelding zwischen Epithel- und Nervenzelle. — Aehnlich könnte man auch die epithelial gebliebene Grosshirnrinde der Knochenfische auffassen, und in sie den Sitz einer wenn auch minimalen seelischen Thätigkeit vorlegen. — Immerhin steht aber das Grosshirn hier auf einer so niedren Entwicklungsstufe, dass das Gehirn der Knochenfische auf einen „blödsinnigen Reflexapparat" reducirt erscheint, indem ihm gerade die Ganglien- und Faserschichten des Grosshirns, welche bei den übrigen Wirbelthieren der Sitz der höchsten Seelenthätigkeiten sind, abgehen.[1]) — Damit ist aber eine Verein-

sation der psychischen Thätigkeit an der Rinde des höheren Wirbelthiergehirns zur Aufgabe gestellt haben. Bei den Knochenfischen fehlt eine Seh-Hör-Sphäre etc., weil überhaupt das Organ dazu nicht mehr den specifischen Charakter des Nervengewebes trägt. So entsteht die Frage: sehen, hören diese Thiere überhaupt mit Bewusstsein oder sind ihre scheinbar bewussten aus solchen Sinneseindrücken resultirenden Handlungen nur reflectorisch vermittelte Acte eines seelenblinden und -tauben Hirnes?

[1]) Neuerdings und unabhängig von mir entdeckte **Ahlborn** (Untersuchungen über das Gehirn der Petromyzonten, Zeitschrift für wiss. Zool. B. XXXIX. p. 191 ff.) dass derselbe Vorgang, der bei den Knochenfischen den Mantel des Grosshirns in eine Epithellage verwandelt, beim Neunauge (Petromyzon Planeri) sich sogar auf einen Theil des Daches der Lobi optici, unmittelbar hinter der Commissura posterior, erstreckt. — Derselbe wird ebenfalls nur von einer mit plexusartigen Falten versehenen epithelialen Marklamelle gebildet, ja bei der Larve (Ammocoetes) vertritt diese Lamelle das ganze Tectum loborum opticorum, so dass hier der dorsale Verschluss des Mittelhirns und des Hinterhirns (im Bereich der Decke des IV. Ventrikels) einen rein epithelialen Charakter trägt. — In derselben Weise, wie nun in der aufsteigenden Thierreihe zunächst dieser Plexus chorioideus Mesencephali „eliminirt" wird, der sich noch bei den Neunaugen findet, verwandelt sich der Plexus chorioideus protencephali secundarii der Knochenfische bei den höher stehenden Wirbelthieren in allmälig immer

fachung der Beziehungen der Nerven-Bahnen und Ursprünge gegeben, die für eine spätere eingehende Untersuchung die besten Aussichten eröffnet. In der That sind wir hier trotz einer Anzahl werthvoller Arbeiten von Stieda, Fritsch, Meyser nur am Anfang der Bahn, und es bedurfte vor Allem erst der sichern Begründung der Homologien der einzelnen gröberen Abschnitte des Gehirns, um erfolgreich weiter vorzudringen.

Dieses Beispiel des Knochenfischgehirns genügt aber, hoff' ich, um die Wichtigkeit der vergleichenden anatomischen Betrachtung darzulegen. Wir sehen hier ein durch hundert Jahre erörtertes Problem auf eine höchst einfache Weise unter Anwendung dieser Methode und der Embryologie endgültig gelöst und dadurch erst den Weg für weitere Forschungen eröffnet. —

Noch einige Worte über die Zirbeldrüse und deren Deutung! — Auch über dieses Gebilde bei den Knochenfischen sind wir erst jetzt vollkommen unterrichtet, Dank den eingehenden Untersuchungen Cattie's bei den verschiedenen Fischarten, denen sich die meinigen über die Salmoniden, Cyprinoiden und Esox anschliessen, die über erstere übrigens vorausgehen. —

Man muss danach den Knochenfischen eine sehr ansehnliche Epiphysis zusprechen, welche meist mit einem dünnen wahrscheinlich hohlen Stiel dicht vor der Commissura posterior entspringt und mit einem distalem keulen- oder platt kuchenartigem, aus vielfachen Drüsenvertikeln gebildetem Körper weit nach vorn reicht. (Fig. 6, G. pin.) Sie liegt mit diesem unmittelbar unter dem dorsalen Schädeldach, manchmal, wie z. B. bei der Forelle, sogar in eine Grube an dessen Innenfläche eingelassen. — Somit bewahrt die Epiphyse hier den Charakter einer verzweigten tubulösen Drüse mit offnem Ausführungsgang in den 3. Ventrikel, der bei den höheren Wirbelthieren verloren

mächtiger werdende Rindenschichten von medullärem Charakter, kann aber, wie bei den Säugethieren im Bereich des Septum pellucidum, bei den Vögeln (vergl. Fig. 8) in der Ausdehnung der medialen Mantelwände („strahlige Scheidewand") noch sehr verdünnt bleiben. Beim höchsten Wirbelthier, dem Menschen, ist diese Umwandlung, welche zugleich mit einer zunehmenden Verwachsung der einander zugekehrten Stammlappen- und Manteloberfläche und daher mit einer Verkleinerung der Seitenventrikel einhergeht, vorerst zum Abschluss gekommen, der Plexus chorioideus protencephali primarii aber persistirt als Pl. ch. ventriculi tertii. (Vergl. die Fig. 7—10.)

geht, andererseits bleibt aber eine Verbindung mit dem Schädeldach permanent bestehen, wie wir sie jetzt durch Ehlers bei den Knorpelfischen, durch Stieda und Götte bei den Amphibien, kennen. Neuere, von mir an der Schildkröte angestellte Untersuchungen wiesen dieses Verhalten auch hier nach. —

Bei den höheren Wirbelthieren findet sich diese innigere Beziehung des Glandula pinealis zur Schädeldecke nur im embryonalen Zustande, schwindet aber mit der stärkeren Entwicklung der benachbarten Hirntheile, so dass schliesslich nur ein unbedeutendes, in der Tiefe zwischen Kleinhirn und Grosshirn verstecktes Gebilde übrig bleibt, wie wir es beim Menschen kennen. Somit erfährt die Zirbel in der aufsteigenden Thierreihe eine allmähliche Rückbildung und gehört in die Gruppe der sog. rudimentären Organe. Von je her erschien sie als ein durchaus räthselhaftes Gebilde, über dessen Bedeutung und Function die verschiedensten Vermuthungen ausgesprochen wurden. — Zu diesen ist eine neue Hypothese gekommen, die ich im Jahre 1882 aufstellte, und die, unabhängig von mir, da der Verfasser meine Mittheilung übersehen hatte, jetzt auch Ahlborn[1]) ausspricht. — Die Entstehung dieses Organs als eine hohle Ausstülpung der Hirnwand, ihre Gestalt, die einem hohlen, gestielten Bläschen entspricht, die periphere Lage dieses Bläschens bei niedren Wirbelthieren dicht unter der Schädeldecke fordern geradezu zu einem Vergleich mit dem Sehorgan auf. — Dazu kommt, dass, wie Ahlborn hervorhebt, die Zirbel mit dem Thalamus opticus, also der optischen Hirnregion, eng verknüpft erscheint. — Auf Grund dieser Aehnlichkeiten haben wir Beide die Vermuthung ausgesprochen, „dass die Glandula pinealis der Wirbelthiere als Rudiment einer unpaaren Augenanlage anzusehen ist.“ —

Von grosser Bedeutung erscheint in dieser Beziehung, worauf ich bereits an anderer Stelle aufmerksam machte, ein Befund bei den Sauriern, den Leydig zuerst festgestellt hat. Hier beobachtet man (bei Eidechsen und Blindschleichen) im späteren Embryonalleben auf dem hinteren Theil des Kopfes, einen in dessen Mitte gelegenen unpaaren ringförmigen schwarzen Pigmentfleck, der in seiner Form wie eine Iris erscheint. — Dieser Fleck ist um so auffallender, weil der

[1]) Ueber die Bedeutung der Zirbeldrüse (Zeitschr. f. wissensch. Zool. B. XL, pag. 331 ff.)

Embryo, mit Ausnahme des Augenpigments, für die Betrachtung mit dem blossen Auge fast völlig weiss erscheint. — Am erwachsenen Thier liegt an seiner Stelle ein eigenthümlicher kugliger Körper unmittelbar im Rete mucosum der Epidermis, ausserhalb des hier ein Loch enthaltenden Scheitelbeins. — Leydig vermochte sich indess nicht von einem Zusammenhang dieses Gebildes mit dem distalen Zirbelende zu überzeugen. In neuster Zeit hat nun Strahl nachgewiesen, dass dieser „Leydig'sche Körper" ein abgeschnürtes und in der Schädelwand isolirtes Stück der Glandula pinealis ist, dessen einer Theil pigmenthaltig wird[1]). So hätten wir also damit einen Befund gewonnen, der meine und Ahlborn's Hypothese von der Bedeutung der Zirbel zu stützen geeignet ist. —

Das Schädeldach der riesigen fossilen Enaliosaurier der Lias, des Ichtyosaurus und Plesiosaurus, besitzt ein unpaares grosses Loch, welches seiner Lage nach mit dem Loch im Scheitelbein der Saurier übereinzustimmen scheint. Vielleicht lag auch hier das viel entwickeltere Zirbelorgan mit seinem distalen Endtheil zu Tage, und man könnte sich vorstellen, dass seine Leistung nicht sowohl die eines Sehorgans, als die eines Organs des Wärmesinns war, dazu bestimmt, seine Träger vor der zu intensiven Einwirkung der tropischen Sonnenstrahlen zu warnen, wenn sie in träger Ruh, nach Art ihrer noch lebenden Vettern, der Crokodile, sich am Strande und auf den Sandbänken der Liassee sonnten. — Doch das sind Vorstellungen, die, weit ab vom Wege exacter Forschung, nur als ein interessantes Spiel wissenschaftlich angeregter Phantasie gelten können, aber doch nicht phantastischer erscheinen, als manche andern, ernstlich erörterten und später als lebensfähig anerkannten Hypothesen. —

[1]) Sitzungsber. d. Gesellsch. z. Bef. d. ges. Naturwiss. zu Marburg, 1884, No. 3.

Abdruck aus dem Archiv f. Anat. u. Phys. 1883. Phys. Abthlg. Suppl. Festgabe. Verlag v. Veit & Comp. Leipzig

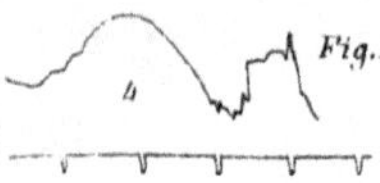

Fig. 20.

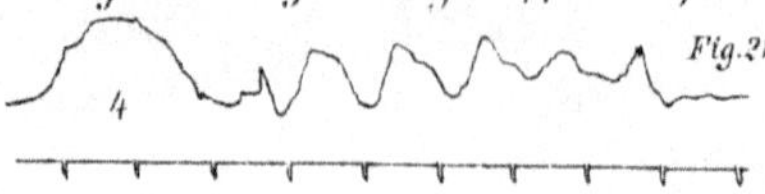

Fig. 21.

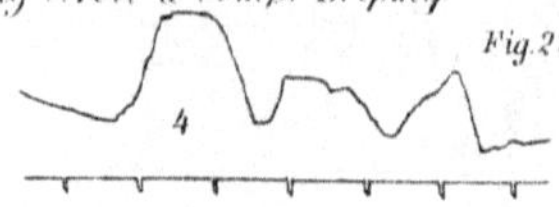

Fig. 22.

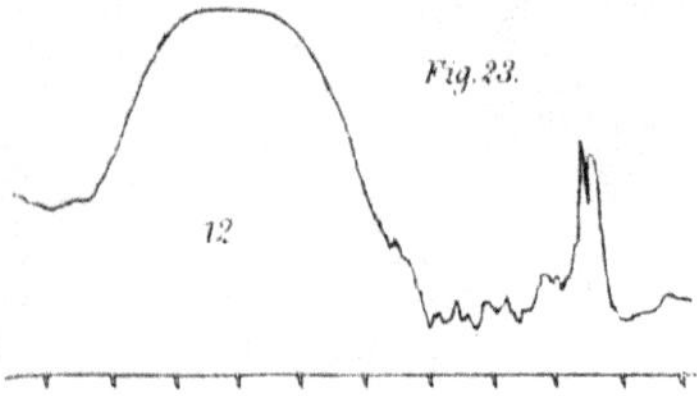

Fig. 23.

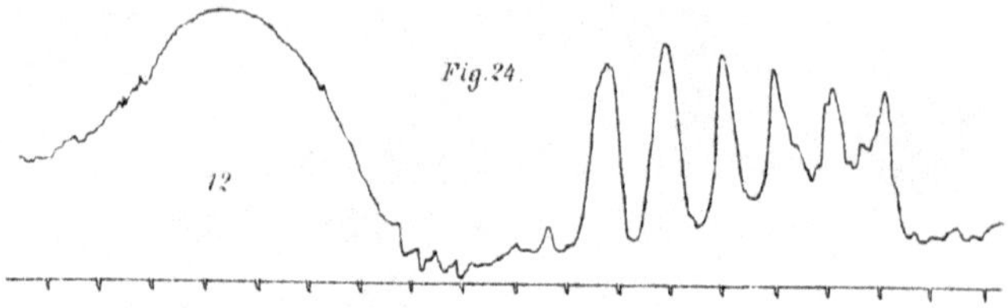

Fig. 24.

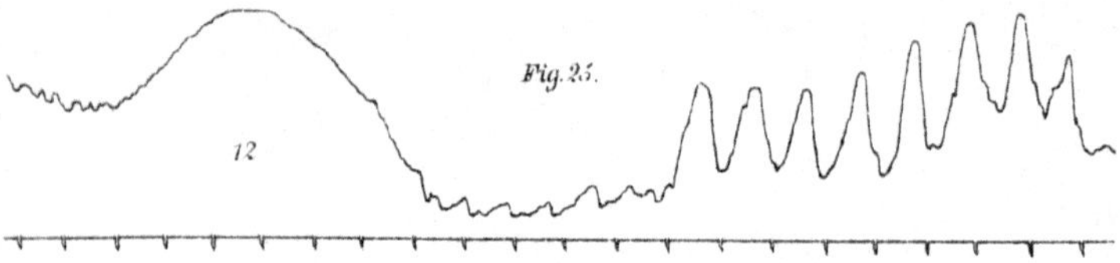

Fig. 25.

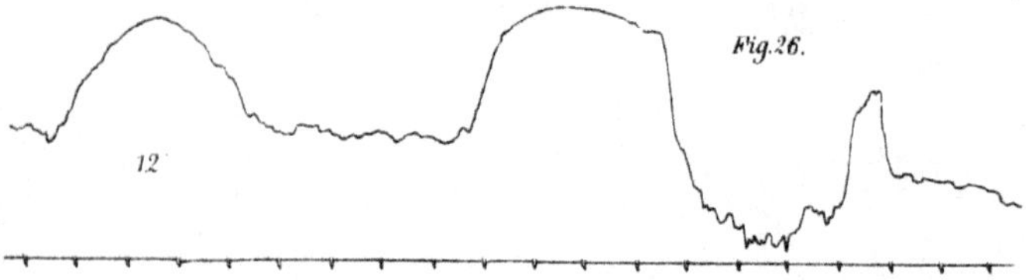

Fig. 26.

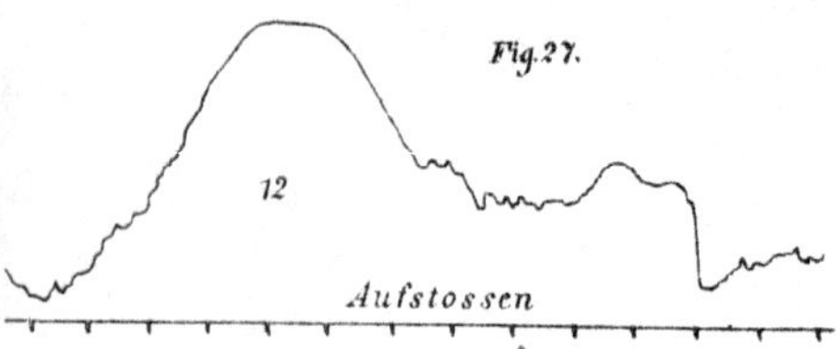

Fig. 27.

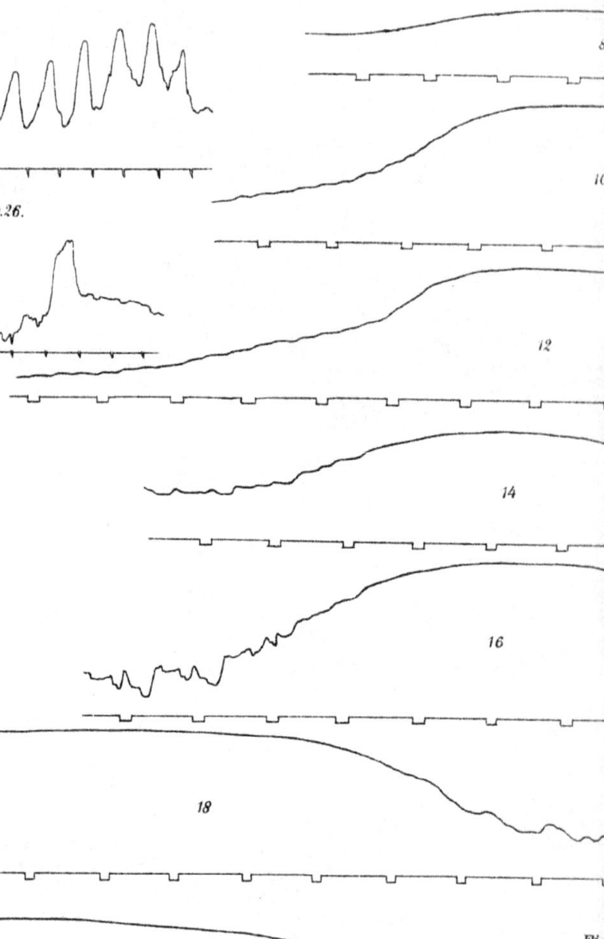

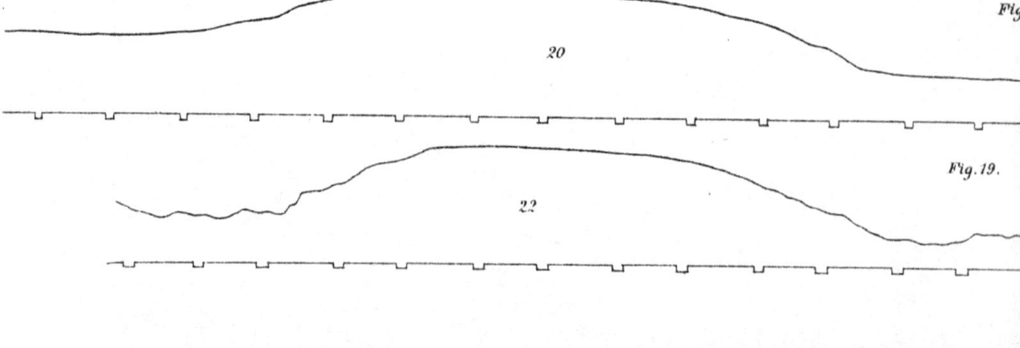

Fig. 19.

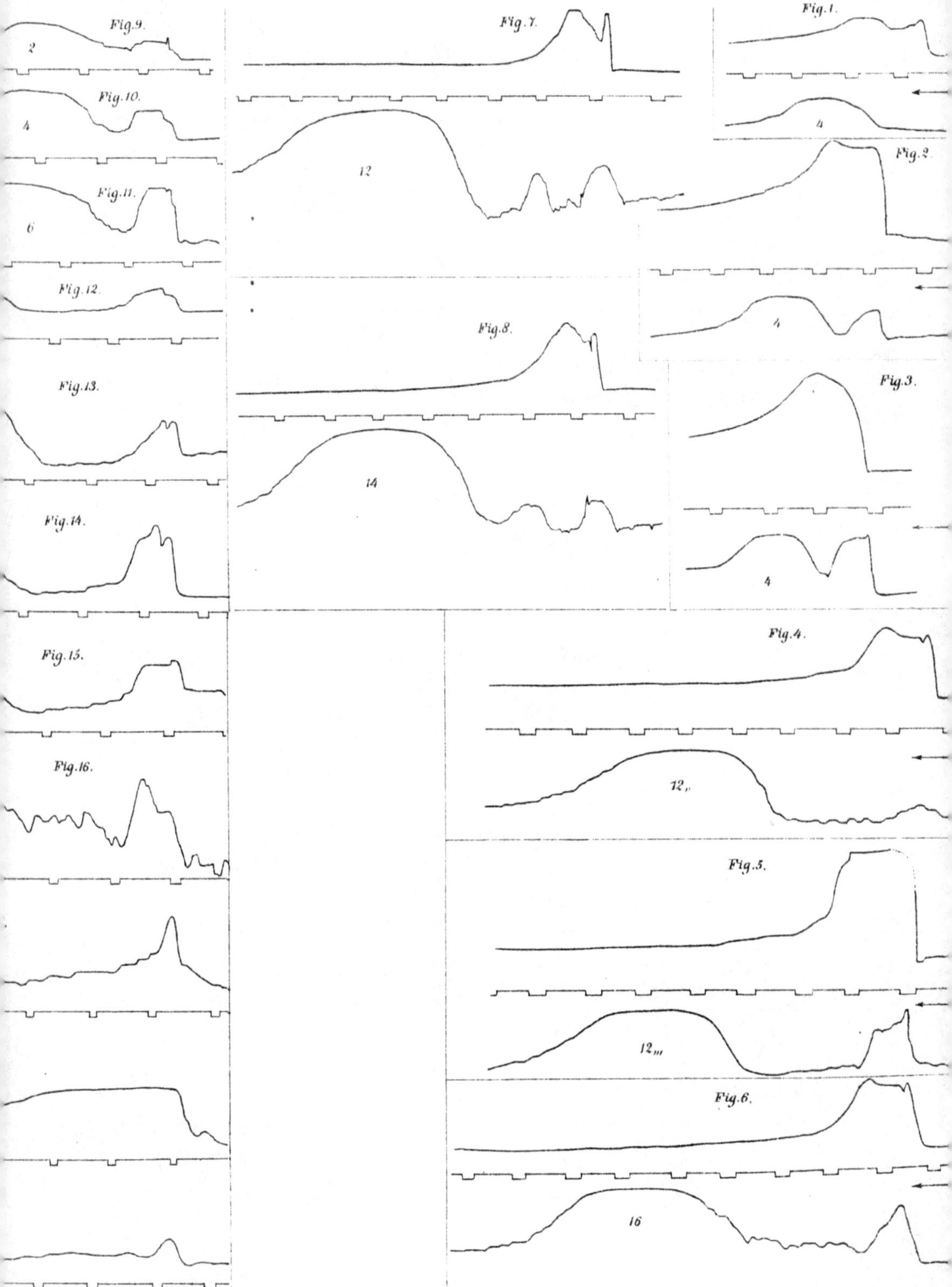

Lith. Anst. v. E. A. Funke, Leipzig

FSC
www.fsc.org
MIX
Papier | Fördert
gute Waldnutzung
FSC® C083411

Zeitfracht Medien GmbH
Ferdinand-Jühlke-Straße 7
99095 Erfurt, Deutschland
produktsicherheit@kolibri360.de